Module für die Tinnitus-Behandlung

Roberto D'Amelio
Helmut Schaaf
Detlef Kranz

Module für die Tinnitus-Behandlung

Counseling, Psychoedukation und Psychotherapie

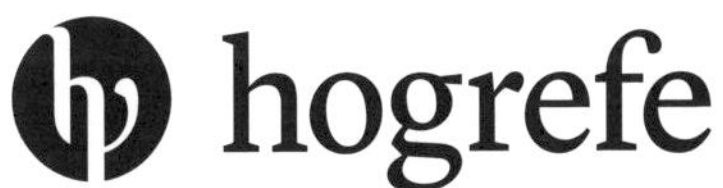

Dipl.-Psych. Roberto D'Amelio, geb. 1963. 1982–1989 Studium der Psychologie in Heidelberg. 1999 Approbation zum Psychologischen Psychotherapeuten (Verhaltenstherapie). Seit 1996 Mitarbeiter am Universitätsklinikum des Saarlandes. Klinischer Hypnotherapeut (M. E. G e. V.). Als verhaltenstherapeutisch fundierter Supervisor tätig.

Dr. med. Helmut Schaaf, geb. 1957. 1976–1984 Studium der Medizin in Köln. 1985–1994 Facharzt für Anästhesie in Köln. 1994–2008 Leitender Oberarzt in der Tinnitus-Klinik Arolsen (später Arolser „Schoen-Kliniken"). 1999 Erwerb der Zusatzbezeichnung Psychotherapie und seit 2006 Balintgruppenleiter. Seit 2008 Leitender Oberarzt der Tinnitus-Klinik Dr. Hesse im Krankenhaus Bad Arolsen.

Dipl.-Psych. Detlef Kranz, geb. 1952. 1972–1977 Studium der Psychologie in Berlin. Anschließend Tätigkeit in stationären und ambulanten psychotherapeutischen Einrichtungen. 1999 Approbation zum Psychologischen Psychotherapeuten (Verhaltenstherapie). 1986 Fachpsychologe der Medizin. Seit 1993 niedergelassen in eigener Praxis in Essen. 1997 Klinische Hypnose (M.E.G.). Seit 2009 Mitarbeit in der Tinnitus-Klinik Dr. Hesse in Bad Arolsen.

Bibliografische Information der Deutschen Nationalbibliothek
Die Deutsche Nationalbibliothek verzeichnet diese Publikation in der Deutschen Nationalbibliografie; detaillierte bibliografische Daten sind im Internet über http://dnb.dnb.de abrufbar.

Hogrefe Verlag GmbH & Co. KG
Merkelstraße 3
37085 Göttingen
Deutschland
Tel. +49 551 999 50 0
Fax +49 551 999 50 111
info@hogrefe.de
www.hogrefe.de

Umschlagabbildung: © iStock.com by Getty Images / Alkalyne
Satz: Sabine Rosenfeldt, Hogrefe Verlag GmbH & Co. KG, Göttingen
Druck: mediaprint solutions GmbH, Paderborn
Printed in Germany
Auf säurefreiem Papier gedruckt

1. Auflage 2022

(E-Book-ISBN [PDF] 978-3-8409-2774-4; E-Book-ISBN [EPUB] 978-3-8444-2774-5)
ISBN 978-3-8017-2774-1
https://doi.org/10.1026/02774-000

Geleitwort

In der Leitlinie von 2015 wird Tinnitus als ein häufiges Symptom des auditorischen Systems beschrieben, „das insbesondere in Verbindung mit Komorbiditäten zu schwerwiegender Krankheitsbelastung führen kann." Im Praxisalltag präsentieren sich daher die unterschiedlichsten klinischen Bilder unter dem Etikett des „Tinnitus-Patienten". Bei einem mögen die Ohrgeräusche zwar vorhanden und auch bestimmbar, aber „nicht der Rede wert" sein, sogar nur zufällig bei genauer Exploration zu Tage kommen, da die Ohrgeräusche so gut kompensiert und ausgeblendet werden, dass der Betroffene sich in keinerlei Weise durch sie beeinträchtigt fühlt, und nicht von sich aus als Symptom äußert. Das andere Extrem stellt der vom Tinnitus Tag und Nacht gequälte Patient dar, der sich kaum mehr ein lebenswertes Leben mit dem Tinnitus vorstellen kann und aufgrund seines Leidens am Tinnitus massiv in seiner Arbeitsfähigkeit und Alltagstauglichkeit eingeschränkt ist.

Da die Ätiologie dieses *Hörsymptomes* sehr vielfältig sein kann – von einem einfachen Cerumen bis zu schweren psychischen Beeinträchtigungen sowie von den häufigen Hörstörungen bis hin zu seltenen Neoplasmen – muss die Offenheit der Therapeuten oft weit und die Therapieplanung individuell sein. Bei einem Leiden am Tinnitus kommt es wesentlich darauf an, dass ein Therapeut die seelische Anfrage, die hinter den Beschwerden stehen kann, aufnehmen kann. Der Schlüssel zum Verständnis des Leidens am Tinnitus im Umgang der Ausgestaltung des „stets individuellen Dramas" des Patienten bei seinem derzeitigen Problem kann dann meist über die Lebensgeschichte verstanden werden.

Als Klinikchef einer neurootologisch und psychosomatisch arbeitenden Klinik weiß ich um die Bedeutung der Psychotherapie. Gleichzeitig wünsche ich den Patienten, dass zudem die – teilweise kausal hilfreichen – Möglichkeiten der Hörverbesserungen erkannt und genutzt werden können. Gerade die Psychotherapie braucht das Verständnis und das Verstehen, auch beim Patienten.

So hat sich in unserer Klinik der Ansatz bewährt, Tinnitus-Patienten auf einer sicheren neurootologischen Grundlage zu behandeln. Dabei sollen auch die Psychotherapeuten die Hörsituation (den Hörtest) des Patienten verstehen und erklären können – und ggf. Verbesserungsmöglichkeiten anregen oder einleiten. Wir halten dies ebenso notwendig wie die Verbindung mit einer psychosomatischen

Sichtweise, die das körperliche Symptom genauso ernst nimmt wie die Psyche der Betroffenen. Als hochgradig effektiv hat sich bei uns das konkrete Bearbeiten für die Patienten wichtiger Situationen in der Hörtherapie erwiesen. Dabei kann erfahren werden, wie die auslösenden Situationen anders als mit der Verstärkung des Symptoms bewältigt werden können. Auf dieser Grundlage haben wir in Bad Arolsen auch eine Hörtherapie für Tinnitus- und Hyperakusis-Patienten entwickelt, die in einem Buch ihren Niederschlag gefunden hat.

Wenn man davon ausgeht, dass jeder Tinnitus-Patient „anders" sein darf und wenn man berücksichtigt, dass sich die Möglichkeiten der Behandlung in jedem Setting anders darstellen, dann ist es sinnvoll, dass eine „Handreichung" wie dieser Band sowohl die notwendigen Grundlagen anbietet wie möglichst vielfältige, aber variierbare Module, die darauf aufbauen.

Ebenso sinnvoll ist, dass dieser Band von erfahren Tinnitus-Therapeuten mit durchaus erkennbar verschiedenen Therapierichtungen angeboten wird – und dabei ein schulenübergreifendes Verstehen und Arbeiten ermöglicht und anregt.

In diesem Sinne wünsche ich diesem Buch viel Erfolg und eine breite Verwendung.

Arolsen, Herbst 2021

Prof. Dr. med Gerhard Hesse
Chefarzt der Tinnitus Klinik Dr. Hesse
Vorsitzender der Leitlinienkommission Tinnitus

Geleitwort

Als Vertreter der Tinnitus-Betroffenen, freue ich mich sehr über das vorliegende Buch und möchte mich bei den Autoren für ihr Engagement bedanken. Ich hoffe, dass es bei Psychotherapeuten eine große Verbreitung findet.

Die Deutsche Tinnitus-Liga e. V. (DTL) vertritt als gemeinnützige Selbsthilfeorganisation die Interessen der Patienten mit Tinnitus, Hörsturz, Hyperakusis und Morbus Menière sowie ihrer Angehörigen. Rund 11.000 Mitglieder machen die DTL zum größten Tinnitus-Zusammenschluss in Europa. Wir hören am Beratungstelefon immer wieder die Not der Tinnitus-Patienten und können nur hoffen und wünschen, dass sie einen Behandler finden, der sich mit Tinnitus gut auskennt und um die vielen Therapiemöglichkeiten weiß.

Die drei Autoren haben einen unglaublichen Erfahrungsschatz in der Behandlung von Tinnitus-Patienten und öffnen mit dem vorliegenden Buch ihre „persönliche Schatztruhe“ an erprobten Interventionen in der Tinnitus-Therapie. Sie vermitteln sehr praxisorientiert ein breites Fachwissen, von dem jeder Psychotherapeut, der Tinnitus-Patienten optimal versorgen möchte, in hohem Maße profitieren kann. Besonders gut gefällt mir der „schulenübergreifende Ansatz“. Uns Tinnitus-Betroffenen kann es letztlich egal sein, ob unser Behandler „Verhaltenstherapeut“ ist oder „Hypnotherapeut“ bzw. ob er „psychodynamisch“ arbeitet, die Hauptsache ist doch, er hilft uns. Hier gilt der alte Grundsatz „wer heilt hat Recht“.

Als Vertreter der Betroffenen kann ich aus langer Erfahrung sagen, kein Tinnitus-Patient ist wie der andere. Genauso wie jeder „seinen individuellen Tinnitus“ hat, so benötigt auch jeder Patient seine individuelle Tinnitus-Therapie. Und genau hier ist die besondere Stärke dieses Buches. Es bietet dem Behandler ein großes Repertoire von „Therapietools“ mit ganz unterschiedlichen Therapieansätzen. Dieser Fundus reicht von Materialien zur Aufklärung und Psychoedukation bis hin zu Hinweisen zu einer möglicherweise vertiefend notwendigen Psychotherapie.

Gerade weil es immer noch nicht die, natürlich von vielen Betroffenen herbeigesehnte, „Pille gegen den Tinnitus“ gibt, ist es umso wichtiger, dass sich genügend Psychotherapeuten finden, die sich mit fundiertem Fachwissen um uns kümmern.

Dabei kann das vorliegende Buch eine große Hilfe sein, weshalb ich mir wünsche, dass es von vielen Therapeuten genutzt wird.

Boppard, im Herbst 2021

Dr. med. Frank Matthias Rudolph
Facharzt für Psychosomatische Medizin
Rehabilitationswesen/Diabetologie
Vorsitzender des Vorstands der
Deutschen Tinnitus-Liga e. V.

Inhaltsverzeichnis

Vorwort

Seit über 25 Jahren sind die Autoren in Sachen Tinnitus und dem Leiden an Tinnitus unterwegs. Dabei sind wir uns immer wieder begegnet und haben, ausgehend von unseren eigenen, unterschiedlichen Ansätzen und Arbeitsfeldern, gerne über den eigenen Tellerrand geschaut und (nicht nur) untereinander den kollegialen Austausch gesucht, gemäß der Leitfrage: *Wie ist dein Vorgehen, wie sind deine Haltungen, Strategien und Methoden in der Beratung und Behandlung von Betroffenen mit Leiden an Tinnitus?*

Diese Gespräche gestalteten sich immer spannend wie lehrreich, auch gerade deshalb, weil wir „von Haus aus" unterschiedliche therapeutische Weiterbildungen und Ausrichtungen aufweisen. Somit wurde auch kollegial diskutiert und ausgetauscht, wie man mit Haltungen, Strategien sowie Methoden der Verhaltenstherapie, Tiefenpsychologie und Hypnotherapie eine adäquate wie erfolgreiche Betreuung von Betroffenen mit (Leiden am) Tinnitus durchführen kann.

Dem liegt die Annahme zugrunde, dass die Erkenntnisse aus der kognitiven Verhaltenstherapie Grundlage eines erfolgreichen Copings sind, sodass auch der psychodynamisch arbeitende Psychotherapeut nicht auf die dabei mögliche Symptomlinderung verzichten sollte.

Ebenso wie die psychodynamisch orientierten Therapeuten[1] werden auch Verhaltenstherapeuten, die manchmal eine sehr besondere (somatisierende) Beziehungsdynamik mit den Patienten und den involvierten Kollegen erleben, diese reflektieren und in ihrer Arbeit berücksichtigen müssen. Dabei ermöglicht ein psychodynamisches Verständnis der oft vorliegenden Beziehungsstörung beim Tinnitus-Leidenden dem Verhaltenstherapeuten, Tinnitus-Signale als Spuren im biografischen Erlebniskontext und als sprachlosen, oft nur vom Tinnitus ausgefüllten Ausdruck der erlebten Not anzunehmen.

Verbindet sich dies mit den kreativen lösungs- und ressourcenorientierten Möglichkeiten der Hypnotherapie, dann müssen Tinnitus-Patienten nicht nur als (quä-

---

1 Zugunsten einer besseren Lesbarkeit verwenden wir im Text in der Regel das generische Maskulinum. Diese Formulierungen umfassen gleichermaßen alle Geschlechter (m/w/d). Die verkürzte Sprachform hat nur redaktionelle Gründe und beinhaltet keine Wertung. Wenn möglich, wurde eine geschlechtsneutrale Formulierung gewählt.

lende, nicht hörende) Herausforderung angesehen werden. Dann darf der Tinnitus – positiv gesehen – als Wahrnehmung eines nach Auflösung verlangenden Zustandes und als „Angebot“ zur Bearbeitung einer psychogenen Not oder Krise aufgegriffen werden.

Dieses Buch ist nun geschrieben, sodass interessierte Leser sich im Rahmen von drei entsprechenden Schwerpunkt-Kapiteln einen Überblick verschaffen können, wie man mit Strategien und Methoden der Verhaltenstherapie, der Tiefenpsychologie und Hypnotherapie Betroffene unterstützen kann, ein Leben *mit* Tinnitus zu führen (vgl. Kapitel 3 bis Kapitel 5). Selbstverständlich geprägt durch die persönliche Sichtweise der Beteiligten, mit ihrer eigenen „Interpretation“ von Verhaltenstherapie, Psychodynamik und Hypnotherapie.

Zum Aufbau des Bandes

Dieser Band wendet sich an Psychologen, Psychotherapeuten und Ärzte sowie weitere therapeutische Fachleute, die Betroffene, die unter Tinnitus leiden, behandeln. Er beinhaltet umfangreiche Materialien für die Diagnostik, therapeutische Begleitung sowie Unterstützung von Betroffenen mit Tinnitus, mit den „bewährten“ Strategien und Methoden der Verhaltenstherapie, Tiefenpsychologie und Hypnotherapie, entsprechend der grundsätzlichen therapeutischen Weiterbildung und Ausrichtung der beteiligten Autoren. Dementsprechend ist dieser Band in drei Schwerpunkt-Kapitel aufgeteilt, geordnet und unterteilt nach den oben genannten psychotherapeutischen Schulen (vgl. Kapitel 3 bis Kapitel 5).

Um den spezifischen Anforderungen ganz unterschiedlicher Bedürfnisse und Rahmenbedingungen gerecht zu werden, wurden die in jedem Kapitel aufgeführten Diagnostik- und Behandlungsmodule so konzipiert, dass sie in verschiedenen Settings (z.B. offene Gruppe, geschlossene Gruppe, fortlaufende Gruppe, singulärer Workshop, Seminarreihe, Einzelsetting, Gruppensetting) eingesetzt werden können.

Des Weiteren eignen sich die hier dargestellten Tinnitus-Behandlungsmodule auch zur monofokalen Bearbeitung von einzelnen Themen (Stressmanagement, Aufmerksamkeitslenkung, Trauerbewältigung usw.), sodass diese auch gezielt in der Prävention einsetzbar sind (z. B. bei tinnitusbezogener psychischer Belastung Grad II).

Die hier dargestellten Tinnitus-Behandlungsmodule ermöglichen den professionellen Anwendern somit nicht nur eine hohe Flexibilität in der Planung und Gestaltung ihrer therapeutischen Intervention, sondern ermöglichen auch einen Blick über den „Tellerrand“ der therapeutischen Schulen hinweg, sodass die Möglichkeit besteht, das eigene therapeutische Repertoire zu erweitern.

Homburg, Bad Arolsen und Mülheim,
Herbst 2021

Roberto D'Amelio, Helmut Schaaf
und *Detlef Kranz*

1 Basiswissen Tinnitus

Roberto D'Amelio, Helmut Schaaf und Detlef Kranz

1.1 Tinnitus – Was ist das?

Der Begriff „Tinnitus" leitet sich vom lateinischen Wort *tinnire* (= klingeln) ab. Tinnitus als Symptom bezeichnet (nahezu) alle Formen nicht durch äußere Schallquellen bedingter Hörwahrnehmungen i. S. von „Ohrgeräuschen", die nicht als Halluzinationen gewertet werden (Hallam et al.,1984; Goebel & Büttner, 2004; Mazurek et al., 2015, 2017). In der europäischen Leitlinie heißt es: „Tinnitus involves the percept of a sound or sounds in the ear or head without an external source" (Cima et al., 2019). Der Tinnitus kann einseitig, beidseitig oder im Kopf wahrgenommen werden. Er kann nahezu alle Ton- und Geräuschvariationen annehmen, z. B. Pfeifen, Rauschen, Summen, Zischen, Klingeln, Piepsen, Sausen, Brummen, Zirpen, Pulsieren, Hämmern (Lenarz, 1998; Weise, 2011; Mazurek et al., 2017).

Auch bei gesunden Menschen ist im Prinzip ein permanentes Ohrgeräusch (= Tinnitus) vorhanden: Setzen sich Menschen in einer schalldichten Kammer absoluter Stille aus, so entsteht innerhalb kurzer Zeit ein akustischer Eindruck, i. S. eines „Rauschens". Das liegt daran, dass das Innenohr wegen seiner ständig aktiven Sinneszellen seit der Geburt ein „bewegter" Ort ist, der in Verbindung zum akustischen Kortex steht. In etwa vergleichbar ist dies mit einer Tonanlage, die beim Strom einschalten ein meist leises, aber durchaus hörbares Grundrauschen hat. Dieses „Grundrauschen" wird meist nur nicht als solches wahrgenommen und – was wichtiger ist – nicht dauerhaft beachtet, da es schon seit der Geburt vorhanden ist und deshalb im Alltag i. d. R. gut „überhört" bzw. dauerhaft ausgeblendet werden kann.

Anders verhält es sich mit einem erst im späteren Leben erworbenen bzw. auftretenden Ohrgeräusch, das „... insbesondere in Verbindung mit Komorbiditäten zu schwerwiegender Krankheitsbelastung führen kann" (AWMF-Leitlinie, 2015).

Abgrenzung zu Pseudohalluzinationen und akustischen Halluzinationen

Der Tinnitus kann von seltenen organischen „Pseudohalluzinationen" und akustischen Halluzinationen bei einer Psychose abgegrenzt werden. Bei organischen

Pseudohalluzinationen „hören“ die Patienten plastische Klanggebilde (Kirchenglocken, Melodien, Stimmengewirr etc.), die echoartig nach längerer Einwirkung der jeweiligen Klangbilder noch für Stunden nachhallen können oder auch bei starken Emotionen reaktiv auftreten. Beim Tinnitus zeigt sich nun im Unterschied zu den „Pseudohalluzinationen" und den akustischen Halluzinationen eine klare neurootologische Konstellation, bei der der Tinnitus in seiner Frequenz und Lautheit, bestimmt als Verdeckbarkeit über der Hörschwelle, reproduzierbare und von außen nachvollziehbare Werte zeigt (Schaaf et al., 2003). Akustische Halluzinationen in Form vom Hören der eigenen Gedanken, dialogischen oder gar imperativen Stimmen sowie akustische Sinnestäuschungen, wie z. B. Knallen, Klirren, Sausen, Zischen, Trommeln, Heulen, sind davon unterscheidbar (Schaaf et al., 2003; Dölberg et al., 2008).

1.2 Einteilung des Tinnitus

Wie im folgenden Kasten ersichtlich, wird der Tinnitus wissenschaftlich nach den folgenden Kriterien eingeteilt: (1) Nachweisbarkeit, (2) zeitliche Dauer, (3) psychische Belastung.

Einteilung des Tinnitus

Nach der *Objektivierbarkeit* des Befundes:
- objektiv
- subjektiv

Nach der *Verlaufsdauer:*
- akut
- chronisch

Nach der *psychischen Belastung:*
- kompensiert
- dekompensiert

Diese Begriffe sollen nun in den nächsten Abschnitten näher erläutert werden.

1.2.1 Objektiver vs. subjektiver Tinnitus (Objektivierbarkeit)

Man unterscheidet einen subjektiven, nur vom Patienten selbst wahrnehmbaren von einem objektivierbaren Tinnitus:

- *Objektiver Tinnitus.* Beim objektiven Tinnitus kann das Ohrgeräusch auf eine körpereigene Schallquelle in der Nähe des Ohres zurückgeführt und dessen Schallaussendungen physikalisch gemessen (und damit objektiviert) werden. Diese Form der Ohrgeräusche ist mit ca. 0.01 % sehr selten (Feldmann, 1992; Hesse, 2015). Ursächlich geht dieses Beschwerdebild auf andere primär zugrunde liegende Erkrankungen oder genetisch bedingte Anomalien zurück, z. B. ein arterielles intrakranielles Aneurysma oder auch eine generalisierte Cerebralsklerose, sodass eine Beseitigung eines störenden Ohrgeräusches in Abhängigkeit von den Behandlungsmöglichkeiten der Grunderkrankung erfolgen kann (Hesse, 2015).

- *Subjektiver Tinnitus.* Beim subjektiven Tinnitus liegt weder eine externe noch eine körpereigene Schallquelle vor. Vielmehr wird angenommen, dass der Tinnitus durch eine fehlerhafte Informationsbildung und -verarbeitung im Innenohr und/oder auditorischen System entsteht, ohne Einwirkung eines akustischen Reizes (Lenarz, 1998; Zenner, 1998). Klinisch beschreiben lässt sich dieses Erkrankungsbild als eine akustische Wahrnehmung, die ausschließlich vom Betroffenen selbst perzipiert wird und keiner objektiv messbaren Schallquelle zuzuordnen ist. Die Existenz dieser Ohrgeräusche sowie deren Qualität und Quantität können daher nur durch Exploration des Betroffenen bestimmt werden. Die Mehrzahl der Tinnitus-Betroffenen berichtet über subjektive Ohrgeräusche. Dabei lässt sich die subjektive Tinnitus-Lautheit maximal 5 bis 15 Dezibel (dB) über der Hörschwelle darstellen, was von der Hörwahrnehmung ungefähr einem leisem Blätterrauschen entspricht (Zenner, 1998; Hesse, 2015; Mazurek et al., 2017).

1.2.2 Akuter vs. chronischer Tinnitus (Verlaufsdauer)

Man unterscheidet nach dem Zeitverlauf einen akuten von einem chronischen Tinnitus (AWMF-Leitlinie, 2015):

- *Akuter Tinnitus.* Beim akuten Tinnitus bestehen die Ohrgeräusche seit einem Zeitraum *unter* drei Monaten.
- *Chronischer Tinnitus.* Ein Tinnitus gilt als chronisch mit einer Dauer von mindestens drei Monaten.

Diese Unterscheidung nach der zeitlichen Dauer ist für die Wahl der Behandlungsmaßnahmen von Bedeutung. Da man bei einem plötzlich auftretenden und erst seit kurzer Zeit bestehenden Ohrgeräusch von einer *akuten* Funktionsstörung im Innenohr ausgeht, zielt die medizinische Behandlung darauf, die Ursache für diese Funktionsstörung zu beseitigen. Wenn dies gelingt, so *kann* dadurch prinzipiell auch das Ohrgeräusch wieder beseitigt werden.

Hinweis

Generell empfiehlt es sich bei akut einsetzenden Ohrgeräuschen, die nicht wieder von allein verschwinden, zur weiteren Ursachen-Abklärung unverzüglich einen HNO-Facharzt aufzusuchen. Dies gilt unbedingt dann, wenn das Ohrgeräusch zusammen mit einem „Hörsturz“ (= plötzlich einsetzende Hörminderung) auftritt.

1.2.3 Kompensierter vs. dekompensierter Tinnitus (Psychische Belastung)

Nach der psychischen Belastung unterscheidet man einen kompensierten von einem dekompensierten Tinnitus (Biesinger et al., 1998):

- *Kompensierter Tinnitus.* Für viele Betroffene hat der *chronische* Tinnitus keine gravierenden Auswirkungen auf Lebensqualität und Lebensführung, was als kompensierter Tinnitus bezeichnet wird (Biesinger et al., 1998).
- *Dekompensierter Tinnitus.* Man spricht dann von einem „dekompensierten Tinnitus", wenn der Leidensdruck bei einem chronisch bestehenden Tinnitus ausgeprägt ist und zusätzlich eine wesentliche Beeinträchtigung der Lebensqualität besteht. Für diese Patienten ist eine Gewöhnung an „ihren" Tinnitus auch nach mehreren Jahren nicht möglich. Sowohl Denken als auch subjektives Empfinden können von der als unerträglich erlebten Lautheit sowie einer als dissonant empfundenen Tonqualität geprägt sein.

Mit den Begriffen *kompensiert* und *dekompensiert* wird also nicht das Symptom Ohrgeräusch, sondern die psychische Verfassung des Betroffenen beschrieben. Im Grunde sind die Begriffe „kompensierter und dekompensierter Tinnitus" irreführend, weil damit nicht das Ohrgeräusch selbst gemeint ist. Damit wird vielmehr ausgedrückt, inwiefern der Betroffene selbst *psychisch kompensiert* ist, d.h. die Person „kommt (überwiegend) gut mit dem Ohrgeräusch zurecht", oder auch *psychisch dekompensiert* ist, d.h. die Person „leidet (mehr oder weniger) stark unter ihrem Ohrgeräusch".

Merke

Aus diesem Grund sollte man bei Tinnitus viel treffender von psychisch kompensiert oder psychisch dekompensiert sprechen.

Da die Begriffe: „kompensierter" und „dekompensierter Tinnitus" sehr weitgefasst sind, wurden zur genaueren Beschreibung des Ausmaßes der psychischen Belastung die in Tabelle 1 dargestellten Unterkategorien gebildet.

Die Zuordnung zu einem kompensierten oder dekompensierten Schweregrad ergibt sich aus der subjektiven psychosozialen tinnitusbezogenen Belastung, die mittels klinischen Eindrucks festgestellt und mit standardisierten störungsspezifischen Testverfahren, etwa dem „Strukturierten Tinnitus-Interview" (STI, Goebel & Hiller, 2001) oder dem „Tinnitusfragebogen" (TF, Goebel & Hiller, 1998; Kurzform „Mini-TF12", Hiller & Goebel, 2004) weiter objektiviert werden kann (vgl. dazu Kapitel 1.6.2).

Beim Vorliegen einer psychischen Dekompensation i.S. eines Schweregrad 3 oder 4 (Biesinger et al., 1998) sollte man grundsätzlich von dem Vorhandensein einer

Tabelle 1: Gradeinteilung der Tinnitus-Belastung nach klinischer Symptomatik (nach Biesinger et al., 1998)

Psychische Belastung durch Tinnitus		Klinische Symptomatik
Psychisch kompensiert	Schweregrad 1	Kein Leidensdruck.
	Schweregrad 2	Der Tinnitus kann durch Umgebungsgeräusche verdeckt werden. Er ist bei geringen Umgebungsgeräuschen zu hören und wirkt bei Stress und emotionaler Belastung störend.
Psychisch dekompensiert	Schweregrad 3	Der Tinnitus scheint alle Geräusche zu übertönen. Man fühlt sich durch den Tinnitus im beruflichen und privaten Bereich erheblich beeinträchtigt. Ausgeprägte körperliche und psychische Störungen wie Anspannung, Schwierigkeiten ein- oder durchzuschlafen und Konzentrationsstörungen treten auf.
	Schweregrad 4	Die Beeinträchtigung ist so stark, dass es zeitweise zu großen Schwierigkeiten im privaten und beruflichen Bereich kommt. Dies kann so weit gehen, dass die Arbeitsfähigkeit eingeschränkt ist.

psychischen Komorbidität i.S. einer ICD-10/Kapitel V-Diagnose ausgehen und deshalb eine entsprechende psychodiagnostische Abklärung veranlassen bzw. durchführen (Goebel & Fichter, 2005; Weise, 2011).

Tatsächlich sind psychische Störungen i.S. des Kapitels V der ICD-10-GM (Version 2010) bei Patienten mit dekompensiertem Tinnitus im Vergleich zu Kontrollpersonen aus der Normalpopulation sowie Patienten mit anderen otolaryngologischen Erkrankungen signifikant erhöht (Hiller & Goebel, 1992; Schaaf et al., 2003). In retrospektiven Befragungen zeigt sich, dass bei dem überwiegenden Anteil der untersuchten Patienten die Manifestation der psychiatrischen Störung vor Beginn oder zeitgleich mit dem Auftreten der Tinnitus-Symptomatik liegt. In der Regel handelt es sich bei diesen klinisch relevanten komorbiden Erkrankungen um affektive Störungen, in geringerem Maß um Angsterkrankungen, Störungen durch psychotrope Substanzen, Persönlichkeits- und somatoformen Schmerzstörungen. Zudem zeigen sich hohe positive Korrelationen zwischen somatoformen Störungen, hypochondrischen Beschwerden und idiopathischem Tinnitus (Konzag et al., 2005; Hiller et al., 1997). Die Lebenszeitprävalenz für die Diagnose einer klinisch relevanten Depression ist bei Patienten mit erheblicher Beeinträchtigung durch

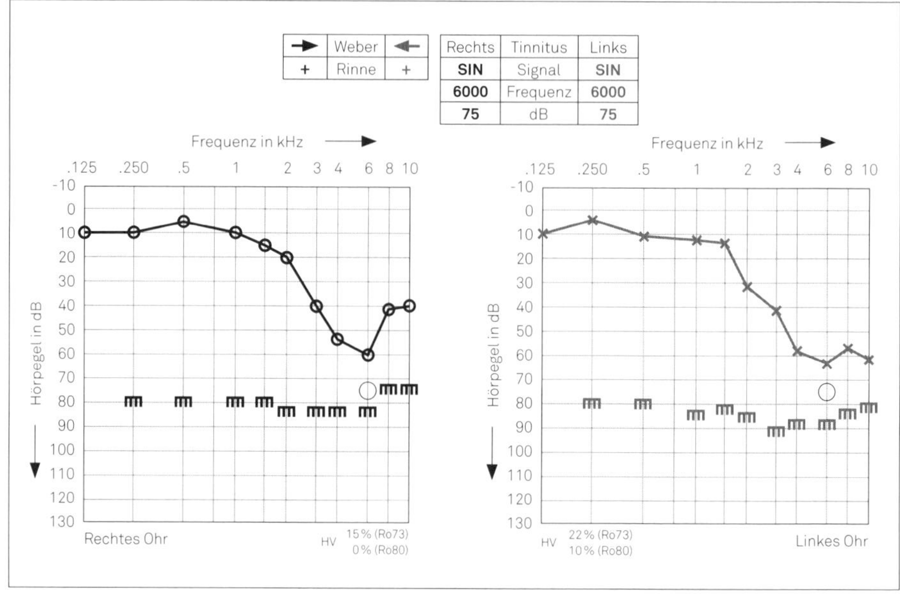

Abbildung 1: Beidseitige Hochtonsenke mit einem beidseitigen Hochton-Tinnitus, der schwellennah (15 dB über der Hörschwelle) verdeckbar ist.

Merke: Höreinschränkungen

Relevante und versorgungsbedürftige Höreinschränkungen konnten bei weit über der Hälfte der Tinnitus-Patienten gefunden werden (Hesse, 2015). Kausale Abhilfe kann dann eine Hörverbesserung, vornehmlich durch eine angemessene Hörgeräteversorgung und – idealerweise – ein gezieltes Hörtraining erreicht werden. Auch und gerade für die Psychotherapie ist es hilfreich, zu verstehen und verstanden zu werden.

1.5 Wie kann es zum Leiden am Tinnitus kommen?

Die Wahrnehmung des Tinnitus allein erklärt noch nicht die individuelle emotionale und psychische Reaktion und ggf. das Leiden des betroffenen Menschen. Nachdem sich Patienten mit kompensiertem und dekompensiertem Tinnitus mit audiologischen und psychoakustischen Methoden alleine nicht valide voneinander differenzieren lassen, wurden in der Betrachtung des chronischen Tinnitus schon recht früh psychologische Einflussfaktoren auf den Prozess der (psychischen) Dekompensation diskutiert. Diese psychologischen Einflussfaktoren sollen nun in den folgenden Abschnitten näher beschrieben werden.

1.5.1 Mangelnde Toleranzentwicklung und ausbleibende Habituation

Nach dem heutigen Kenntnisstand wird der chronische Tinnitus von der Mehrzahl der Betroffenen überwiegend gut toleriert (= emotionale Habituation) und nur gering oder gar nicht mehr wahrgenommen (= sensorische Habituation). Auf der Grundlage dieser Beobachtung formulierten Hallam et al. (1984) das Konzept der Habituierung der Aufmerksamkeit. Das Konzept sieht die Reaktion auf den Tinnitus als eine Funktion des Ausmaßes der Aufmerksamkeit, die diesem zugewendet wird. Dem Modell von Hallam (Hallam et al., 1984, 1988) liegt das Konzept des Reiz-Reaktions-Vergleichs zugrunde, das 1963 von Sokolow als Habituierung oder Habituation der Orientierungsreaktion bezeichnet wurde. Die Orientierungsreaktion wird bei diskrepantem Ergebnis („mismatch") eines Vergleichsprozesses zwischen ankommenden sensorischen Stimuli und gespeicherten neuronalen Modellen ausgelöst. Sie besteht in einer Desynchronisation des gesamten Kortex, einer Reihe von Veränderungen psychophysiologischer Parameter (wie erhöhte Hautleitfähigkeit, Atmung, Herzfrequenz etc.), einer erhöhten Sensibilität der Sinnesorgane und Hinwendung des Organismus zur Reizquelle. Der Vorgang der Habituierung ist eng gekoppelt an die Charakteristika des Reizes. Änderungen hinsichtlich einer beschreibbaren Dimension des Reizes führen zum erneuten Auftreten der Orientierungsreaktion bzw. zur Dishabituation (Schonecke & Herrmann, 1996).

Merke: Habituation

Habituation ist ein basaler Lernprozess, der bei wiederholtem Auftreten identischer, sensorischer Stimuli einsetzt und dazu führt, dass eine anfängliche Orientierungsreaktion mit Aufmerksamkeitszuwendung, begleitet vom physiologischem Arousal, vermindert wird und ausbleibt, wenn der Stimulus keine Handlungsnotwendigkeit signalisiert.

Hallam et al. (1984, 1988) gehen davon aus, dass die Habituierung an den „internen Reiz" Tinnitus in gleicher Weise vonstattengeht, wie die Habituierung an einen externen, wiederholt dargebotenen Stimulus. Da der Tinnitus-Reiz objektiv betrachtet keine Handlungsrelevanz besitzt, ist er als irrelevanter Reiz zu betrachten, sodass eine Habituation stattfinden kann. Vollständige Habituierung an den Tinnitus bedeutet, dass die physiologische Reaktion und Hinwendung an das Geräusch nicht mehr erfolgt, selbst wenn eine sensorische (akustische) Wahrnehmung stattfindet. Hallam et al. (1984, 1988) nehmen an, dass bei Patienten mit dekompensiertem Tinnitus die Orientierungsreaktion bestehen bleibt, da eine Habituierung aufgrund der Relevanz, die dem Reiz zugesprochen wird, nicht stattfinden kann. Stimulusspezifische Parameter des Tinnitus können für das Ausbleiben der Habituation oder den Effekt einer wiederholten Dishabituation nur zu einem geringen Teil verantwortlich gesehen werden, da sich Patienten mit kompensiertem und dekompensiertem Tinnitus hinsichtlich der Kontinuität, Frequenz, Lautheit etc. der Ohrgeräusche nicht signifikant voneinander unterscheiden (Tyler & Baker, 1983). Für Hallam (Hallam et al., 1984, 1988) ist der Prozess der Chronifizierung ein multifaktorielles Geschehen: Die Aufmerksamkeitsfokussierung auf den Tinnitus ist der kritische Mechanismus, der als eine Funktion aus interagierenden sensorischen, perzeptuellen und individuellen, d.h. dispositionellen Faktoren sowie tinnitusbezogenen Beschwerden zu sehen ist (vgl. Abbildung 2). Auf der sensorischen Ebene spielen einige Charakteristika des Tinnitus und die individuelle Hörschwelle eine Rolle. Auf der perzeptuellen Ebene findet eine Interaktion zwischen kortikalem Erregungsniveau, konkurrierenden Aufmerksamkeitsprozessen sowie der Bedeutung der Ohrgeräusche statt. Hallam et al. (1984, 1988) gehen davon aus, dass sich ein erhöhtes kortikales Arousal hemmend auf die Habituierung auswirkt und damit zur Aufmerksamkeitsfokussierung beiträgt.

Dieser Ansatz wird auch in dem von Jastreboff formulierten neurophysiologischen Modell (Jastreboff & Hazell, 1993) verfolgt. Dieses Modell definiert den Tinnitus als das Endprodukt eines drei Stufen umfassenden pathologischen Prozesses. Aufgrund von Funktionsstörungen der Cochlea kann es zu einer Steigerung der Aktivität in der Hörbahn kommen. Das akustische Signal durchläuft,

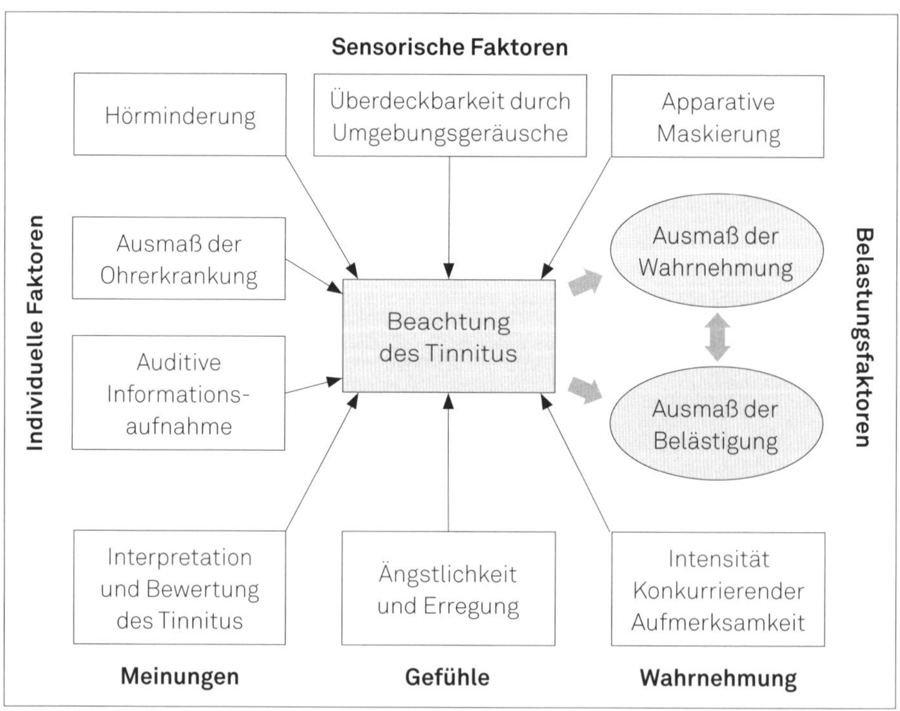

Abbildung 2: Mehrdimensionales Tinnitus-Modell (in Anlehnung an Hallam et al., 1988)

bevor es wahrgenommen wird, mehrere Zwischenstationen, die verschiedene Funktionen erfüllen. Der Detektionsprozess findet i.S. einer Mustererkennung in subkortikalen Zentren statt und die Perzeption und Evaluation der mit dem Tinnitus korrelierten, neuronalen Aktivität im auditiven Kortex. Dabei ist wichtig zu erwähnen, dass in den genannten Strukturen Prozesse wie die *Erkennung, Abschwächung und Verstärkung* von Signalen geschehen. Diese Abschwächung oder Verstärkung ist davon abhängig, ob das betreffende akustische Signal für das Individuum zum gegebenen Zeitpunkt relevant ist. So ist z.B. das Ticken einer Uhr oder das gleichbleibende Brummen eines Kühlschrankes in der Regel nicht von Bedeutung und wird aus diesem Grund bereits nach kurzer Zeit „herausgefiltert". Andererseits werden Signale, die potenziell relevant sein könnten, wie z.B. das Martinshorn im Straßenverkehr, in der Regel bevorzugt registriert. Die Differenzierung zwischen relevanten und irrelevanten Signalen ist dabei das Resultat von Lernprozessen (Erfahrungen), steht jedoch auch in Abhängigkeit zu situativen Bedingungen (z.B. Stimmungslage, persönliche Betroffenheit). Ein bislang irrelevantes Signal kann jederzeit die Bedeutung eines wichtigen Signals erhalten und ist dann entsprechend (positiv oder negativ) emotional besetzt. Es erfolgt also initial eine Bewertung eines Geräusches. Wird ein Geräusch dabei als unwichtig eingestuft, so wird es im weiteren Verlauf ignoriert. Nur subjektiv bedeutsame Geräusche werden weiter wahrgenommen bzw. in den Fokus der Aufmerksamkeit gebracht. Insbesondere Reize, die emotional besetzt sind, lösen dabei eine deutliche vegetative Reaktion aus. Übertragen auf den Tinnitus und das neurophysiologische Modell bedeutet dies, dass eine im Bereich der Hörbahn vorhandene Aktivität, die sich als Ohrgeräusch äußert, aufgrund einer erhöhten Aufmerksamkeit wahrgenommen wird und einer Bewertung unterliegt. Wird dieser (erstmals empfundene oder bestehende) Tinnitus mit einem negativ gefärbten (z.B. angstbesetzten) Empfinden assoziiert, so erhält er eine bedrohliche Qualität. Die Konsequenz ist ein dysfunktionaler und sich selbst aufschaukelnder Prozess, bestehend aus Aufmerksamkeitsumlenkung bzw. Fokussierung auf dieses als bedrohlich bewertete Signal, verstärkte Wahrnehmung des Tinnitus und eine wiederum negativ emotionale Reaktion unter Beteiligung des autonomen Nervensystems.

In Abbildung 3 wird das Zusammenspiel von auditorischen, limbischen, autonomen und kortikalen Systemen, wie es im neurophysiologischen Modell postuliert wird, dargestellt.

Trotz der Relevanz dieses Modells ist kritisch anzumerken, dass Jastreboff den Prozess der klassischen Konditionierung als hinreichenden Wirkmechanismus für die Entstehung einer hohen Belastung durch Tinnitus sieht und damit den Einfluss prämorbid vorhandener Persönlichkeitsdimensionen und Verhaltensdispositionen auf die Verarbeitung der Störung ignoriert. Demnach wäre bereits die (zufällige) Koinzidenz von Wahrnehmung des Tinnitus und negativ besetzter Gedanken und Emotionen, die mit diesem nicht in einem inhaltlichen Zusammenhang stehen

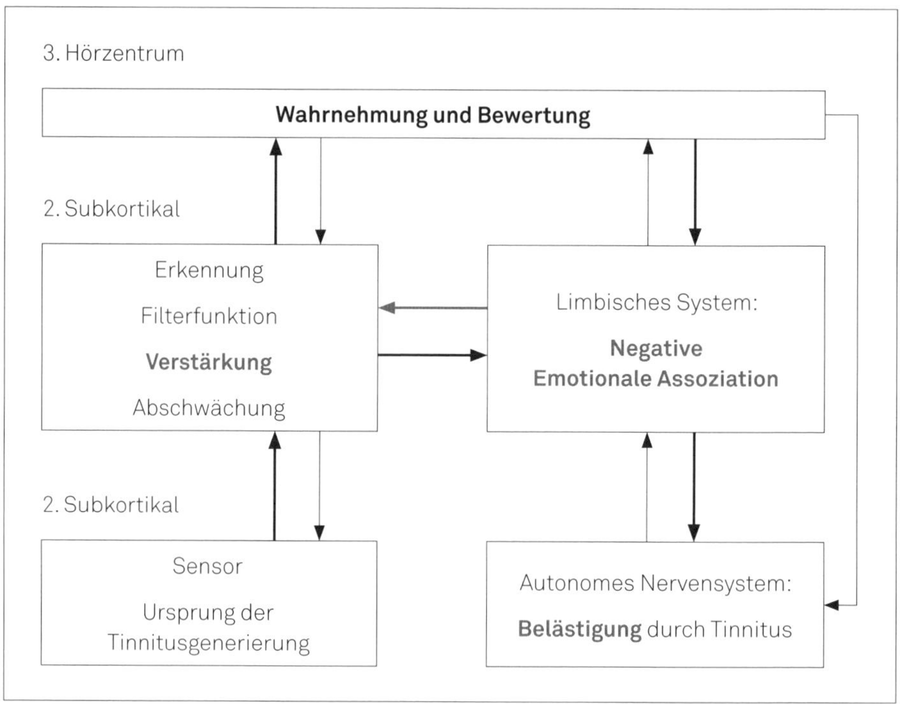

Abbildung 3: Das neurophysiologische Modell des Tinnitus (nach Jastreboff & Hazell, 1993)

müssen, eine hinreichende Bedingung für die Entwicklung einer hohen Belastung (Jastreboff, 1999; Jastreboff et al., 1996). Wegen der negativ gefärbten Emotionen und der damit verbundenen Aktivierung des autonomen Nervensystems käme es zu einer Reflexverstärkung und die Aufmerksamkeit bleibt auf den Tinnitus fixiert, was die subjektive Bewusstheit des Ohrgeräusches und die daraus resultierenden emotionalen Reaktionen weiter verstärkt. Nach Jastreboff (1999; Jastreboff et al., 1996) geschehen diese Prozesse bereits auf einer subbewussten Verarbeitungsebene und entziehen sich somit der (bewussten) Kontrolle des Patienten.

Zusammenfassend kann gesagt werden, dass durch das neurophysiologische Tinnitus-Modell einige der Widersprüche aufgeklärt werden konnten, die mit der Vorstellung verknüpft waren, dass der chronische Tinnitus ausschließlich eine Erkrankung des Innenohrs sei. Das bedeutet, dass emotions- und aufmerksamkeitssteuernde zentralnervöse Strukturen, die mit dem Hörsystem in vielfältiger Weise verbunden sind, auch bei der Entstehung und bei der Generierung der Belastung durch Tinnitus eine bedeutende Rolle spielen. Insbesondere die negativen Bewertungen und emotionalen Begleitreaktionen, die den chronischen dekompensierten Tinnitus charakterisieren, sind *nicht* den auditorischen Strukturen zuzuordnen. Anzumerken ist, dass das neurophysiologische Modell und die in der Tinnitus Retraining Therapy (TRT) vermittelten Aspekte schon früh auch von anderen Autoren postuliert wurden (Goebel, 1997). Wesentliche Vorarbeit leistete hier vor allem Hallam (Hallam et al., 1984, 1988), der in seinem „Habituationsmodell“ Tinnitus als mehrdimensionales Geschehen begreift, welches eng mit dem kognitiven und emotionalen Erleben verknüpft ist.

1.5.2 Kontrollüberzeugungen und Bewältigungsstrategien

Belastete Patienten im chronischen Stadium lassen sich durch spezifische Kontrollüberzeugungen und bestimmte dysfunktionale und maladaptive Muster der Krankheitsverarbeitung charakterisieren, die mit den Begriffen „Flucht“, „Vermeidung“ und „katastrophisierende Kognitionen“ umschrieben werden können (Schaaf et al., 2002). Die Art der Kontrollüberzeugung scheint einen moderierenden Einfluss auf die Adaptation an den Tinnitus zu haben, insofern sie Art und Umfang der angewendeten Bewältigungsstrategien mitbestimmt (Delb et al., 1999a, 1999b). Demnach sehen Individuen mit externaler Kontrollüberzeugung keine selbstimmanenten Möglichkeiten, ihre Störung zu beeinflussen, fühlen sich dem Ohrgeräusch hilflos ausgeliefert und wenden aus der Konsequenz dieser Einstellung keine funktionalen Bewältigungsstrategien an. Da sich Individuen mit unterschiedlich starker Tinnitus-Belastung hinsichtlich ihrer krankheitsbezogenen Kontrollüberzeugungen nicht signifikant (illness locus of control; vgl. von Osterhausen, 2001) voneinander unterscheiden, liegt die Schlussfolgerung nahe, dass es sich hier nicht um das Ergebnis individueller Krankheitserfahrungen handelt. Die Überprüfung der Hypothese mittels prospektivem Studiendesign, dass diese *allgemeinen* Kontrollüberzeugungen als prämorbid bestehende Variable Einfluss auf das Maß der erlebten Beeinträchtigung nehmen und damit zu einem dekompensierten Tinnitus führen, steht noch aus.

In einer Arbeit von Delb et al. (1999a, 1999b) wurden unter Berücksichtigung der beschriebenen Wirkfaktoren mittels Faktorenanalyse die möglichen Ursachen der Entstehung einer hohen Tinnitus-Belastung erfasst. Die Ergebnisse lassen sich in einem hypothetischen Modell der Entstehung von hoher und niedriger Tinnitus-Belastung abbilden (vgl. Abbildung 4).

Es lassen sich drei Faktoren identifizieren. Der Faktor 1 enthält eine Reihe von Variablen, die sich negativ auf die Krankheitsverarbeitung und -bewältigung auswirken. Der Faktor 2 enthält hingegen funktionale Verarbeitungsstrategien, die protektiv wirken und zur Reduktion der Tinnitus-Belastung führen. Faktor 3 enthält alle Unterscores des Tinnitusfragebogens (Goebel & Hiller, 1998) und kann als Maß der Tinnitus-Belastung definiert werden. Der fehlende direkte Zusammenhang zwischen diesen beiden Faktoren und der Tinnitus-Belastung weist auf vorbestehende, nicht durch den Tinnitus selbst verursachte Verarbeitungsmechanismen hin. Das Modell verdeutlicht, dass Tinnitus-Belastung und Variablen der Stress- und Krankheitsverarbeitung indirekt über den Faktor Depressivität mitei-

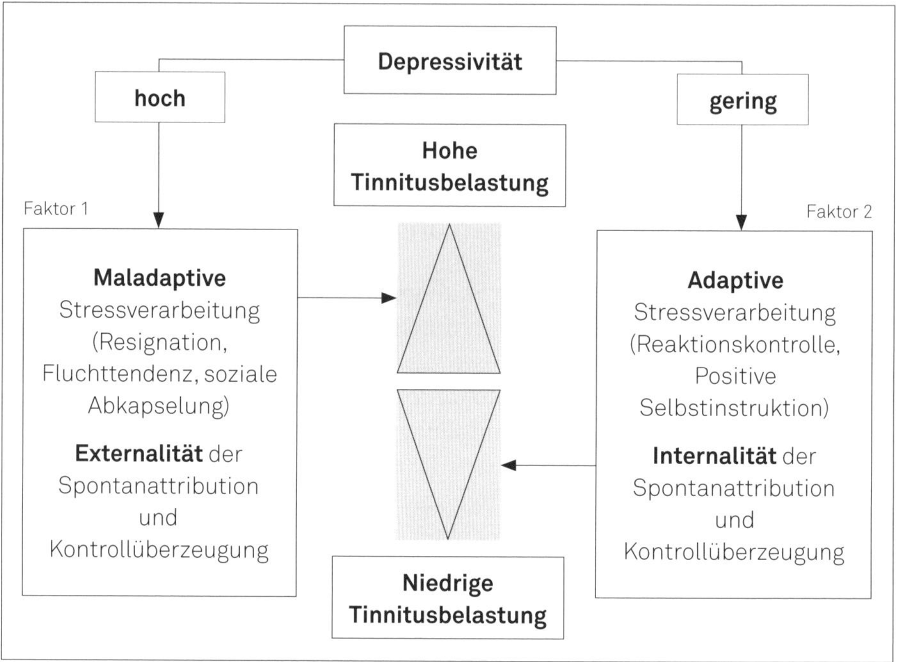

Abbildung 4: Multifaktorielles Modell der Entstehung von hoher und niedriger Tinnitus-Belastung (nach Delb et al., 1999b)

nander in Beziehung stehen. Depressivität korreliert wiederum hoch mit der erlebten Beeinträchtigung durch den Tinnitus.

1.5.3 Persönlichkeitsmerkmale

Eine Reihe von Studien hat sich mit der Rolle von Persönlichkeitsmerkmalen als prädisponierende oder aufrechterhaltende Variable im Dekompensationsprozess des Tinnitus beschäftigt. Die zugrunde liegende Annahme ist, dass sich Tinnitus-Patienten mit unterschiedlicher Symptomausprägung in Bezug auf die Beeinträchtigung und die Folgen der Ohrgeräusche hinsichtlich bestimmter Persönlichkeitsdimensionen unterscheiden lassen. Darüber hinaus implizierte die Suche nach bestimmten Persönlichkeitsmerkmalen zum Teil auch die Frage nach einer definierten Persönlichkeitsstruktur („Tinnitus-Persönlichkeit"), die als Prädisposition zur Entwicklung eines dekompensierten Tinnitus verstanden werden könnte (Schneider et al., 1994).

Die Datenlage weist insgesamt darauf hin, dass Patienten mit dekompensiertem Tinnitus vermehrt unter somatischen Beschwerden und Beeinträchtigungen relevanter psychischer Funktionen leiden und insbesondere in den Dimensionen

Depressivität und Angst auffällige Werte aufzeigen. Dabei korreliert der Grad der Depressivität signifikant mit dem Ausmaß der Tinnitus-Belastung (Delb et al., 1999a, 1999b; Scott & Lindberg, 2000). Andere Autoren berichten über erhöhte Neurotizismusscores sowie erhöhte Werte auf der Skala Extraversion (Wood et al., 1983; Schneider et al., 1994), die sie mit einem erhöhten Maß an „Klagsamkeit" in Verbindung bringen. Verschiedene Studien zeigen auch einen Zusammenhang zwischen Persönlichkeitsmerkmalen, dem Ausmaß der empfundenen Selbsteffizienz und dem Umgang mit Belastungen (Attias et al., 1995; Budd & Pugh, 1995, 1996). Unbelastete Patienten mit chronischem Tinnitus unterscheiden sich in den oben genannten Dimensionen nicht oder nur geringfügig von Kontrollgruppen (vgl. Kirsch et al., 1989). Die konzeptionelle Ähnlichkeit des Krankheitsverhaltens bei dekompensiertem Tinnitus mit Somatisierung und somatoformen Störungen lassen vermuten, dass derartige Tendenzen von Bedeutung im Dekompensationsprozess bzw. im Prozess der Chronifizierung des Tinnitus sein können (vgl. Rief & Hiller, 1992; Hiller et al., 1997; Myrtek, 1998). Demnach führen nosophobische Tendenzen und verstärkte Interozeption über Aufmerksamkeitsfokussierung zu einem Ausbleiben der Habituation und zu einer verstärkten Wahrnehmung und Belästigung durch den Tinnitus (Hallam et al., 1984, 1988).

Die Ergebnisse weisen insgesamt darauf hin, dass Patienten mit chronischem dekompensiertem Tinnitus eine klinisch auffällige Gruppe darstellen. Insbesondere die Persönlichkeitsdimensionen Ängstlichkeit, Depressivität und Somatisierungstendenz scheinen mit dem Ausmaß der empfundenen Belästigung zu korrelieren und an dem Prozess der Dekompensation beteiligt zu sein. Kompensierte Patienten unterscheiden sich in ihrem psychologischen Profil hingegen nicht von Kontrollpersonen.

1.5.4 Vulnerabilitätsmodell

Zu den Erklärungsmodellen der unterschiedlichen Belastungsgrade durch das Auftreten eines chronischen Tinnitus zählt das von Hiller und Goebel (1992) formulierte Vulnerabilitätsmodell (vgl. Abbildung 5). In diesem wird der auftretende Reiz Tinnitus als ein potenzieller Stressor betrachtet. Das individuelle Vulnerabilitätsniveau bestimmt nun, ob bei der Konfrontation mit diesem potenziellen Stressor eine kritische Belastungsschwelle erreicht wird und zur Dekompensation mit Manifestation einer psychischen Störung führt. Unter diesem Gesichtspunkt kann bei entsprechender Vulnerabilität auch ein nach objektivierbaren Kriterien „geringfügigerer" Tinnitus zu einer Dekompensation führen.

In der Überarbeitung des Konzepts (Lindberg & Scott, 1999) wurden soziale Faktoren stärker berücksichtigt, sodass sich das Vulnerabilitätsniveau als eine Funktion aus relativ stabilen, auf das Individuum bezogenen Charakteristika und externen, in der sozialen Umwelt definierten Faktoren darstellen lässt. Es beinhaltet

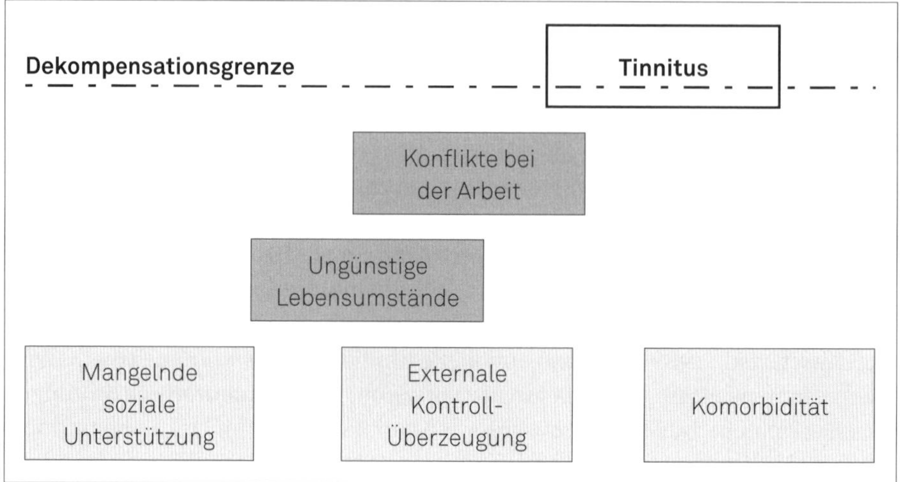

Abbildung 5: Vulnerabilitätsmodell (in Anlehnung an Hiller & Goebel, 1992)

interindividuelle Unterschiede im Umgang mit neuen Situationen, Bewältigungsstile und Kontrollüberzeugungen, welche dieses Vulnerabilitätsniveau ebenso beeinflussen können wie bereits vor bzw. zu Beginn des Tinnitus bestehende psychische Beeinträchtigungen, ungünstige Lebensumstände und andere Stressoren.

Versteht man den Tinnitus selbst als „Stressor", kann man in der Stressbegrifflichkeit weiterdenken, dass zusätzliches „Stresserleben" – aus anderen Quellen – die tinnitusspezifische Habituation behindert (Kröner-Herwig et al., 2010; Jäger et al., 1998; Svitak et al., 2001). So konkurrieren in diesem Modell „jede denkbare Form von Belastung im privaten oder beruflichen Bereich, z. B. auch psychische Störungen" und der Tinnitus um die gleichen Bewältigungsressourcen. Der Tinnitus *und* die zusätzliche Belastung bilden dann die Bedingung für die misslungene Krankheitsbewältigung und Dekompensation (Kröner-Herwig et al., 2010).

Weitere Modellvorstellungen zur Entstehung einer hohen psychischen Belastung i. S. eines dekompensierten Tinnitus (nach Biesinger et al., 1998) finden sich in Kapitel 3.1.2 (aus verhaltenstherapeutische Sicht), in Kapitel 4.1.1 (aus psychodynamischer Sicht) und in Kapitel 5.1.2 (aus hypnotherapeutischer Sicht).

1.6 Grundlegende Diagnostik bei chronischem Tinnitus

Die Diagnostik des chronischen Tinnitus dient zur Klärung der zugrunde liegenden Pathogenese und der Auswirkungen des Tinnitus auf das Befinden und das soziale Umfeld des Patienten. Durch die Erhebung dieser Daten soll der Schwere-

und der Belästigungsgrad sowie die Sekundärsymptomatik abgebildet werden. Darauf aufbauend soll das weitere therapeutische Vorgehen geplant werden, z. B. ob eine apparative Versorgung sinnvoll sein könnte oder ob der Patient einer tinnitusspezifischen psychotherapeutischen Intervention bedarf.

1.6.1 Grundlegende HNO-Diagnostik

Auf der HNO-Seite müssen als erstes relevante Höreinschränkungen und möglicherweise therapierbare Erkrankungen wie eine Otosklerose, ein Cholesteatom, eine Perilymphfistel, eine Bogengangsdehiszenz oder ein Tumor (Akustikusneurinom) erkannt bzw. ausgeschlossen werden. Ebenso sollten „objektive" Tinnitus-Formen identifiziert werden, selbst wenn sich keine kurativen Maßnahmen ergeben.

Nach der Leitlinie der Deutschen Gesellschaft für Hals-Nasen-Ohren-Heilkunde aus dem Jahr 2015 (vgl. AWMF-Leitlinie, 2015) sollten möglichst folgende Untersuchungen durchgeführt werden:

- HNO-ärztliche Untersuchung einschließlich Trommelfellmikroskopie, Nasopharyngoskopie, Tubendurchgängigkeit.
- Orientierende neurologische Untersuchung.
- Auskultation des Ohres und der A. carotis, insbesondere bei pulssynchronem Ohrgeräusch.
- Tonaudiometrie mit Luft- und Knochenleitung.
- Unbehaglichkeitsschwelle, ggf. mit kategorialer Lautheitsskalierung.
- Bestimmung von Tinnitus-Lautheit und Frequenzcharakteristik mittels Schmalbandrauschen und Sinustönen.

Ebenfalls aufgeführt werden

- Bestimmung des minimalen Maskierungspegels mit weißem Rauschen und Sinustönen.
- Ggf. Maskierungskurven nach Feldmann und Bestimmung der Residualinhibition/metachronen Tinnitus-Inhibition.
- Tympanometrie und Stapediusreflexe einschließlich Aufzeichnung möglicher atem- oder pulssynchroner Veränderungen.
- TEOAE und DPOAE.
- Orientierende Vestibularisprüfungen, ggf. einschließlich kalorischer Prüfung.
- Orientierende, funktionelle Halswirbelsäulendiagnostik und Untersuchung des Gebisses und des Kauapparates in stiller Umgebung zur Erfassung von Tinnitus-Modulationen.
- Orientierende Funktionsprüfung des N. facialis.

Gegebenenfalls muss eine Kernspintomografie des Schädels zur Abklärung retrocochleärer Schäden, bei einseitiger Taubheit, bei Hinweisen auf ein zentral-auditorisches Geschehen oder bei neurologischen Erkrankungen erfolgen. Eine digitale

Subtraktionsangiografie oder Angiografie/Angio-MRT/Angio-CT des zerebrovaskulären Systems kann bei einem pulssynchronen Tinnitus notwendig werden.

1.6.2 Grundlegende psychologische Diagnostik

Zu einer strukturierten Erfassung von relevanten tinnitusbezogenen Informationen bietet sich das *Strukturierte Tinnitus-Interview* (STI, Goebel & Hiller, 2001) an. Das STI erhebt medizinische und psychologische Informationen in Form eines strukturierten und halbstandardisierten Interviews und berücksichtigt Daten zur Anamnese und Ätiologie des Tinnitus. Es kann zur grundlegenden therapeutischen Befunderhebung und zur Planung weiterer diagnostischer und therapeutischer Maßnahmen eingesetzt werden. Das STI ist in folgende Abschnitte unterteilt:

- Persönliche Daten,
- Tinnitus-Anamnese,
- mit Tinnitus assoziierte Problemfelder,
- ätiologische Faktoren des Tinnitus,
- psychologische Aspekte des Tinnitus,
- bereits durchgeführte therapeutische Maßnahmen.

Zur psychologischen Anamnese und Planung der therapeutischen Intervention sind die 20 Fragen (Nr. 37 bis 57) aus dem fünften Abschnitt des STI: „Psychologische Aspekte des Tinnitus“ relevant. Dieser Abschnitt umfasst folgende Punkte:

- Hörbeeinträchtigung durch den Tinnitus (H),
- Penetranz des Tinnitus (P),
- Entspannungs- und Schlafstörungen (E/S),
- Emotionale Belastungen (E),
- Dysfunktionale Kognitionen (DK),
- Psychosoziale Beeinträchtigungen (PS),
- Berufliche Beeinträchtigungen (B).

Der Patient wird z. B. gefragt, ob:

- die Lautheit des Tinnitus ihn stört, an Unterhaltungen mit anderen Menschen teilzunehmen (H);
- der Tinnitus auch bei interessanten Tätigkeiten nicht „überhört“ wird (P);
- wegen des Tinnitus Schlafstörungen bestehen (E/S);
- der Patient wegen des Tinnitus niedergeschlagen bzw. gereizt ist (E);
- dem Tinnitus die Schuld an all seinen Schwierigkeiten gegeben wird (DK);
- sich der Patient von sozialen Aktivitäten bzw. von Freunden oder Bekannten zurückgezogen hat (PS);
- sich in seiner beruflichen Leistungsfähigkeit durch den Tinnitus beeinträchtigt fühlt (B).

Das STI liefert qualitative Daten, die vom Interviewer nach klinischen Gesichtspunkten eingeschätzt und weiterverarbeitet werden. Die psychologischen Daten können darüber hinaus quantitativ ausgewertet werden und es wird ein Summenwert sowohl für die einzelnen Störungsbereiche wie auch für die psychologische Gesamtbelastung durch den Tinnitus (Summenwert der Subskalen) errechnet. Das liefert Hinweise über individuelle Aspekte der Belastung durch Tinnitus und gibt Hinweise auf Maßnahmen bzw. auf Schwerpunkte, die in der Therapie gesetzt werden sollten.

Zu einer strukturierten Feststellung des Schweregrades der psychischen Belastung durch Tinnitus (vgl. dazu Kapitel 1.2.3), kann der der *Tinnitus-Fragebogen* (TF, Goebel & Hiller, 1998) eingesetzt werden.

Beispielitems aus dem Tinnitus-Fragebogen (TF) (Goebel & Hiller, 1998)

- Manchmal kann ich die Ohrgeräusche ignorieren, auch wenn sie da sind.
- Die Art, wie die Ohrgeräusche klingen, ist wirklich unangenehm.
- Wenn die Ohrgeräusche andauern, wird mein Leben nicht mehr lebenswert sein.
- Wegen der Ohrgeräusche fällt es mir schwerer, mich zu entspannen.
- Die Ohrgeräusche lassen nie nach.

Mit den ermittelten Skalenwerten können tinnitusspezifische Belastungsfaktoren in den oben beschriebenen Bereichen i.S. eines differenziellen Belastungsprofils erfasst werden. Damit ist eine Unterscheidung von emotionalen und kognitiven Belastungsfaktoren, psychoakustischen Beschwerden sowie der subjektiv erlebten Penetranz des Ohrgeräusches möglich. Zusätzlich kann ein globaler Gesamtwert der Tinnitus-Belastung des Patienten gebildet und entschieden werden, ob es sich dabei um einen „kompensierten" bzw. „dekompensierten" Grad der Belastung durch Tinnitus handelt (vgl. Tabelle 2).

Tabelle 2: Gesamtscore im TF (Goebel & Hiller, 1998) und Gradeinteilung der Tinnitus-Belastung nach klinischer Symptomatik (Biesinger et al., 1998)

Belastung durch Tinnitus	Schweregrad entspricht TF-Gesamtscore
Schweregrad 1 (kompensiert)	0–30 Punkte
Schweregrad 2 (kompensiert)	31–46 Punkte
Schweregrad 3 (dekompensiert)	47–59 Punkte
Schweregrad 4 (dekompensiert)	60–84 Punkte

Aufgrund der reduzierten Anzahl von Items und der größeren Veränderungssensitivität im Vergleich zum TF kann zur Bestimmung des Schweregrades auch der *Mini-Tinnitus-Fragebogen*[2] mit nur 12 Items verwendet werden (Hiller & Goebel, 2004).

Prinzipiell bietet die (z. B. mittels TF) ermittelte psychische Belastung durch Tinnitus einen Hinweis für die Art und den Umfang der durchzuführenden psychologischen Intervention (vgl. dazu Kapitel 1.7).

1.7 Therapieansätze: Stufenweises Vorgehen beim Leiden am chronischen Tinnitus

Im Folgenden soll ein Überblick über einige Aspekte der adäquaten Behandlung von Betroffenen mit Tinnitus gegeben werden, mit Schwerpunkt auf psychologische Interventionsmethoden. Da bei der Versorgung von Betroffenen mit einem chronischen Ohrgeräusch auch Hörgerät sowie „Noiser" zum Einsatz kommen *können*, werden auch diese in Kapitel 1.7.3 besprochen.

Das Leiden am Tinnitus im chronischen Stadium ist eine Erkrankung, die durch die Interaktion physischer, psychischer und sozialer Faktoren gekennzeichnet ist. Dementsprechend muss die Behandlung auf das Zusammenspiel dieser Wirkfaktoren eingehen und auf eine bedarfsorientierte medizinische und psychologische Therapie ausgerichtet sein. Dabei ist zu betonen, dass eine Psychotherapie keinen Einfluss auf die zugrunde liegende neurophysiologische Schädigung hat, jedoch das Ausmaß der psychischen Belastung beeinflussen kann bzw. sollte i. S. einer Reduktion von Tinnitus-Belästigung und auch Lautheit (Svitak, Rief & Goebel, 2001). Neben der Minderung der Symptomatik bzw. der tinnitusbezogenen Belastung, die der Patient mitbringt, handelt es sich aber vor allem um eine Arbeit mit einem persönlichen Gegenüber mit seiner Biografie und Lerngeschichte.

Prinzipiell bietet, wie in Tabelle 3 beschrieben, die psychische Belastung (nach Biesinger et al., 1998) durch Tinnitus einen Hinweis für die Art und den Umfang der durchzuführenden tinnitusspezifischen psychologischen Intervention:

2 vgl. auch https://www.tinnitus-liga.de/pages/sonstiges/aktionsleiste/tinnitus---test/tinnitus-testbogen.php

Tabelle 3: Therapeutische Konsequenzen in Abhängigkeit vom ermittelten Schweregrad der Belastung (ergänzt nach Goebel, 2004)

Kompensiert	Schweregrad 1	Counseling
	Schweregrad 2	Zusätzlich zu den im Schweregrad 1 aufgeführten Maßnahmen wird eine Analyse der aktuellen Stressoren durchgeführt und es werden Maßnahmen zur Stressreduktion (Umdeutung, Positive Selbstverbalisation, Entspannung, Bewegung) erarbeitet
Dekompensiert	Schweregrad 3	Counseling, ambulante tinnitusspezifische Psychotherapie, Behandlung der komorbiden psychischen Störungen
	Schweregrad 4	I.d.R. stationäre Therapie mit Fokus auf Behandlung der komorbiden Störung und tinnitusspezifischer Psychotherapie, anschließend ambulante Fortführung der Behandlung entsprechend Schweregrad 3

In *Schweregrad 1* beschränkt sich die Perzeption des Tinnitus auf wenige und begrenzte zeitliche Abschnitte, die beim Betroffenen keine dauerhaft belastenden aversiven emotionalen Reaktionen auslösen. Bei diesen Patienten mit kompensiertem Tinnitus wird ein am Wissensstand und der Verständnisfähigkeit des Patienten orientiertes *Counseling* durchgeführt. Dieses Aufklärungs- und Beratungsgespräch wird in der Regel vom kooperierenden HNO-Facharzt gestaltet und erfolgt in Verbindung mit der klinischen und audiologischen Untersuchung oder zeitgleich mit der Besprechung etwaiger Befunde. Dadurch sollen beim Patienten negative und angstbesetzte Kognitionen (z. B. über die Notwendigkeit bestimmter diagnostischer Maßnahmen) vermieden bzw. bei Bedarf gezielt angesprochen und revidiert werden. Das therapeutische Vorgehen orientiert sich an dem Grundsatz, den Patienten über den chronischen Tinnitus und den zu erwartenden Verlauf aufzuklären, Wissen zu vermitteln und dadurch auch etwaige Fehlinformationen bzw. Befürchtungen zu korrigieren. Fehlinformationen können z. B. nicht zuletzt durch das in den Medien verbreitete Schreckensbild der „Volkskrankheit Tinnitus" entstehen, das unzulässige katastrophisierende Aussagen über den Verlauf und die psychische Belastung bei chronifiziertem Verlauf nahelegt und so eine dysfunktionale Lenkung der Aufmerksamkeit auf den Tinnitus begünstigen kann. Das Counseling dient auch als präventive Maßnahme, insofern die krankheitsbezogene Aufklärung und die Wissensvermittlung das Entstehen von tinnitusbezogenen angstbesetzten Kognitionen verhindern soll. Darüber haben die Patienten die Möglichkeit, sich bei aufkommenden Fragen oder Unsicherheit erneut mit dem behandelnden HNO-Arzt in der „Tinnitus-Sprechstunde“ in Verbindung zu setzen („always keep the door open“).

Patienten mit kompensiertem Tinnitus des *Schweregrades 2* nehmen ihren Tinnitus *zeitweise* stärker wahr und empfinden ihn dann auch als Störung bzw. fühlen sich durch ihn belästigt. Insbesondere bei Stille und unter emotionaler Anspannung wird das Ohrgeräusch als lauter und beeinträchtigender erlebt. Zusätzlich zu den unter Grad 1 genannten therapeutischen Elementen und Strategien werden diese Patienten mit einer individuellen psychologischen Beratung und/oder einer tinnitusspezifischen psychotherapeutischen Intervention im Einzelsetting behandelt. Im Fokus der Behandlung steht dabei die Verhaltensanalyse der situativen Bedingungen der Zunahme der Belästigung durch den Tinnitus und Strategien zur Reduktion der psychischen Anspannung bzw. zur Stressimmunisierung. Die Einbindung der Patienten mit Schweregrad 2 in eine tinnitusspezifische psychotherapeutische Intervention muss individuell entschieden werden und kann dann hilfreich sein, wenn der Betroffene zeitweise (etwa unter bestimmten belastenden Lebensbedingungen) ein wesentlich höheres Maß der Belastung und psychosozialer Beeinträchtigung durch den Tinnitus erlebt und damit auch die Gefahr einer Dekompensation besteht. Durch diese frühzeitige Intervention soll die psychosoziale Belastung gesenkt und damit eine spätere Dekompensation des Tinnitus verhindert werden.

Patienten mit dekompensiertem Tinnitus des *Schweregrades 3* fühlen sich andauernd durch ihr Ohrgeräusch belästigt und weisen deutliche psychische Beeinträchtigungen und/oder eine komorbide Störung auf. Es lässt sich eine erhebliche Beeinträchtigung im beruflichen als auch im privaten Bereich, etwa in der Paarbeziehung und in anderen sozialen Interaktionen feststellen. Die Patienten leiden unter Schlafstörungen, depressiver Grundstimmung und haben Versagensängste bezüglich ihrer beruflichen Leistungsfähigkeit, die sie aufgrund der erlebten Belastung durch den Tinnitus als eingeschränkt empfinden. In diesen Fällen sind die Patienten nicht in der Lage, die Informationen aus dem Counseling und die Prinzipien der Geräuschtherapie sinnvoll umzusetzen und hierdurch allein eine Reduktion ihrer subjektiven Belastung zu erreichen. Bei dieser Patientengruppe sollte unbedingt eine tinnitusspezifische Psychotherapie in einem *ambulanten Setting* durchgeführt werden.

Bei der Klassifizierung eines *Schweregrades 4* liegt die schwerste Beeinträchtigung mit umfassender Dekompensation im privaten und im beruflichen Bereich vor. Bei diesen Patienten entscheidet Art und Ausprägung der komorbiden psychischen Störung über das Procedere in der Behandlung. In der Regel wird bei diesen Patienten eine *stationäre Therapie* vorgeschaltet, um den Patienten psychisch zu entlasten und um seine im Vordergrund stehende komorbide psychische Störung (z. B. schwere depressive Störung) adäquat zu versorgen. Diese Behandlung sollte in einer psychiatrischen bzw. psychosomatischen Fachklinik erfolgen, die gleichermaßen eine Versorgung der komorbiden Störung (z. B. schwere Depression) als auch eine tinnitusspezifische Psychotherapie gewährleistet. In diesem Zusammenhang ist hervorzuheben, dass es auch Belege dafür gibt, dass diese schwer belasteten Patienten in einem *ambulanten* Setting effektiv behandelt werden können, i. S. der Reduzierung der psychischen Sekundärsymptomatik und Rückführung in einen kompensierten Grad der Tinnitus-Belastung (Delb et al., 2002a, 2002b; D'Amelio, 2002; Delb et al., 2003). Als maßgebliche Voraussetzung für eine ambulante Behandlung ist eine ausreichende psychische Stabilität (insbesondere Ausschluss der Suizidalität) zu werten.

Merke

Die Indikation zur Durchführung einer tinnitusspezifischen psychotherapeutischen Intervention sollte *ausschließlich* nach entsprechender medizinischer und psychologischer Diagnostik gestellt werden und bedarf einer engen Abstimmung zwischen HNO-Facharzt und Psychotherapeuten. Die Feststellung der Behandlungsbedürftigkeit orientiert sich an der Einschätzung („staging“) der Tinnitus-Belastung nach Biesinger et al. (1998).

1.7.1 Counseling

Mit dem Terminus „Tinnitus-Counseling“ wird ein ausführliches Aufklärungs-, Informations- und Beratungsgespräch bezeichnet, das i. S. des Selbstmanagements Krankheitsverständnis fördern und einen selbstverantwortlichen Umgang mit der Störung unterstützen soll. In der Regel wird bzw. sollte das Counseling i. S. einer *personalisierten Psychoedukation* durch den HNO-Facharzt durchgeführt werden. Im Dialog mit dem Patienten und aufbauend auf sein subjektives Krankheitsmodell sollen medizinische Grundlagen des Hörorgans, Modelle der Tinnitus-Entstehung und Möglichkeiten und Grenzen therapeutischer Maßnahmen vermittelt werden. Dadurch sollen angstbesetzte Fehlkognitionen zum Tinnitus und dessen Verlauf korrigiert und dem Patienten ein psychosoziales bzw. psychosomatisches Verständnis seiner Tinnitus-Problematik ermöglicht bzw. die Bedeutung psychischer Prozesse und psychosozialer Faktoren auf das Krankheitserleben verdeutlicht werden. Durch das Ohrgeräusch belastete Patienten haben üblicherweise ein somatisch orientiertes Modell ihrer Erkrankung und – gemessen an dem Wunsch, den Tinnitus „zu beseitigen“ – bereits eine ganze Reihe von erfolglosen Therapien hinter sich. Sie verknüpfen mit dem Besuch der „Tinnitus-Sprechstunde“ eine Heilserwartung an den behandelnden HNO-Facharzt, der sich wiederum insbesondere bei schwerer belasteten Patienten einem erhöhten Handlungsdruck ausgesetzt sieht. Für die Planung der Therapie und für die Herstellung einer tragfähigen Behandlungs-Compliance ist es wichtig, auf das somatisch ausgerichtete subjektive Krankheitsmodell des Patienten einzugehen und dies entsprechend zu modifizieren. Auch wenn die Erwartungen des Patienten bezüglich einer „Heilung" des Tinnitus relativiert bzw. korrigiert werden müssen, ist es zur Erhaltung der Therapiemotivation notwendig, keine Feststellungen zu machen bzw. zu dozieren und medizinische „Fakten" zu präsentieren, sondern zusammen mit dem Betroffenen ein lösungsorientiertes Verständnis der Störung zu erarbeiten.

Bei „Tinnitus-Trägern" ohne Leidensdruck und Tinnitus-Schweregrad 1 (nach Biesinger et al., 1998) kann durch ein empathisches Counseling bereits eine ausreichende Tinnitus-Habituation ermöglicht werden (Konzag et al., 2005; Goebel & Büttner, 2004). Unterstützend kann dabei auch auf verständliche und positive anleitende Ratgeber zurückgegriffen werden (z. B. Schaaf & Hesse, 2011).

Merke

Das Counseling sollte als Basisintervention bei allen Betroffenen mit Tinnitus durchgeführt werden, unabhängig vom Schweregrad (nach Biesinger et al., 1998).

Obwohl *Ohrgeräusche* primär in den Bereich der Hals-Nasen-*Ohren*-Heilkunde fallen, findet – bei den Kapazitäten der normalen Hals-Nasen-Ohrenärztlichen Sprechstunde und der oft somatisierend erlebten Not der Patienten – ein solches Counseling kaum statt. Deswegen werden auch viele Patienten zum Psychotherapeuten geschickt oder auf eine Rehabilitationsbehandlung verwiesen, *ohne* dass der erste Schritt in Form einer basalen Aufklärung hinsichtlich des Hörbefundes oder den Wahrnehmungsbesonderheiten des Tinnitus erfolgt ist. So sind Psychotherapeuten oft gefordert, die medizinische Grundlagenvermittlung zu leisten, die sich die Patienten vom HNO-Arzt gewünscht hätten.

1.7.2 Psychotherapie bei Leiden am Tinnitus

In den aktuellen Leitlinien wird, bei Vorliegen einer entsprechenden Indikation, die Durchführung einer manualisierten kognitiven Verhaltenstherapie (KVT) als Gruppen- (z. B. Kröner-Herwig, 1997; vgl. Kapitel 9 in Delb et al., 2002a) oder Einzeltherapie (z. B. Zenner et al., 2013) in entsprechend qualifizierten Einrichtungen wie Praxen, Kliniken oder Kur- und Reha-Einrichtungen empfohlen. Die KVT hat in ausreichend vielen Studien eine Wirksamkeit hinsichtlich der Parameter Tinnitus-Belastung und Lebensqualität nachgewiesen (vgl. dazu AWMF-Leitlinie, 2015, S. 22ff.).

Psychodynamische Psychotherapien verstehen psychische Erkrankungen als Folge aktueller Auslöser, Belastungen und Konflikte vor dem Hintergrund einer vorangegangenen subjektiven Biografie. Ziel einer psychodynamischen Psychotherapie ist es, die im Tinnitus-Leiden ausgedrückte Not zu verstehen und zu bearbeiten. Bislang liegen einzelne Wirksamkeitsnachweise bei Patienten mit einem Leiden am Tinnitus als Kasuistiken vor (z. B. Franz et al., 2005; Schaaf & Seling, 2002;

Tillmann, 2007). Des Weiteren konnte indirekt der Nutzen eines psychodynamischen Ansatzes, der kognitiv-verhaltenstherapeutische Elemente beinhaltete, in einer stationären Qualitätsevaluation nachgewiesen werden (Schaaf & Eichenberg, 2008). So wurden Tinnitus-Patienten von 1994 bis 2007 in einem stationären Therapiesetting in geschlossenen Gruppen von demselben Psychotherapeuten in der Einzel- und Gruppentherapie über vier bis acht Wochen bei einem integrativ tiefenpsychologisch-verhaltenstherapeutischen Vorgehen mit Fokus auf die Tinnitus- und Hörsymptomatik betreut. Dies erwies sich mit einer Effektstärke von 0.93 noch wirksamer als eine „alleinige“ verhaltenstherapeutische Referenzklinik mit einer Effektstärke von 0.71 (Schaaf, 2015b).

Für die Hypnosetherapie liegen in verschiedenen Studien hinreichende Belege für deren Wirksamkeit in der Reduktion der tinnitusbezogenen Belastung und Wahrnehmung vor (Bongartz & Bongartz, 2015; Revenstorf et al., 2015; Ross et al., 2007; Cope, 2008).

Merke

Alle hier genannten psychotherapeutischen Verfahren bauen auf einem vorausgehenden oder gleichzeitigen Counseling auf – fachgerecht HNO-ärztlich durchgeführt oder begleitend „psychoedukativ“ integriert.

1.7.3 Apparative Versorgung

Versorgung mit Hörgeräten. Selbstverständlich ist der primäre Aspekt der Hörgeräteversorgung eine Verbesserung der Kommunikationsfähigkeit des Patienten. Nach den Hilfsmittelrichtlinien des Bundesausschusses der Ärzte und Krankenkassen können Hörgeräte dann verschrieben werden, wenn:

- bei beidseitiger Schwerhörigkeit der (tonaudiometrische) Hörverlust auf dem besseren Ohr 30 dB oder mehr in mindestens einer der Frequenzen zwischen 500 und 4000 Hz beträgt *und* die Verstehensquote für einsilbige Worte auf dem besseren Ohr bei 65 dB nicht größer als 80 % ist;
- bei einer einseitigen Schwerhörigkeit muss der tonaudiometrische Hörverlust bei 2000 Hz oder mindestens bei zwei Prüffrequenzen zwischen 500 und 4000 Hz 30 dB erreichen (vgl. Abbildung 6).

Für die Effektivität von konventionellen Hörgeräten bei der Reduktion der psychischen Belastung im Rahmen eines „dekompensierten Tinnitus“ (Grad 3 und 4 nach Biesinger et al., 1998) aufgrund der Verstärkung von Außengeräuschen liegen bislang keine eindeutigen bzw. „robusten“ Studienergebnisse vor, sodass laut den aktuellen Leitlinien der Einsatz eines Hörgerätes zur nachhaltigen Reduktion der tinnitusbezogenen psychischen Belastung *nicht* empfohlen wird (vgl. dazu AWMF-Leitlinie, 2015, S. 15).

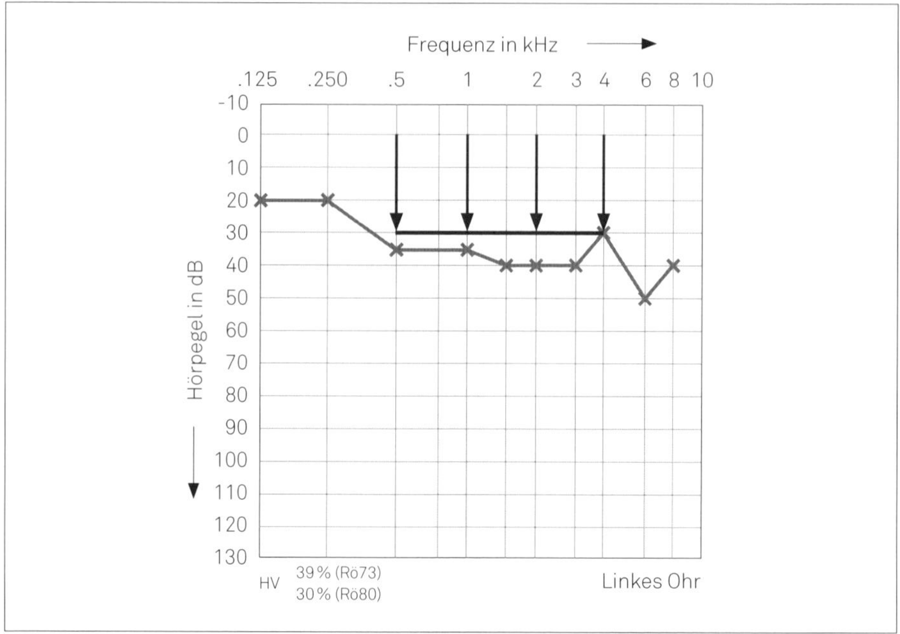

Abbildung 6: Kriterien für eine Erstattung der Kosten bei Hörgeräten

Wie bereits geschrieben, hat allerdings eine adäquate Versorgung mit Hörgeräten sehr wohl eine (psychisch) entlastende Funktion, *wenn* dadurch die Kommunikations- und Interaktionsfähigkeit der Betroffenen wieder verbessert wird. Hier ist noch zu erwähnen, dass es natürlich immer wieder Betroffene gibt, die von einer positiven Auswirkung „ihres" Hörgerätes auf die Lautheit wie auch Belästigung durch den Tinnitus berichten.

Versorgung mit Rauschgeneratoren („Noiser"). Rauschgeneratoren bezeichnen Geräte, die ein gleichmäßiges, möglichst indifferentes Rauschen produzieren, das über ein möglichst breites Spektrum verfügt und über die Zeit stabil ist. Es empfiehlt sich, die Rauschgeneratoren insbesondere dann zu tragen, wenn der Tinnitus aus der Sicht des Betroffenen nicht durch Alltags- oder Umgebungsgeräusche hinreichend übertönt werden kann.

Laut Leitlinie kann zum jetzigen Zeitpunkt, aufgrund unklarer Evidenz, keine Empfehlung von Rauschgeneratoren für die Indikation Tinnitus ausgesprochen werden (vgl. dazu AWMF-Leitlinie, 2015, S. 16). Keinesfalls sollten Rauscher bei Höreinschränkungen statt Hörgeräten empfohlen werden. Bei Höreinschränkungen müssen Rauscher so laut gestellt werden, dass sie dann das Hören erschweren und eher wieder die Tinnitus-Wahrnehmung verstärken. Dennoch gibt es immer wieder Betroffene, die von einer positiven Auswirkung von „Noisern" auf die Lautheit wie auch Belästigung durch den Tinnitus berichten.

2 Erstkontakt mit einem Tinnitus-Patienten – Erklärung, Counseling und Psychoedukation als Basisintervention

Helmut Schaaf

Tinnitus-Patienten haben verständlicherweise die Vorstellung, dass das Ohrgeräusch ihre psychische Problematik auslöst und aufrechterhält. Oft besteht die Annahme, dass dies wenig veränderlich ist.

Mit diesem Basismodul soll das Grundlagenverständnis mit dem Patienten erarbeitet werden. Er soll danach (besser) verstehen können, warum ein Tinnitus zum Leiden am und mit dem Tinnitus führen kann – oder Ausdruck eines Leidens ist. Er soll mindestens eine Veränderungsidee – möglichst selbst – entwickeln oder vermittelt bekommen, an der im Folgenden weitergearbeitet werden kann. Danach richtet sich auch die Auswahl des nächsten Moduls.

Für die Durchführung des Basismoduls werden folgende Materialien benötigt:

Basismodul – Materialien

- Ein Blatt Papier,
- Stifte,
- eine tickende Uhr,
- Idealerweise der/die Hörbefund(e) des Patienten (optimal mit Tinnitus-Bestimmung).
- Arbeitsblatt 1: Umschaltstellen der Hörbahn im Zentralnervensystem (vgl. Online-Materialien)
- Arbeitsblatt 2: Was kann ein Psychotherapeut im Hörtest (Audiogramm) erkennen? (vgl. Online-Materialien)
- Arbeitsblatt 3: Wie kann der Tinnitus bestimmt werden? (vgl. Online-Materialien)
- Informationsblatt: Tinnitus und das Leiden am Tinnitus (vgl. Online-Materialien)
- Ggfs. Literaturempfehlung: Broschüre „Einführung in die Tinnitus-Wahrnehmung. Eine kleine Bildergeschichte“ der Deutschen Tinnitus-Liga e. V.

2.1 Tinnitus ist ein Symptom der Hörwahrnehmung

Ausgehend von einem leeren Blatt – und möglichst mit dem Hörbefund des Patienten auf dem Tisch – kann man in der ersten Stunde (vielleicht sogar statt der klassischen biografischen und lerngeschichtlichen Anamnese) mit dem Patienten herausfinden, wie es zum *Leiden am* Tinnitus gekommen ist. Dabei wird man in aller Regel zuerst den Patienten ausführlicher schildern lassen, was er schon hinsichtlich seines Tinnitus erlebt und was ihn zum Therapeuten geführt hat. (In der Praxis wird er auf eigenen Antrieb gekommen sein oder vom „Arzt" oder von Angehörigen „geschickt" worden sein. In einer Klinik kann er sich bewusst für die Therapie entschieden haben oder kommt, weil es auf dem Programm stand.)

Das Gespräch kann folgendermaßen eingeleitet werden:

> Schauen wir uns doch einmal gemeinsam die Grundlagen der Tinnitus-Wahrnehmung und des Leidens am Tinnitus an.

Tinnitus-Wahrnehmung

Um einen Tinnitus wahrnehmen zu können, braucht es in aller Regel drei Dinge. Diese malt der Therapeut – dem Patienten zugewandt und jeweils seine Zustimmung erbittend – nacheinander auf einem weißen Blatt mit dem Patienten auf (vgl. Abbildung 7):

Drei Dinge braucht die Tinnitus-Wahrnehmung

1. Das Innenohr (die Schnecke).
2. Das (Groß-)Gehirn, das die Signale aus dem Innenohr bewusst wahrnimmt.
3. Die Verbindung, zwischen Ohr und Großhirn: der Hörnerv.

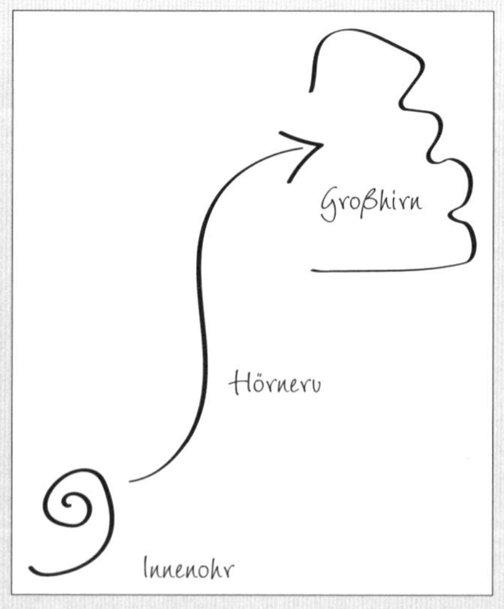

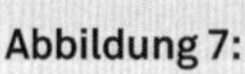
Abbildung 7:
Drei grundlegende Aspekte der Tinnitus-Wahrnehmung – Ausgangszeichnung

Wichtig zu vermitteln ist, dass das Innenohr schon im Mutterleib (ab der 22. Schwangerschaftswoche) funktionsfähig ist. Schon in diesem Stadium hat das Innenohr seine endgültige Größe erreicht und auch seine Funktionsfähigkeit erlangt. Das führt auch dazu, dass das Innenohr schon ab der 22. Schwangerschaftswoche Signale – ein Grundmuster – in Richtung Gehirn sendet.

Für den Patienten verstehbar könnte dies über den Vergleich mit einem elektrischen Gerät (z. B. CD-Player) werden. Sobald der Strom eingeschaltet wird, gibt das Gerät ein Geräusch ab:

Dafür haben wir das Gerät aber nicht erworben, sondern wir legen einen Tonträger ein, der uns akustische Signale sendet. *[Der Therapeut zeichnet dieses Grundmuster (= ++++++) auf der Ebene der Schnecke in dem schon begonnenen Bild ein]*. So sendet auch das Ohr ab dem Moment, in dem es funktionsfähig ist und „lebt", Signale über seine weiterleitenden Nerven zum Gehirn. Dieses Grundrauschen (= ++++++) wird im Gehirn als Grundmuster abgespeichert *[und so vom Therapeuten auf dem Blatt eingetragen, vgl. Abbildung 8]*.

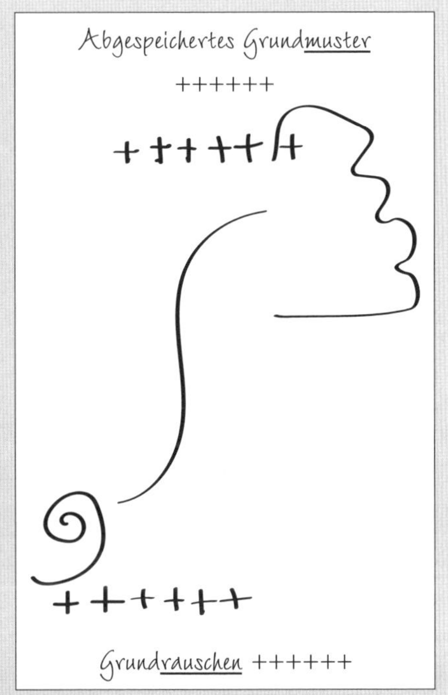

Abbildung 8:
Das aus dem Ohr unspezifisch gesendete Grundmuster wird im Gehirn abgespeichert – erweitert Zeichnung

In dem Moment, in dem wir auf die Welt kommen, haben wir also schon ein Grundmuster aus dem Innenohr im Gehirn abgebildet, also gespeichert, ohne dass bis dahin ein Signal von außen (außerhalb des Mutterleibs) das Hören je beeinflusst hätte.

Nun haben wir nach der Geburt in der Regel sicher etwas anderes zu tun, als auf unser Grundrauschen zu achten. So geben wir dem Zustand, der der Abwesenheit von Geräuschen von außen entspricht, erst später einen Namen, in aller Regel „Ruhe".

Dabei ist dieser Zustand für das Gehirn allerdings keineswegs ein Nichts. Auch während der Abwesenheit von Außengeräuschen gibt das Innenohr weiter sein Grundrauschen ab als „elektrophysiologische Signale", die wir ab jetzt als Ruhe deuten. Menschen, die meditieren, werten dieses Grundrauschen („im

Einklang mit sich selbst“) oft als göttlichen Ton. Menschen, die sich in einer schalldichten Kammer absoluter Stille aussetzen, nehmen innerhalb kurzer Zeit den Ton wahr. Auch deswegen konnten uns unsere Eltern beim Anlegen einer Muschel ans Ohr suggerieren, wir würden darin das Meer hören – tatsächlich haben wir unser eigenes Rauschen gehört.

[Der Therapeut leitet zum Thema Hörfilter über]. Zum Glück dringt jedoch nicht alles, was vom Ohr aufgenommen wird, in unsere bewusste Wahrnehmung *[Der Therapeut zeichnet Hörfilter ein, vgl. Abbildung 9]*.

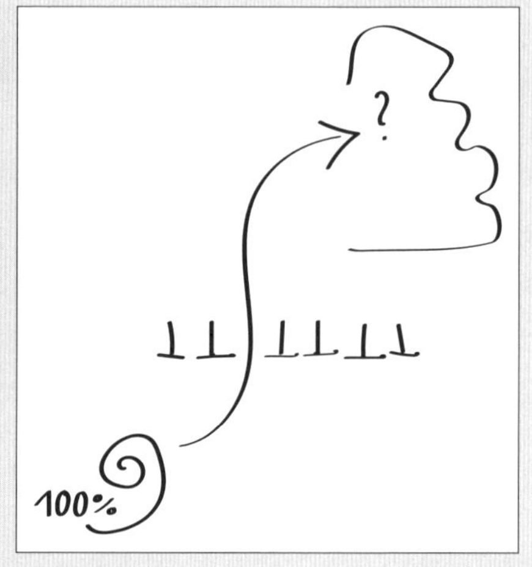

Abbildung 9:
Hörfilter – Wie viel der akustischen Umwelt wird bewusst wahrgenommen? – erweiterte Zeichnung

Hier kann es den Dialog fördern, wenn der Therapeut den Patienten fragt:

Was glauben Sie: Wie viel von den 100 % Geräuschen und Tönen, die auf das Innenohr gelangen, werden bewusst wahrgenommen? *[Therapeut fügt „100 %“ in die Zeichnung vor der Schnecke ein, vgl. Abbildung 9]*.

Meist wird der Anteil der bewussten Wahrnehmung viel zu hoch eingeschätzt. Der Therapeut erläutert daher weiter:

Abbildung 10:
Bewusste akustische Wahrnehmung von nur 20 % der auf die Schnecke gelangenden Informationen – erweiterte Zeichnung

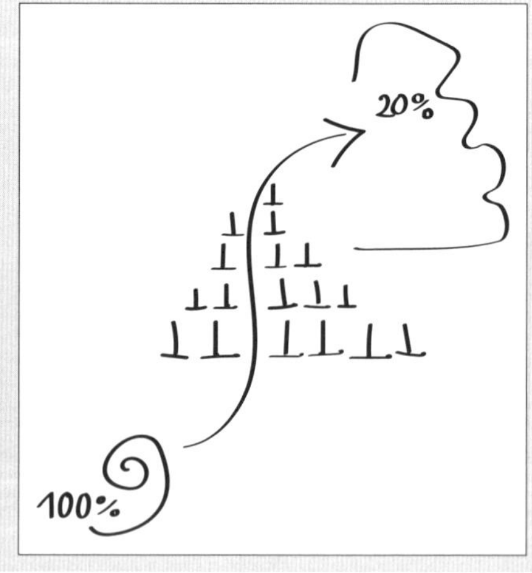

Tatsächlich werden nur ca. 20 % bewusst wahrgenommen. *[Der Therapeut fügt entsprechend „20 %“ in der Zeichnung beim Großhirn ein, vgl. Abbildung 10]*. Damit stellt sich die Frage, wo die anderen 80 % verbleiben. Diese 80 % werden auf dem Weg vom Innenohr bis hin zur bewussten Wahrnehmung stark gefiltert. *[Hierzu zeichnet der Therapeut in Abbildung 10 fünf Filterreihen symbolisch ein]*. Dennoch können diese akustischen Informationen auf dem Weg von der Hörschnecke bis zur bewussten Wahrnehmung schon – eben unbewusst – Gefühle und Reaktionen auslösen.

Möglicher Einschub: Die Hörverarbeitung – individuell bis in die Haarzellspitzen

Im nächsten Schritt könnte der Therapeut die Hörverarbeitung noch etwas detaillierter beschreiben:

Es existieren mindestens fünf Wahrnehmungs- oder Filterreihen. Diese können vereinfacht „Hörfilter" genannt werden. Hörfilter sind Funktionssysteme, die gewohnte oder auch nicht notwendige Töne unterdrücken und ablenken, bevor sie in die Wahrnehmung kommen können.

Es gibt zwei Hörzentren. Die beiden Hörzentren sind untereinander und mit vielen anderen Zentren eng verbunden, so auch mit dem limbischen System, das gefühlsmäßig die von außen eindringenden Informationen bewertet. Zahlreiche fördernde, aber auch hemmende Einflüsse kommen in der zentralen Hörwahrnehmung zur Geltung, sodass auch noch so objektive Nervenimpulse je nach Aufmerksamkeit und Stimmungslage anders wahrgenommen werden.

Für das räumliche Hören unerlässlich ist, dass größere Teile der von der Schnecke zum Zentralnervensystem ziehenden Nervenverknüpfungen und -leitungen schon sehr früh, ab dem zweiten Nervenknoten, auf die andere Hör- und Hirnseite kreuzen. So ist jeder Impuls aus der Schnecke mit dem Hörzentrum verbunden.

Oft ist es hilfreich, dem Patienten den Aufbau des Zentralnervensystems anhand einer Grafik zu veranschaulichen (vgl. Abbildung 11), auch um zu verdeutlichen, dass man von organischen Fakten spricht – und nicht von imaginären Konstrukten (vgl. hierzu auch das „Arbeitsblatt 1: Umschaltstellen der Hörbahn im Zentralnervensystem" auf Seite 58 und in den Online-Materialien).

Drei Fragen an das bewusste Gehirn

Nach dem Exkurs zur Hörverarbeitung setzt der Therapeut die Arbeit mit dem Patienten anhand von drei pragmatischen Fragen zur Hör- und Tinnitus-Wahrnehmung fort. Er nutzt dazu wieder die bereits erstellte Zeichnung (vgl. Abbildung 10). Der Therapeut erklärt anhand der (angefangenen) Zeichnung, dass mindesten fünf „Umschaltstellen" bekannt sind, an denen entschieden wird, ob ein Ton zur

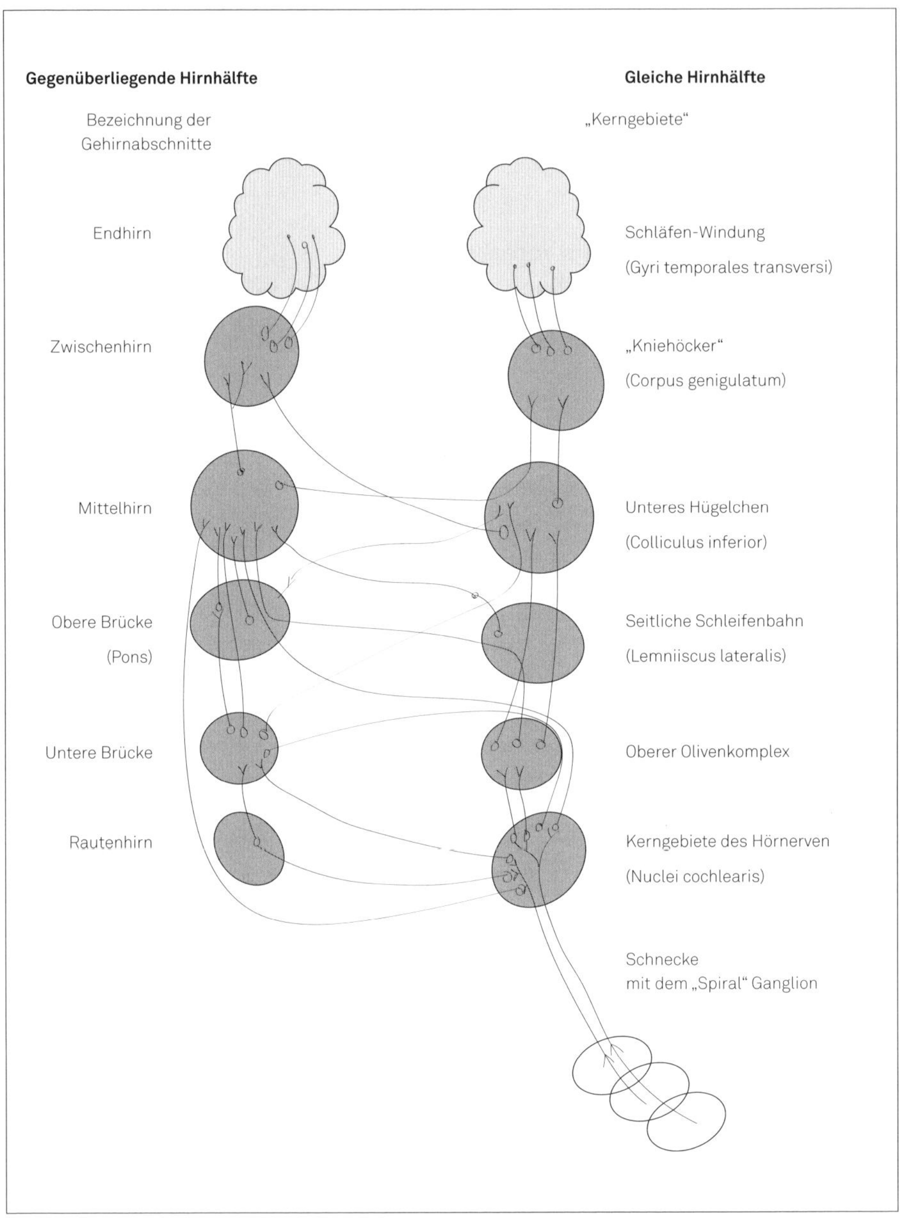

Abbildung 11: Die Umschaltstellen der Hörbahn im Zentralnervensystem (stark vereinfacht in Anlehnung an Maurer, 1999)

bewussten Wahrnehmung weitergeleitet (durchgelassen) wird oder nicht. Im ersten Schritt geht es um die Klärung der Frage 1 „Kenne ich den Ton (+) oder kenne ich ihn nicht (–)?“:

Was ist für das Gehirn interessanter? Womit beschäftigt es sich mehr? Mit einem bekannten oder einem unbekannten Geräusch?“ *[Dabei malt der Therapeut neben die erste Hörfilterreihe ein (+) und ein (-), vgl. Abbildung 12].*

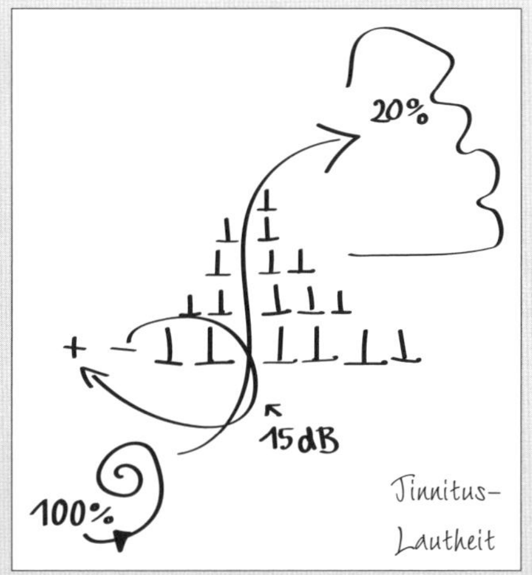

Abbildung 12:
Ein neuer Ton muss so lange auf „Wiedervorlage“ gelegt werden, bis ich weiß, was er bedeutet – erweiterte Zeichnung

In aller Regel wird die Frage richtig beantwortet, nämlich mit der Feststellung: „Das Geräusch, das ich nicht kenne“. Dies kann unterstützt werden durch die Ergänzung:

... und zwar solange, bis der Ton entweder bekannt wird oder man glauben darf, ihn zu kennen. *[Gleichzeitig malt der Therapeut einen (fast geschlossenen) Kreis vom Minus mit Pfeil auf das Plus, vgl. Abbildung 12].*

Wenn es sinnvoll erscheint und ausreichend Zeit zur Verfügung steht, kann auch noch ausführlicher folgende Information ergänzt werden:

Es war eine Notwendigkeit im Laufe der Entwicklungsgeschichte des Menschen, sich neu auftretenden Geräuschen sofort und in höchster Alarmbereitschaft zuzuwenden. Alle unbekannten Töne müssen daher – aus biologisch sinnvollen Gründen – auf „Wiedervorlage“ gelegt werden – das sollte dann auch so in das Schema eingezeichnet werden. Für Menschen, die vor geschichtlich noch gar nicht allzu langer Zeit um ein Lagerfeuer saßen, war es überlebenswichtig, beim Knacken eines Astes sofort hinzuhören, gegebenenfalls aufzuspringen, anzugreifen, zu fliehen oder, wenn alles nicht mehr möglich war, sich tot zu stellen. Nur wenn etwas Bekanntes oder Vertrautes identifiziert werden konnte, durfte Entspannung einkehren. Ansonsten war es wichtig, sich mit dem Neuen vertraut zu machen oder einen ungefährlichen Umgang damit zu finden.

Wichtig ist es, jetzt oder später, auf den Tinnitus zu sprechen zu kommen – und das Staunen und ggf. die Abwehr auszuhalten:

Das gilt auch für den Tinnitus, der – wie hier schon einmal angemerkt werden soll – nur maximal 15 dB über der sogenannten „Hörschwelle" bestimmt werden kann. Das entspricht einem Blätterrascheln oder Computergeräusch.

Belegt werden kann das, hier oder später, durch die Bestimmung des Tinnitus auf der Grundlage eines Hörtestes (vgl. Kapitel 2.2 sowie auch „Arbeitsblatt 2: Was kann ein Psychotherapeut im Hörtest (Audiogramm) erkennen?" auf Seite 59 und „Arbeitsblatt 3: Wie kann der Tinnitus bestimmt werden?" auf Seite 62 sowie Online-Materialien).

Im nächste Schritt geht es nun um die zweite Filterreihe und um die Beantwortung der Frage 2: „Ist das, was ich da höre, angenehm (+) oder unangenehm (–)?":

In der nächsten Filterreihe wird überprüft, ob das, was ich kenne oder nicht kenne, angenehm oder unangenehm ist. Wenn also geklärt ist, ob ich etwas kenne, stellt sich als nächstes die Frage: Was bleibt länger in der Hörwahrnehmung? Ein angenehmes oder ein unangenehmes Geräusch? *[Wieder zeichnet der Therapeut Plus- und Minuszeichen in die Zeichnung ein, vgl. Abbildung 13].*

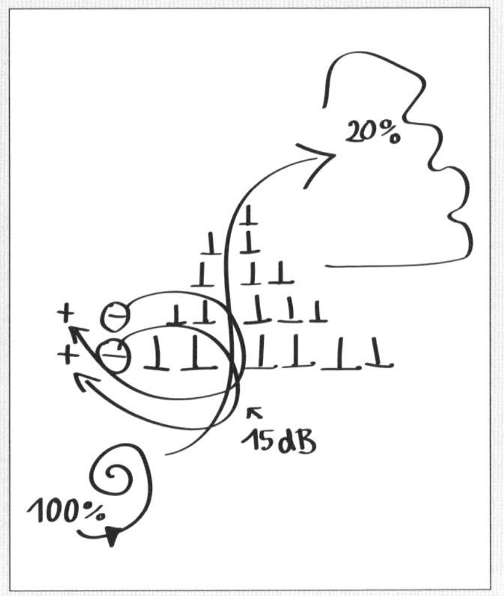

Abbildung 13:
Solange ein Ton als unangenehm gewertet wird, beschäftigt er die Wahrnehmung – erweiterte Zeichnung

Meistens beantworten die Patienten die Frage 2 korrekt, indem sie feststellen, dass Unangenehmes einen länger und intensiver beschäftigt. Dies wird wieder zeichnerisch – wie in Abbildung 13 dargestellt – eingetragen. Sollte der Patient jedoch antworten, dass angenehme Geräusche länger in der Wahrnehmung bleiben, sollte der Patient – mit der gebotenen Empathie – darauf hingewiesen werden, dass sich das Tinnitus-Problem gelöst hat, wenn man sich lieber mit dem positiv bewerteten Geräusch beschäftigt. Somit hätte man schon ein mögliches Ziel der Therapie eingeführt.

Auch hier ist es – für die weitere Erläuterung – biologisch sinnvoll, dass das bewusste Gehirn sich mit dem Unangenehmen beschäftigt. Alles, was nicht „in Ordnung erscheint“, soll aus evolutionären Gründen dabei so lange verändert werden, bis sich zumindest eine Akzeptanz einstellen wird.

Auf der dritten Filterebene geht es um die Frage, ob man die Wahrnehmung des Geräuschs verändern kann oder nicht. Frage 3 lautet also: „Kann ich etwas verändern, ja (+) oder nein (-)?“:

Was meinen Sie, bleibt länger in der Wahrnehmung? Wenn ich die Hörwahrnehmung (bzw. die Tinnitus-Wahrnehmung) verändern kann – es muss nicht sofort sein – oder wenn ich glaube, die Wahrnehmung sei nicht veränderbar? *[Wieder malt der Therapeut das Plus- und Minus-Zeichen ein, vgl. Abbildung 14].*

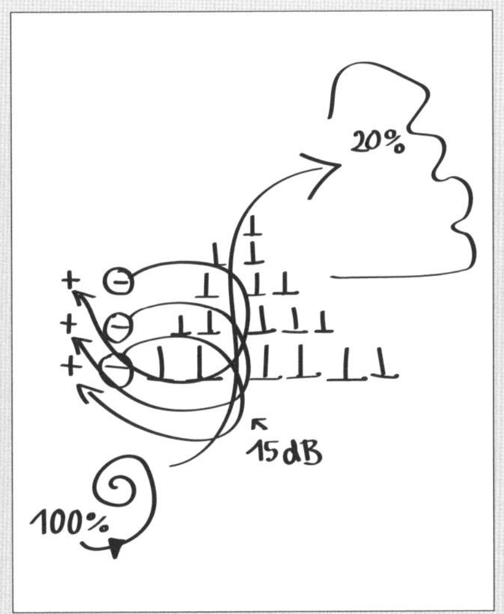

Abbildung 14:
Solange ich mich dem Ton (scheinbar) ohnmächtig ausgeliefert fühle, beschäftigt er meine Wahrnehmung mehr, als wenn ich glaube, etwas ändern zu können – erweiterte Zeichnung

In der Regel empfindet der Patient den Umstand – und die erlebte Ohnmacht, dass er scheinbar nichts verändern kann – als die treibende Kraft, die den Ton in der Wahrnehmung hält. Nach diesem gemeinsam mit dem Patienten erarbeiteten Modell zur Tinnitus-Wahrnehmung kann der Therapeut wiederum den Zwischenstand zusammenfassen:

Unbekannte, unangenehme und scheinbar nicht veränderbare Geräusche haben – unabhängig von der Lautheit – deutlich größere Chancen, wahrgenommen zu werden als bekannte, angenehme Geräusche, die ich möglicherweise auch verändern kann. So überhört man das Ticken einer – möglichst im Raum präsenten, die ganze Zeit schon tickenden – Uhr sehr schnell. Hingegen würde das Ticken einer Zeitbombe sehr anders im Kopf bleiben, auch wenn beide gleich laut sind. Die Angst und die – beim Ticken der Zeitbombe zu Recht – ängstliche Beobachtung lassen selbst leise Geräusche laut erscheinen. Das ist auch ein Grund, weshalb Menschen mit viel Angst oder einer Angsterkrankung einen Tinnitus deutlicher wahrnehmen.

Der Therapeut sollte hervorheben:

Nicht die Lautstärke[3], sondern die Bedeutung des Geräusches bestimmt die Reaktion.

Entweder an dieser Stelle oder bei der Besprechung des Hörbefundes kann (wieder) darauf hingewiesen werden, dass ein Tinnitus aus organischen Gründen nicht lauter als 15 dB über der Hörschwelle (oder bei Hörverlust: über dem Hörverlust) bestimmt werden kann. Solange der Tinnitus aber (1) unbekannt und unverstanden bleibt, (2) aber dafür – katastrophisierend – negativ bewertet wird, und (3) man sich als verzweifelt, hilflos und ohnmächtig erlebt, erfüllt er alle Voraussetzungen, um vor der Gewöhnung bewahrt zu werden. So bleibt der Tinnitus trotz seiner geringen Lautheit – eben doch anders als das Ticken der Uhr – aktiv (!) in der Aufmerksamkeit. Deswegen ist es wichtig, den Tinnitus – aktiv (!) – aus der Reihe des Unbekannten und Unverstandenen herauszuholen und damit Licht ins Dunkel zu bringen. Auf der Filterebene „Kenne ich oder kenne ich nicht" hilft es oft zu verstehen, wie es zu einem Tinnitus kommen kann.

2.2 Wie kann es zum Tinnitus kommen?

Der Tinnitus als – sinnvolles und kanalspezifisches – Symptom

Ändert sich in dem Gesamtsystem der Hörwahrnehmung etwas, zum Beispiel bei einem Hörverlust oder einer Überforderung des Hörsystems, ist es sinnvoll, dass dies im Gehirn wahrgenommen wird. So erklärt der Therapeut zum Beispiel:

Tinnitus entsteht bei einer Veränderung der Hörwahrnehmung. Am häufigsten geschieht dies bei einem (peripheren) Hörverlust und „wenn die Filter überlastet werden" und/oder „die Nerven blank liegen".

Alle Sinnesorgane reagieren dabei in der ihnen zur Verfügung stehenden Art recht „einfältig". Freundlicher formuliert heißt das „kanalspezifisch". So reagiert das Sehsystem mit einem *Seheindruck*, wenn es irritiert oder verletzt wird. Hier könnte der Therapeut vorab fragen:

Was würden Sie sehen, wenn ich Ihnen aufs Auge hauen würde?

3 Im Rahmen des noch Hörbaren bis zu 80 dB.

Das Gehirn *sieht* dann „Sternchen“ – was die meisten auch schon einmal erlebt haben. Die Verbindung vom Auge zum Sehzentrum kann eben nur optisch sein. Die Transferaufgabe ist jetzt:

Wenn das Auge nur sehen kann – auch wenn es gestört wird –, was passiert dann beim gestörten Hören?

Im Hörsystem muss eine Veränderung oder ein Schaden *akustisch* wahrgenommen werden. Dies ist das Ohrgeräusch oder – auf Latein – der Tinnitus. Damit ist der Tinnitus an sich weder gut noch böse, sondern eine sinnvolle Antwort auf eine Änderung im Hörsystem. Konkret heißt das: Erlebt der Mensch eine Hörschädigung, sei es durch Lärm oder einen Hörsturz, bemerkt das Gehirn, genauer gesagt das akustische Zentrum, dass sich eine Differenz zur Grundwahrnehmung ergeben hat. *[Der Therapeut macht dies durch das Einfügen eines Dreiecks in der Zeichnung kenntlich, vgl. Abbildung 15].* Bei einem Hörverlust wird nicht mehr das volle Muster im Gehirn bedient. Diese Differenz macht sich akustisch in dem verlorenen Frequenzbereich bemerkbar. Deswegen entspricht die Tinnitus-Qualität in ihrem Frequenzbereich fast immer auch dem des zugrunde liegenden Hörverlustes.

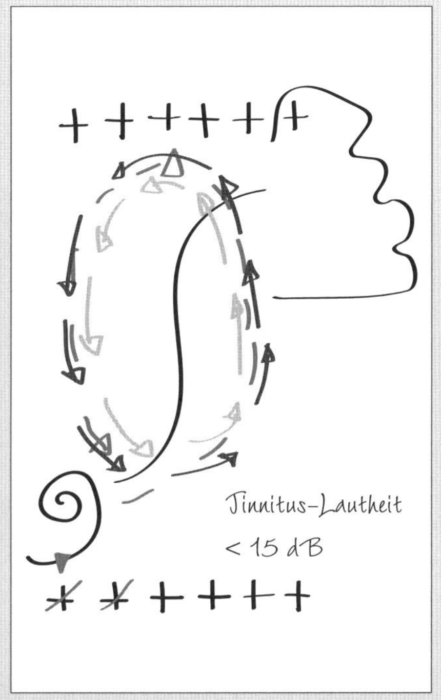

Abbildung 15:
Wenn sich etwas im hörverarbeitenden System ändert, nimmt das Gehirn die Veränderung akustisch wahr – erweiterte Zeichnung

Merke

Weil es sich um eine Hörempfindung und nicht um einen „objektiven“ Ton handelt (sondern um die Wahrnehmung eines fehlenden Nervensignals), *kann* der Tinnitus in aller Regel nicht mehr als 1 bis 15 dB Lautheit aufweisen.

Zum Vergleich: Die Sternchen „im Auge“ werden auch nicht heller, wenn die Einwirkung auf das Auge größer wird.

Sinnstiftung – Umbewertung

Der Therapeut kann nun erläutern, dass es grundsätzlich sinnvoll ist, wenn der Tinnitus dem Gehirn und damit der betroffenen Person „meldet“, dass sich etwas verändert hat, meistens aufgrund eines Hörverlusts. So wird die betroffene Person dazu angeregt, zum HNO-Arzt zu gehen. Bei einem akuten Hörverlust ist oft eine Verbesserung möglich, bei länger bestehenden Hörbeeinträchtigungen ist es sinnvoll, den Hörschaden auszugleichen (z. B. durch ein Hörgerät, vgl. Abbildung 16):

Bleibt ein Hörschaden bestehen, versucht das Gehirn, das Innenohr anzutreiben („getrieben“ von Impulsen an die äußeren Haarzellen), den nicht mehr wahrnehmbaren Höreindruck wiederherzustellen. Da das Innenohr bei einer dauerhaften Höreinschränkung dazu nicht fähig ist, nimmt das Gehirn weiterhin nur – und jetzt mit verstärkter Aufmerksamkeit – den Ausdruck des Hörverlustes wahr, also den Tinnitus. So kann ein regelrechter Kreislauf in Gang gesetzt werden, bei dem sich die Tinnitus-Wahrnehmung immer weiter verstärken kann. Ein (möglicher) Dialog zwischen Ohr und Gehirn könnte sich dann so anhören:

Ohr (über Tinnitus an Gehirn): Ich höre an dieser Stelle schlecht.

Gehirn (an Ohr): Dann bemüh dich.

Ohr (mit mehr Tinnitus an Gehirn): Ich kann aber nicht.

Gehirn (an Ohr): Dann bemüh dich eben mehr ...

So kann es immer weitergehen wie in der Geschichte vom „lieben Heinrich“, der mit einem Loch im Eimer Wasser holen sollte.

Wenn ein Tinnitus-Leiden vor allem durch eine Höreinschränkung bedingt ist, ist es sinnvoll, den Hörschaden durch ein Hörgerät auszugleichen (vgl. Abbildung 16). Zum einen hört die betroffene Person damit dann besser und zum anderen wird dadurch dem Tinnitus die organische Grundlage (technisch) entzogen.

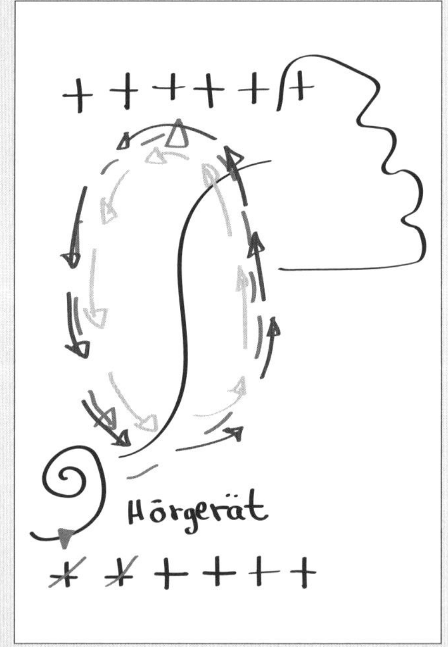

Abbildung 16:
Ist ein Tinnitus-Leiden vor allem durch eine Höreinschränkung bedingt, hilft oft ein Hörgerät – erweiterte Zeichnung

Überforderte Hörfilter lassen das Grundrauschen wahrnehmen – Der Einfluss von „Stress" auf die Hörwahrnehmung

Nun können Menschen aber auch bei Normalhörigkeit (Normakusis) ein Ohrgeräusch empfinden. Dann nehmen sie ihr – seit der Geburt bestehendes – Grundrauschen wahr. Ebenso kann es sein, dass Menschen schon lange einen Hörverlust hatten, ohne diesen groß bemerkt zu haben und dann „auf einmal" den Tinnitus bemerken, der schon vorher da war, aber durch Hörfilter nicht in das Bewusstsein gelangen konnte. In beiden Fällen darf und muss man davon ausgehen und erklären, dass die Hörfilter nicht mehr ihre Funktion erfüllen können:

Hörfilter – hemmende Synapsen – hängen auch von den Anforderungen an einen Menschen ab – sei es beruflich oder im privaten Leben. Reichen die Ressourcen nicht (mehr), um diese Anforderungen zu erfüllen, wird dies im Alltag „Stress" genannt. *[In der Zeichnung können nun während der Erläuterung die beiden – meist ungleichen – Kreise oder Ellipsen „als liegende Acht" eingezeichnet werden, vgl. Abbildung 17].* So können auch Hörfilter so geschwächt werden, dass entweder der normale Grundton, der seit der 22. Schwangerschaftswoche besteht, oder der durch den Hörschaden veränderte Ton, wahrgenommen wird.

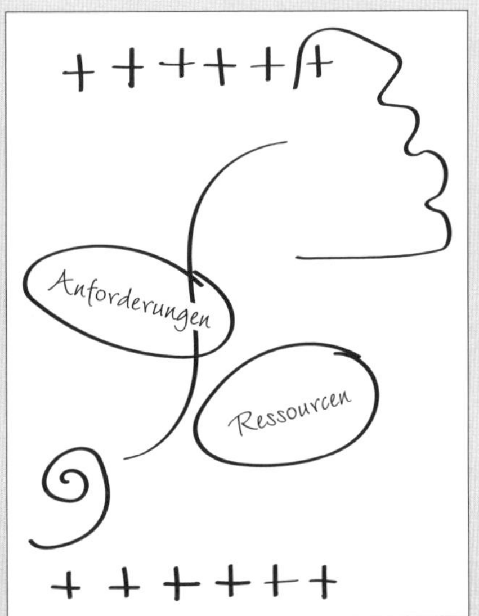

Abbildung 17:
Entscheidend für die Hörfilterfunktionen kann auch das (Miss-)Verhältnis zwischen Anforderungen und eigenen Ressourcen sein

Es ist verständlich, dass bei einem Missverhältnis zwischen Anforderungen und Ressourcen und möglicherweise Erschöpfung nicht die Ursache, sondern nur der „Bote" – also das Symptom – wahrgenommen wird. Auch hier fragen sich die Betroffenen natürlich zunächst einmal: „Kenne ich das oder kenne ich das nicht?", „Mag ich das oder muss das weg?" und „Kann ich etwas (am Symptom!) verändern oder nicht?"

Aus diesem Grund sollte der Therapeut auch bei den (von außen) offensichtlichen Problemstellungen erst einmal am Symptom ansetzen. Betroffene berichten meist ohne Nachfrage des Therapeuten, welche Belastungen zuletzt bei ihnen aufgetreten sind: neue Anforderungen am Arbeitsplatz, die Zuspitzung der familiären Situation, die Pflege der Eltern, das anstrengende Kind, der Verstärkerverlust nach der Rente usw. Dabei muss durchaus in Rechnung gestellt werden, dass sich allein schon durch das Älterwerden das Verhältnis zwischen Ansprüchen und Fähigkeiten ändert.

Seelische Gesundheit

Spätestens zu diesem Zeitpunkt im Gespräch ist es sinnvoll, auf der Seite der Ressourcen die Grundsäulen der menschlichen Gesundheit einzuführen (vgl. Abbildung 18). Damit nähern wir uns nach dem Aufgreifen der Somatik oder der somatisierenden Antwort dem möglichen psychotherapeutischen Auftrag. Folgendermaßen kann eingeleitet werden:

Für den Fall, dass man sich keine existenziellen Sorgen um Essen, Trinken und ein Dach über dem Kopf machen muss (was für 80 % der Menschheit ein reales Problem ist), scheinen vier bis fünf Säulen die Grundlagen der seelischen Gesundheit zu bilden. Dazu gehören:

- (zufriedenstellender) Beruf und Berufung mit ausreichender materieller Absicherung,
- Partnerschaft (Ehe) und/oder Familie,
- (nicht geschlechtliche, wirkliche) Freunde und Freundinnen,
- körperliche Gesundheit,
- für manche kommt – über allem stehend – noch eine fünfte Säule hinzu, nämlich die Religion, Ideale oder – i.S. des Glücksgefühls – möglichst nicht erfüllbare Visionen.

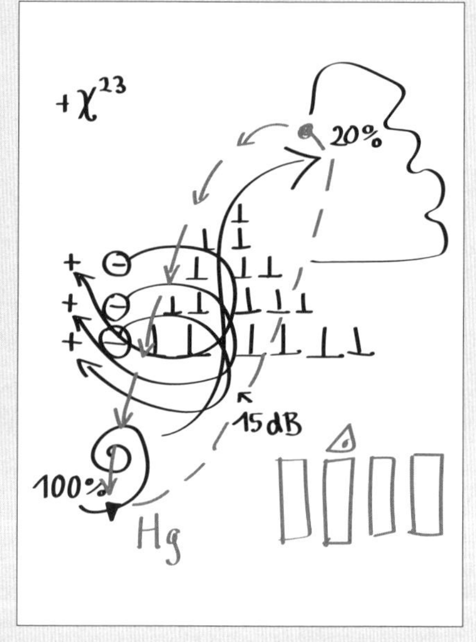

Abbildung 18:
Wichtig für die Aufrechterhaltung der Hörfilterfunktionen sind die Grundsäulen der seelischen Gesundheit – erweiterte Zeichnung

Hier kann der Therapeut konkret – i.S. einer biografischen Anamnese oder Lerngeschichte – danach fragen, wie diese Säulen gefüllt sind und ob sich vielleicht etwas an diesen Säulen geändert hat – falls ja: wann und wie? Dadurch könnten wir möglicherweise schon auf einen Auslöser des Tinnitus-Leidens stoßen und die Frage beantworten: „Warum (erst) jetzt?“ Weiterhin kann der Therapeut dann erklären:

Dauert ein Missverhältnis zwischen Anforderungen und Fähigkeiten, sei dies privat oder beruflich, zu lange an, kann das in einer depressiven Erschöpfung münden. Dann werden auch die Hörfilterfunktionen für die depressive Verarbeitung verbraucht und machen den Weg frei für das Tinnitus-Signal.

So können 15 dB Hörempfindung, die möglicherweise „schon lange" am Hörsystem „angeklopft" haben und bis dahin nicht durch die Hörfilter bis ins Bewusstsein dringen konnten, nun bis ins Bewusstsein gelangen. Damit hat die seelische Notlage (z. B. eine Depression oder Angst) einen Boten bekommen, der als „organisch" empfunden wird. Oft geht es diesem Boten wie den meisten Überbringern einer unangenehmen Botschaft: Er ist nicht erwünscht, am besten soll er weg – und in der Geschichte wurde der Bote oft umgebracht, ohne dass sich an der Botschaft etwas geändert hat.

Für die nur körperlich (somatisierend) erlebte Depression mit dem Boten Tinnitus bedeutet das, dass oft viele Umwege bei organisch orientierten Anbietern gemacht werden, ohne die eigentliche Botschaft hören zu wollen. Dabei werden meist noch zusätzlich Gedulds- und Hörfilter verbraucht. Wenn sich an dem Missverhältnis nichts ändert, kann das den Tinnitus noch lauter erscheinen lassen:

Wenn die Anforderungen auf Dauer größer bleiben als die eigenen Ressourcen, kann sich das Ohrgeräusch im Kopf bemerkbar machen, werden viele Fragen an das akustische Erleben negativ beantwortet und dem Tinnitus in der Wahrnehmung immer mehr Platz eingeräumt (vgl. Abbildung 19).

Ein Tinnitus hat in der Regel zwei Ursachen:

1. Ein akuter Hörverlust oder ein erstmals bemerkter Hörverlust (z. B. nach einem Lärmtrauma, einem Hörsturz, d. h., ein akuter Hörverlust ohne erkennbare Ursache).
2. Die Schwächung von Hörfiltern ohne akuten Hörverlust (z. B. bei Überforderung der eigenen Ressourcen, Angst, Depressionserkrankungen etc.).

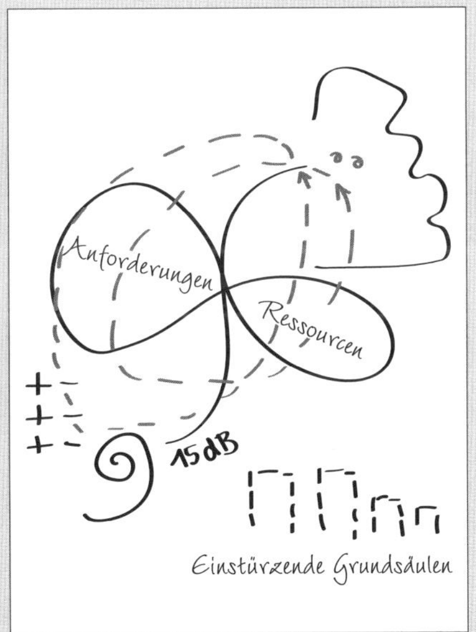

Abbildung 19:
Dauerhaftes Missverhältnis zwischen Anforderungen und Ressourcen, kann sich als Ohrgeräusch im Kopf bemerkbar machen – erweiterte Zeichnung

Die Qualität des Tinnitus (Frequenz) entspricht meist der Stelle der (größten) Höreinbuße. Ob ein Tinnitus wahrgenommen wird, entscheidet die Funktionsstärke bzw. -schwäche der Hörfilterfunktionen.

Ob aus der Wahrnehmung eines Tinnitus ein Leiden mit und an dem Tinnitus wird, hängt auch von dem Verhältnis der Anforderung zu den Ressourcen ab und der Intaktheit der Grundsäulen der seelischen Gesundheit.

Das Leiden am Tinnitus ist in aller Regel mit psychischen Faktoren verbunden. Wenn im seelischen Gefüge Gefahr droht, äußert sich für den Betroffenen zunächst vieles „unverständlich". Wahrgenommen werden hingegen Phänomene wie (1) nervöse Unruhe, (2) Schlaflosigkeit, (3) Schwitzen, (4) Herzklopfen, (5) Druck im Kopf und/oder (6) ein Leiden am Tinnitus.

2.3 Wie soll therapeutisch weiter vorgegangen werden?

Im letzten Schritte geht es nun darum, auf die Frage, wie therapeutisch weiter vorgegangen werden soll, hinzuarbeiten. Für unterschiedliche Patienten stehen bei unterschiedlichen Psychotherapiemöglichkeiten unterschiedliche Wege des Vorgehens zur Verfügung. Schaut man sich – vielleicht in Stunde 2 – gemeinsam mit dem Patienten oder reflektierend allein noch einmal das Modell der Tinnitus-Wahrnehmung und die Bedingungen des Leidens am Tinnitus an, so könnte sich ein ebenso gezieltes, wie wahrscheinlich stufenweises Vorgehen ergeben (vgl. Kasten).

Was tun? – Elemente des therapeutischen Vorgehens

- Hörgerät(e) bei Schwerhörigkeit, ggf. Rauscher
- Aufklärung/Psychoedukation zur Wissensvermittlung
- Akzeptanz fördern
- Hörübungen, PMR und Musiktherapie
- Psychotherapie
- Serotoninverstärker

Hörgeräte und ggf. Rauscher können direkt an der organischen Ursache ansetzen. Die Aufklärung hilft, aus dem Unbekannten etwas Bekanntes zu machen. Akzeptanz, die erst erarbeitet bzw. gefördert werden muss, kann aus einem „Nicht-Mögen" zumindest ein „Zulassen" machen. Hörübungen, Progressive Muskelrelaxation (PMR) und Musiktherapie können auf der Bewältigungsebene hilfreich sein.

Eine Psychotherapie kann dazu beitragen, am Missverhältnis von Anforderungen und Ressourcen zu arbeiten. „Serotoninverstärker“ können die Funktion der hemmenden Synapsen stärken. Damit und mit einem Hinweis auf die Broschüre „Einführung in die Tinnitus-Wahrnehmung“ der Deutschen Tinnitus-Liga oder durch das Verteilen des „Informationsblattes: Tinnitus und das Leiden am Tinnitus“ (vgl. Seite 63 und Online-Materialien) kann die Stunde ausklingen.

2.4 Arbeitsmaterialien

Arbeitsblatt 1 Counseling

Umschaltstellen der Hörbahn im Zentralnervensystem (in Anlehnung an Maurer, 1999)

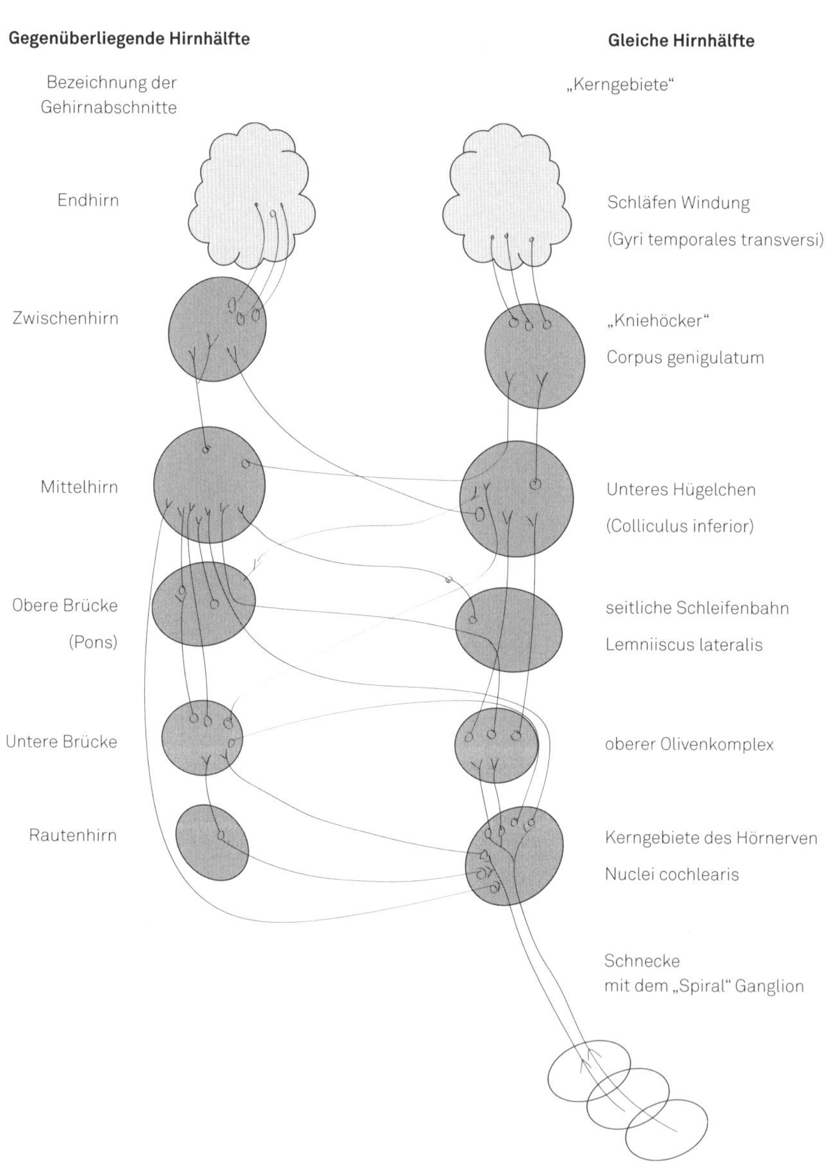

Arbeitsblatt 2 (Seite 1/3) Counseling

Was kann ein Psychotherapeut im Hörtest (Audiogramm) erkennen?

Die Luftleitung

Bei der Messung des Hörtestes werden über einen Kopfhörer sieben bis zehn für das menschliche Hörempfinden wichtige Frequenzen vorgespielt. Dabei gelangt der Schall – über die Luft – in das Außenohr und das Mittelohr bis zum Innenohr. In der Fachsprache heißt dieser Teil der Hörprüfung deswegen die „Luftleitung".

Die Ausgangslautstärke entspricht dem durchschnittlichen Hörvermögen von normalhörenden Jugendlichen. Dies wird als „Null"-Linie bezeichnet. Die „Null"-Linie ist also keine absolute Null oder gar Stille, sondern ein Mittelwert. Daher gibt es „Minuswerte", falls bestimmte Frequenzen noch besser gehört werden als von normalhörigen Jugendlichen. Davon ausgehend wird nacheinander die Lautstärke jeder Frequenz in Stufenschritten (um je 5 dB) so lange erhöht, bis der Ton gehört wird. Sie können nun in Abbildung a in der Querreihe die einzelnen Frequenzen mit der Bezeichnung Hz erkennen: Am Anfang (von links) finden Sie die tiefen Töne (125 Hz bis 2000 Hz), in der Mitte die mittleren Töne (2000 bis 4000 Hz) und rechts die hohen Töne (4000 bis 8000 Hz). Die senkrechte Reihe gibt in Dezibel (dB) ausgedrückt die einzelnen Lautstärken an. Die Skala reicht von -10 bis 110 dB.

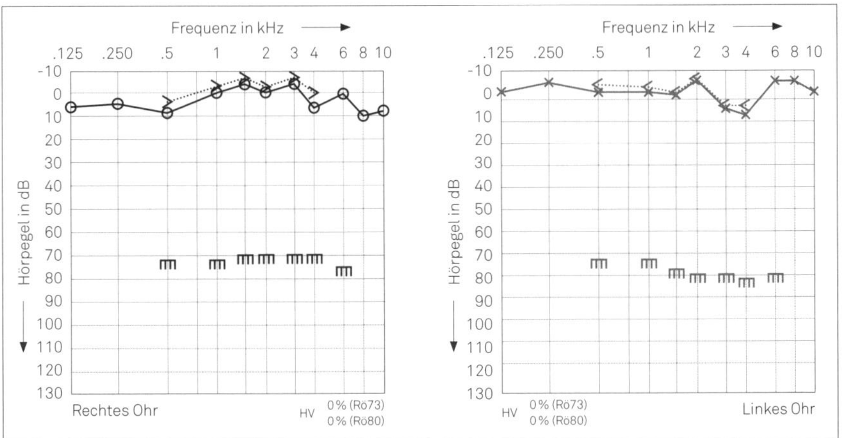

Abbildung a: Hörkurve bei einem gesunden Ohr (Normakusis)

Bei einem gesunden Ohr (Normakusis) liegt die Verlaufskurve altersabhängig zwischen den Werten 10 dB und 20 dB, beim geschädigten Ohr weicht die Kurve deutlich nach unten ab.

Hinweis: Das rechte Ohr ist immer auf der linken Seite abgebildet und das linke Ohr entsprechend rechts. (Wir sehen sozusagen auf die gegenübersitzende Patientin/den gegenübersitzenden Patienten!)

Arbeitsblatt 2 (Seite 2/3) **Counseling**

Was kann ein Psychotherapeut im Hörtest (Audiogramm) erkennen?

Der Hochtonverlust

In Abbildung b weisen beide Ohren einen deutlichen Hochtonverlust aus – die häufigste Hörstörung bei Lärmbelastung.

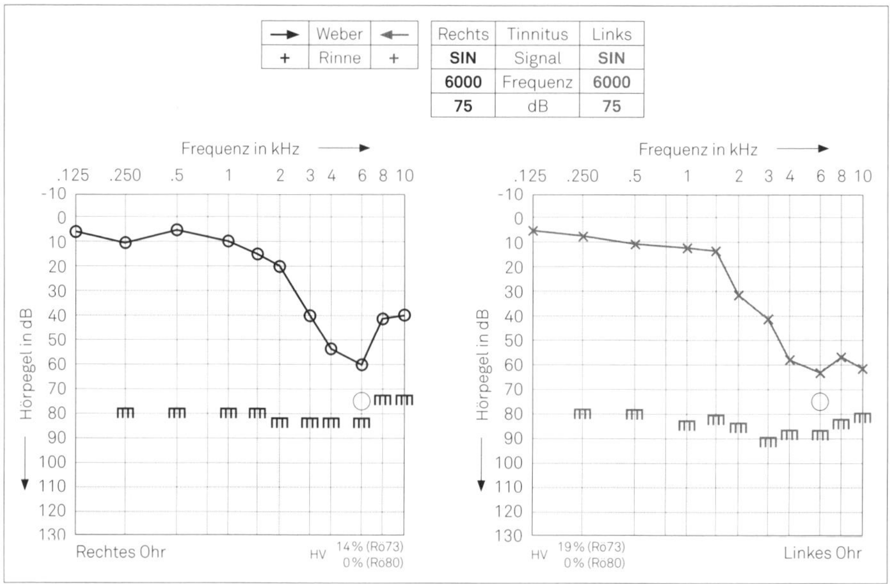

Abbildung b: Beidseitiger Hochtonverlust

Arbeitsblatt 2 (Seite 3/3) **Counseling**

Was kann ein Psychotherapeut im Hörtest (Audiogramm) erkennen?

Die Knochenleitung

Der gleiche Test wird wiederholt. Diesmal müssen die Patientinnen und Patienten sich einen schallgebenden Tonknopf an den Knochen hinter dem Ohr, den Mastoid, halten. Dabei gelangt der Schall nicht über die Luft, sondern über den Schädelknochen zum Innenohr. Dabei werden das Außenohr und das Mittelohr umgangen. Ansonsten ist das Vorgehen das gleiche wie bei der ersten Hörprüfung über den Kopfhörer und „die Luft".

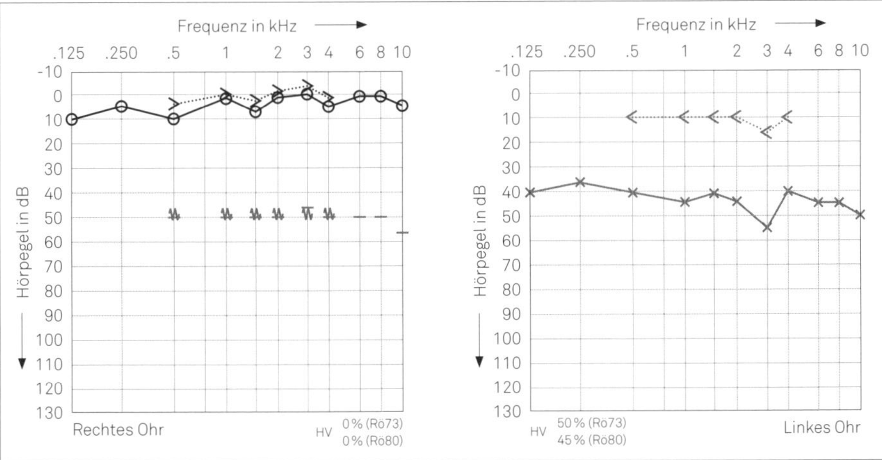

Abbildung c: Beispiel für Knochenleitung

Die so erzielte „Knochenleitung", hier im rechten Bild erkennbar an den „< - < - < - <" wird ebenfalls im Audiogramm festgehalten. Dabei sind die Werte so geeicht, dass die Ergebnisse der Luftmessung und der Knochenmessung nahezu gleich ausfallen, wenn – wie im linken Ohr (aber im rechten Bild) – keine Hindernisse auf dem Weg ins Innenohr vorliegen.

Hinweis: Liegt aber eine sogenannte Schalleitungsstörung vor, etwa im äußeren Ohr (Ohrpropf) und/oder im Mittelohr (Gehörknöchelchen-Verkalkung), zeigt sich wie im linken Ohr (und im rechten Bild) eine bessere Hörfähigkeit über die Knochenleitung als über die Luftleitung. Der Grund dafür ist, dass das Hindernis oder die Schwachstelle im Mittel- und Außenohr durch den Weg über den Knochen umgangen wurde.

Arbeitsblatt 3 **Counseling**

Wie kann der Tinnitus bestimmt werden?

Ist die Hörschwelle bestimmt, wird die Patientin/der Patient nach dem Charakter ihres/seines Ohrgeräusches gefragt. Dieses findet sich in aller Regel in der Frequenz des größten Hörverlustes. Bei einseitiger Taubheit oder einseitig hochgradiger Schwerhörigkeit wird man den Vergleichston auf dem Gegenohr anbieten.

Ist die Tonhöhe des Tinnitus erfasst, wird dieser Ton in kleinen Schritten überschwellig so lange erhöht, bis die Patientin/der Patient angibt, dass der von außen angebotene Ton lauter als der Tinnitus ist (Verdeckbarkeit).

Hinweis: Nicht die absolute Tinnitus-Verdeckbarkeit – etwa von 75 dB– stellt die Tinnitus-Lautheit dar, sondern die Differenz zur Hörschwelle.

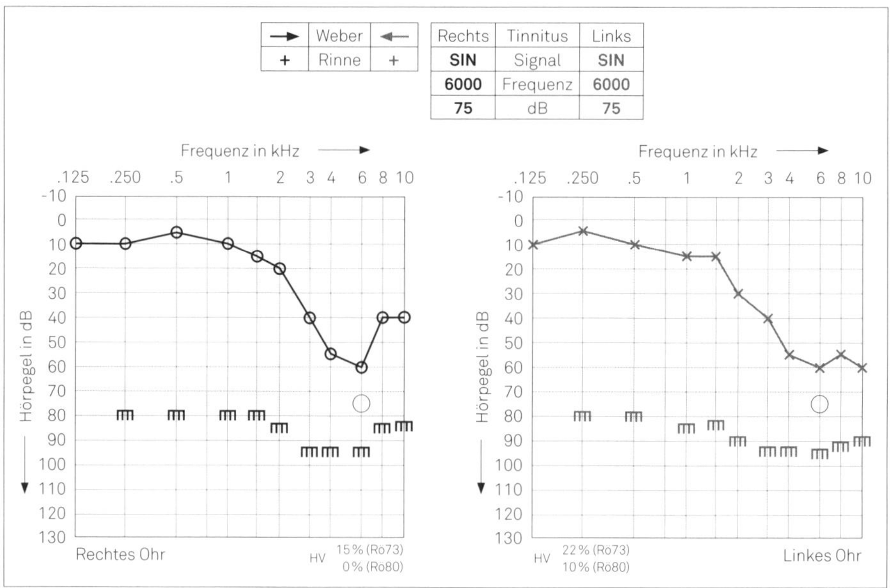

Abbildung a: Hörkurve bei beidseitigem Hochtonverlust

Beispiel: Tinnitus-Verdeckbarkeit von 75 dB abzüglich (minus) Hörschwelle von 60 dB = 15 dB Tinnitus-Lautheit.

Die Tinnitus-Lautheit wird bestimmt durch die Differenz zwischen Verdeckbarkeit und – vorab – ermittelter Schwerhörigkeit in der Tinnitus-Frequenz:

Tinnitus-Lautheit = Verdeckbarkeit – Schwerhörigkeit in der Tinnitus-Frequenz

Für die Dokumentation ist die Relation der Tinnitus-Lautheit zur Hörschwelle anzugeben. In der Regel kann der Tinnitus schwellennah, meist zwischen 1 bis 15 dB über der Hörschwelle bestimmt werden. Sehr selten liegt der Pegel für das Ohrgeräusch um mehr als 15 dB über der Hörschwelle. Dann muss man an ein objektives Ohrgeräusch denken.

Informationsblatt (Seite 1/3) **Counseling**

Tinnitus und das Leiden am Tinnitus

Tinnitus – ein Phänomen des Hörens

Auf kaum mehr Raum als einer Fingerkuppe sorgt ein kleines Organ im Innenohr für Fantastisches: die Aufnahme von Geräuschen, Lauten und Sprache und deren Umwandlung in Nervenimpulse. Aber das „empfänglichste" von allen Sinnesorganen ist auch das empfindlichste. So steht es der Zunahme der Umweltgeräusche, der akustischen Belastung in Verkehr, Beruf oder Freizeit, relativ hilflos gegenüber. Die Möglichkeiten, sich gegen eine Reizüberflutung abzuschirmen, sind sehr begrenzt: Das Ohr ist immer offen, auch nachts, wenn wir schlafen.

Die Folge ist, dass unser Hörsystem oft vollständig überreizt ist. Aber es gehen auch viele seelische Erkrankungen mit für eine Person oft kaum noch verkraftbaren Veränderungen und Brüchen in dieser schnelllebigen Welt einher.

Diese psychischen Störungen scheinen auch einen möglicherweise schon vorher vorhandenen, aber bis dahin nicht als quälend empfundenen Tinnitus deutlicher in die Wahrnehmung rücken zu können. Dabei kann dann der Tinnitus in den Vordergrund des Beschwerdebildes treten und macht in diesem Zusammenhang oft erst auf die seelische Not aufmerksam.

Die Behandlung des chronischen Tinnitus ist anders!

Die Behandlung des frischen Tinnitus ist organisch zuerst im Bereich der HNO-Heilkunde zu suchen. Dazu gehören beim Tinnitus mit Hörschäden Infusionsbehandlungen.

Wenn dann aber der Tinnitus nicht innerhalb von sechs Wochen bis drei Monaten zurückgeht, zeigt sich leider oft, dass jedes weitere Bemühen, den Tinnitus doch noch „auszulöschen", oft das Krankheitsausmaß steigert. Ein wesentlicher Grund dürfte darin liegen, dass für eine Erkrankung innerhalb der Wahrnehmung andere, teilweise gegensätzlich erscheinende Regeln gelten als für körperlich reparable Störungen.

Tinnitus ist immer ein Symptom!

Dies beginnt schon mit dem Wissen, dass der Tinnitus als Höreindruck unterschieden werden muss von einem daran möglicherweise gekoppelten „Leiden am Tinnitus".

Werden Menschen in einer schalldichten Kammer absoluter Stille ausgesetzt, so entsteht innerhalb kurzer Zeit ein akustischer Eindruck. Das liegt daran, dass das Innenohr wegen seiner ständig aktiven Sinneszellen seit der Geburt ein sehr lauter Ort ist. In etwa vergleichbar ist dies mit einer Tonanlage, die beim Einschalten von Strom ein durchaus hörbares, meist leises Grundrauschen hat.

So ist auch bei hörgesunden Menschen ein nur für die Betroffene/den Betroffenen wahrnehmbares Ohrgeräusch im Prinzip immer vorhanden. Es wird meist nur nicht als solches wahrgenommen und – was wichtiger ist – nicht dauerhaft beachtet.

Wenn sich in der Hörwahrnehmung – meist durch eine Hörverschlechterung – etwas ändert, kann diese Änderung des Grundmusters als Tinnitus empfunden werden.

Bei kleinen organischen Änderungen, wie leichten oder langsam hinzugekommenen Hörverlusten, ermöglichen es meistens zahlreiche Hörfilter, die Änderungen dieses Grundmusters weg zu filtern und nicht als veränderten Höreindruck (Tinnitus) ins Bewusstsein gelangen zu lassen. Hörfilter sind Funktionssysteme, die gewohnte oder nicht notwendige Töne unterdrücken und ablenken, bevor sie in die Wahrnehmung kommen können. Ein Beispiel dafür ist, dass eine Uhr, die 24 Stunden tickt, in der Regel nicht tickend wahrgenommen wird, obwohl sie laut genug ist, um gehört zu werden.

Informationsblatt (Seite 2/3) **Counseling**

Tinnitus und das Leiden am Tinnitus

Bei chronischen Tinnitus-Eindrücken liegen meist Schädigungen im Innenohr (Lärmschäden, Hörsturz), Schwankungen in der Flüssigkeit des Innenohres, Übererregbarkeiten oder Fehlsteuerungen bei den Nervenaktivitäten im Innenohr vor.

Aber auch bei bestem Hörvermögen kann es zu einer Senkung der Wahrnehmungsschwelle für das ganz normale Grundrauschen kommen. Dies ist z.B. möglich, wenn die inneren „Hörfilter" geschwächt oder aufgebraucht sind, wenn wir nach Arbeitsüberlastung entnervt sind oder viel „um die Ohren hatten" (Stress).

Wie kommt es zum Leiden am Tinnitus? – Das ABC der Hörwahrnehmung

Unabhängig von der Art der Entstehung des Tinnitus, ist es für das Leiden am Tinnitus entscheidend, wie sehr sich die Betroffenen von den neuen, meist als unangenehm empfundenen Ohrgeräusch gestört fühlen.

Es war im Laufe der Entwicklungsgeschichte des Menschen notwendig, sich neu auftretenden Geräuschen sofort und in höchster Alarmbereitschaft zuzuwenden. Für Menschen, die vor noch gar nicht allzu langer Zeit in einer Welt voller Gefahren um ein Lagerfeuer saßen, war es überlebenswichtig, beim Knacken eines Astes sofort hinzuhören. Je nach der Ursache des Geräusches waren dann die drei wichtigsten Reaktionen angreifen, fliehen, oder wenn alles nicht mehr möglich war, sich totstellen. Nur wenn etwas Bekanntes oder Vertrautes identifiziert werden konnte, durfte sofort Entspannung einkehren. An diesem Beispiel wird deutlich, dass aus biologischen Gründen Folgendes wichtig ist:
a) *Erkenne* ich die Geräuschquelle? Ja oder nein?
b) Bewerte ich – meist unbewusst – diese Geräuschquelle *positiv oder negativ*?
c) Dann folgt die – meist unwillkürliche – *Reaktion*.

Dies gilt auch für den Tinnitus: Der meist unbekannte und meist negativ bewertete neue Höreindruck erfordert viel Aufmerksamkeit. Dabei stellen sich Reaktionen ein, in denen sich viele Anteile des Musters *Angriff* oder *Flucht* oder *Totstellen* wiederfinden lassen. Informationen über den Tinnitus und die Kenntnis über die Ursachen und Auswirkungen des Tinnitus sind daher eine wichtige Grundlage dafür, den aufreibenden Kreislauf zwischen Tinnitus und Aufmerksamkeit beenden zu können.

Zur Aufklärung über den Tinnitus dienen nach sorgfältiger Diagnostik ein – möglicherweise wiederholtes – Gespräch mit einer Expertin/einem Experten und inzwischen zahlreiche – auch gut verständliche– Bücher.

Der Tinnitus kann auch eine seelische Not hörbar machen

Der Tinnitus kann aber auch das erste, für die Patientin/den Patienten hörbare Zeichen einer seelischen Not oder Krise sein. Dann zeigt er oft die seelische Angst und/oder wird zum ersten körperlich empfundenen Zeichen einer möglichen Bedrohung des seelischen Gleichgewichtes.

Wenn der Tinnitus derart in einer krisenhaften Situation in die Wahrnehmung gerückt ist, vermuten wir als Ursache der verstärkten Tinnitus-Wahrnehmung eine Schwächung der Hörfilter. Aber auch bei denen, die ganz objektiv durch eine Lärmbelastung oder einen Infekt zu ihrem Tinnitus gekommen sind, entscheiden die bisher erlangten persönlichen Möglichkeiten, ob der Tinnitus zum Leiden oder zu einem wie auch immer gearteten, aber nicht bedrohlichen Tinnitus-Erleben wird. In beiden Fällen kann ein Kreislauf mit sich verstärkenden Elementen entstehen, die Energien und Ressourcen benötigen und verbrauchen!

Psychosomatische Hilfe

Speziell bei neuen Fragestellungen, etwa der Tinnitus-Verarbeitung, laufen vor allem die bisher für die Betroffenen bewährten, und daher unbewusste Wertesysteme in Gefahr, nicht mehr so günstige Antworten zu geben. Dies ist meist der Anlass und die Notwendigkeit, Einstellungen und Handlungen zu überdenken und ggf. zu ändern.

Informationsblatt (Seite 3/3) **Counseling**

Tinnitus und das Leiden am Tinnitus

So kann schon die Arbeit mit dem ABC der Hörwahrnehmung und das Aufzeigen nachvollziehbarer Wirkfaktoren in einem für die Patientin/den Patienten stimmigen Bedingungsmodell angstvermindernde Effekte haben. Dabei gilt es, mithilfe ganz real zu machender Erfahrungen im Außen (etwa bei der Hörtherapie) Befürchtungen nacherlebbar auszuräumen.

Nicht selten zeigt sich aber auch, dass hinter dem Leiden am Tinnitus weitergehende Probleme verborgen sein können. Dies gilt für ernsthafte depressive Verstimmungen ebenso wie für massive Konflikte, etwa familiärer Art oder am Arbeitsplatz. Diese verhindert dann eine Lösung der an den Tinnitus geknüpften Probleme.

Wenn ein stimmiges Wirkmuster erarbeitet werden kann, dann darf es meist um kleine, aber langfristig angelegte Schritte gehen.

3 Verhaltenstherapeutische Psychotherapie bei Tinnitus

Roberto D'Amelio[4]

In diesem Kapitel werden Grundlagen, Diagnostik, Ziele, Therapieplanung sowie verschiedene Module zur verhaltenstherapeutischen Behandlung von Menschen mit Tinnitus vorgestellt.

3.1 Grundlagen, Diagnostik, Ziele und Therapieplanung

Die Verhaltenstherapie stellt keine einheitliche, klar umrissene Therapiemethode dar, die auf ein einziges theoretisches Modell zurückgeführt werden kann. Vielmehr kann die Verhaltenstherapie als psychotherapeutische Grundorientierung verstanden werden (vgl. dazu Margraf & Lieb, 1995), mit Fundierung in der empirischen klinischen Psychologie und mit einer Vielzahl an störungsspezifischen wie auch störungsunspezifischen Erklärungsansätzen und hieraus abgeleiteter Änderungsmodelle. Insgesamt sollen die Klienten mittels verhaltenstherapeutischer Interventionen zu besserer Selbststeuerung angeleitet und möglichst aktiv zu einer eigenständigen Problembewältigung befähigt werden.

Durch die Orientierung der Verhaltenstherapie an der empirischen klinischen Psychologie unterliegen sowohl ihre theoretischen Konzepte als auch ihre praktischen Interventionsmethoden einen stetigen Prozess der Evaluation und Ausdifferenzierung und somit einer ständigen Weiterentwicklung. Dabei werden selbstverständlich auch Erkenntnisse von relevanten Nachbardisziplinen (wie z. B. Soziologie, Biologie oder Medizin) berücksichtigt und in die entsprechenden Störungstheorien sowie Interventionsmethoden eingebaut. Vereinfachend kann gesagt werden, dass aktuell in der Verhaltenstherapie zum einen behavioristische wie auch kognitive Ansätze vertreten sind und seit den 1990er Jahren mit der

4 Für die wertvollen Anmerkungen zur Erstfassung dieses Kapitels danke ich Wolfgang Delb.

„dritten Welle“ zum anderen auch die Emotionsfokussierung, interpersonelle Aspekte sowie achtsamkeitsbasierte Verfahren Einzug gehalten haben.

Im folgenden Kasten finden sich allgemeine Prinzipien, die allen verhaltenstherapeutischen Methoden zugrunde liegen (sollten):

Prinzipien der Verhaltenstherapie (nach Margraf & Lieb, 1995)

- Prinzip 1: Verhaltenstherapie orientiert sich an der empirischen Psychologie.
- Prinzip 2: Verhaltenstherapie ist problemorientiert.
- Prinzip 3: Verhaltenstherapie setzt an den prädisponierenden, auslösenden und aufrechterhaltenden Problembedingungen an.
- Prinzip 4: Verhaltenstherapie ist zielorientiert.
- Prinzip 5: Verhaltenstherapie ist handlungsorientiert.
- Prinzip 6: Verhaltenstherapie ist nicht auf das therapeutische Setting begrenzt.
- Prinzip 7: Verhaltenstherapie ist transparent.
- Prinzip 8: Verhaltenstherapie soll Hilfe zur Selbsthilfe sein.
- Prinzip 9: Verhaltenstherapie bemüht sich um ständige Weiterentwicklung.

In der Therapieforschung erweist sich Verhaltenstherapie als die mit Abstand am besten belegte psychotherapeutische Grundorientierung mit umfangreichem Wissen zu Ätiologie, Diagnostik und Therapiewirkungen.

In der aktuellen S3-Leitlinie „Chronischer Tinnitus“ wird eine tinnitusspezifische, kognitive Verhaltenstherapie (KVT) zur Behandlung von Betroffenen mit „dekompensierten“ Ohrgeräuschen empfohlen (AWMF, 2015). Ganz praktisch zielt die KVT bei Klienten mit Tinnitus auf die Vermittlung von funktionalen Bewältigungsstrategien (i.S. von: „Ich kann auch mit Tinnitus ein gutes Leben führen.“), sowie die Stärkung von Selbstwirksamkeit und Selbstmanagement (i.S. von: „Ich habe es in der Hand, wie gut es mir mit Tinnitus geht.“). Dies geschieht beispielsweise durch die „Entkasthrophisierung“ tinnitusbezogener Ängste und Sorgen, durch die Vermittlung von Methoden zu einem effektiven Stressmanagement, durch das Erlernen von wirksamen Entspannungsmethoden sowie durch die Einübung von Strategien zur Umlenkung der Aufmerksamkeit „weg“ vom Tinnitus.

3.1.1 Wie kann es aus verhaltenstherapeutischer Sicht zu einem Leiden am Tinnitus kommen?

Für viele Betroffene hat der chronische Tinnitus keine gravierenden Auswirkungen auf Lebensqualität und Lebensführung, was als kompensierter Tinnitus bezeichnet wird (Biesinger et al., 1998). Allerdings fühlen sich 10 % der Patienten durch das chronische Ohrgeräusch zeitweise belästigt bzw. in ihrem Alltagsleben beeinträchtigt und 0.5 bis 2.4 % aller Personen leiden massiv unter ihrem Tinnitus (Schaaf et al., 2003), mit Auswirkungen auf Lebensqualität sowie Lebensführung (vgl. dazu AWMF, 2015). Eine Gewöhnung an das Ohrgeräusch ist für diese Patienten auch nach mehreren Jahren nicht möglich und das Symptom Tinnitus führt zu ausgeprägten Störungen im kognitiven, emotionalen und somatischen Bereich. Im Bewusstsein dieser Betroffenen stellt der Tinnitus eine permanente aversive Stimulation dar, die mit Gefühlen der Hilflosigkeit, Angst, Wut und Ohnmacht einhergeht und bis zur psychosozialen Dekompensation des Betroffenen führen kann (Schaaf et al., 2003). Zur Klassifikation dieser Subgruppe von Patienten mit beträchtlicher subjektiv erlebter Belästigung durch den Tinnitus und Einschränkung in ihrer alltäglichen Lebensführung, psychosomatischen Beschwerden, psychiatrischer Komorbidität und erheblichen Leidensdruck spricht man von komplexem oder dekompensiertem Tinnitus (Biesinger et al., 1998). In diesem Zusammenhang ist zu erwähnen, dass psychiatrische Störungen bei Patienten mit dekompensiertem Tinnitus im Vergleich zu Kontrollpersonen aus der Normalpopulation sowie Patienten mit anderen otolaryngologischen Erkrankungen signifikant erhöht sind (Goebel, 2015; Krog et al., 2010; Zirke et al., 2010). In der Regel handelt es sich bei diesen klinisch relevanten komorbiden Erkrankungen um depressive Störungen, in geringerem Maß um Angsterkrankungen, Störungen durch psychotrope Substanzen, Persönlichkeits- und somatoforme Schmerzstörungen (Schaaf et al., 2003; Krog et al., 2010; Zirke et al., 2010). Es ist festzustellen, dass bei einem Teil der Betroffenen psychische Störungen als prädisponierende Bedingungen dem dekompensierten Tinnitus möglicherweise vorausgehen, dass jedoch bei entsprechend prädisponierten Personen der Tinnitus gleichermaßen als Auslöser einer psychischen Störung wirken kann (Zenner et al., 2005; Hébert et al., 2012). Auf jeden Fall kann davon ausgegangen werden, dass je ausgeprägter die Tinnitus-Belastung ist („dekompensierter Tinnitus“ nach Biesinger et al., 1998), umso wahrscheinlicher auch mit dem Vorliegen einer psychischen Komorbidität gerechnet werden kann (Langguth et al., 2011). Darüber hinaus erschwert eine prämorbide wie auch aktuell bestehende psychische Komorbidität einen funktionalen Umgang mit dem Tinnitus.

Mechanismen der Dekompensation

„Was uns Menschen bewegt sind nicht die Dinge selbst, sondern die Ansicht, die wir darüber haben“

(nach Epiktet, griechischer Philosoph)

Eine zentrale Annahme der kognitiven Verhaltenstherapie besagt, dass es nicht die Ereignisse selbst sind, die einen Menschen beunruhigen oder belasten, sondern vielmehr was er darüber denkt bzw. wie er diese bewertet. Übertragen auf das chronisch bestehende Ohrgeräusch bedeutet dies, dass jemand nicht zwangsläufig unter seinem (chronischen) Tinnitus leiden muss, nur, weil er diesen aufweist. Klinische Beobachtungen zeigen, dass der überwiegende Teil der Tinnitus-Patienten nach einiger Zeit die Symptome toleriert, d.h. ohne psychische und körperliche Folgen lebt, und die Geräusche nach einiger Zeit nur gering oder gar nicht mehr wahrnimmt (Schaaf et al., 2003; Krog et al., 2010).

Vielmehr sind es die tinnitusbezogenen negativen Bewertungen (Sorgen, Ängste), welche die individuelle Tinnitus-Belastung maßgeblich moderieren bzw. mitbestimmen, z.B.:

- „Der Tinnitus ist eine Katastrophe, weil ..."
- „Der Tinnitus wird mein Leben ..."
- „Tinnitus macht mir Angst/Tinnitus macht mich wütend/Tinnitus macht mich traurig, weil ..."
- „Aufgrund meines Tinnitus werde ich nicht/nie mehr ..."

Darüber hinaus führen negative, tinnitusbezogene Bewertungen dazu, dass die Aufmerksamkeit auf dysfunktionale Art und Weise auf das Ohrgeräusch ausgerichtet bleibt (Zenner et al., 2005, 2006). Diese Aufmerksamkeitsfokussierung resultiert dabei hauptsächlich aus der Bedrohung (= Bewertung), welche dem Reiz „Ohrgeräusch" beigemessen wird: Alles was einen traurig oder wütend oder Angst macht, kann nicht *nicht* beachtet und schon gar nicht überhört werden. Durch die erhöhte (und selektive) Aufmerksamkeit nimmt die empfundene Belastung durch das Ohrgeräusch weiter zu und es findet keine Gewöhnung (Habituation) an den Tinnitus statt (Hallam et al., 1984, 1988; Olderog et al., 2004; Roberts et al., 2013). Der Tinnitus wird somit zum permanenten Stressor, weil er zum einen als gefährlich bzw. als bedrohlich für „Leib und Leben" bewertet wird und man zum anderen keine Möglichkeiten zur Lösung bzw. Bewältigung oder wenigstens zum Durchstehen bzw. Aushalten dieser Belastung sieht.

Als Grundlage für die oben beschriebene Interaktion zwischen negativer Bewertung, Aufmerksamkeitsfokussierung und Belastung durch Tinnitus kann das transaktionale Modell von Lazarus et al. (vgl. Lazarus & Folkman, 1984) herangezogen werden, das als grundlegendes Konzept der Stress- und Bewältigungsforschung angesehen wird (vgl. Laux, 1983). In dem transaktionalen Modell (Lazarus & Launier, 1978; Lazarus & Folkman, 1984) werden zwei Kategorien von Bewertungsprozessen unterschieden: primäre und sekundäre Bewertungen. Primäre Bewertungsprozesse („primary appraisal") beurteilen in erster Linie Umgebungsfaktoren hinsichtlich ihrer Relevanz und potenziellen Bedrohung (Schaden, Verlust, z.B. „Ist es relevant, ist es gefährlich, muss ich handeln?"), während sekundäre Bewertungsprozesse („secondary appraisal") die zur Verfügung stehenden Bewältigungsstrategien betreffen (z.B. „Was kann ich tun, um dieses Problem zu lösen bzw. zu entschärfen? Was kann ich tun, um dieser Gefahr wirkungsvoll zu begegnen?"). „Stress" i.S. von Lazarus (Lazarus & Launier, 1978; Lazarus & Folkmann, 1984) entsteht demnach durch die Wahrnehmung der Diskrepanz zwischen den Anforderungen einer Situation und den Bewältigungsmöglichkeiten des Individuums, sowie den aus dieser Diskrepanz antizipierten negativen Konsequenzen. Daraus folgt, dass Tinnitus dann sehr „stresst", wenn dieser als gefährlich und/oder bedrohlich bewertet wird (primary appraisal; z.B. „Das Ohrgeräusch bedroht meine Lebensqualität, denn mit Tinnitus werde ich kein gutes Leben führen können."; „Der Tinnitus ist gefährlich und muss von mir beobachtet werden, denn er wird sicher noch lauter werden."), die eigenen Bewältigungsmöglichkeiten als gering bis nicht vorhanden eingeschätzt werden (secondary appraisal; z.B. „Ich kann nichts tun, um die Belastung durch den Tinnitus zu reduzieren."; „Ich habe keinen Einfluss auf mein Ohrgeräusch und bin diesem hilflos ausgeliefert."; „Der Tinnitus ist stärker als ich.") und man sich selbst deshalb ihm gegenüber als hilflos und/oder machtlos sieht.

Im Umkehrschluss bedeutet dies, dass eine Reduktion der tinnitusbezogenen Belastung nur dann erreicht werden kann, wenn dieser als weniger bedrohlich/gefährlich eingeschätzt wird (Veränderung in der primären Bewertung/primary appraisal) und/oder man seine Möglichkeiten zum konstruktiven Umgang mit dem Tinnitus als mindestens ausreichend bzw. gut ansieht (Veränderung in der sekundären Bewertung/secondary appraisal). Gelingt es den Betroffenen, die fehlende Bedrohung durch den Tinnitus zu erkennen, unterstützt dies eine allmähliche Habituierung an die Ohrgeräusche.

Merke

Bezogen auf die tinnitusbezogene, verhaltenstherapeutisch fundierte Psychotherapie bedeutet dies, dass der Betroffene mittels geeigneter Strategien und Methoden dabei angeleitet und unterstützt werden soll, diese hilfreichen Veränderungen in der (primären und/oder sekundären) Bewertung zu vollziehen.

An dieser Stelle ist allerdings zu erwähnen, dass komorbiden psychischen Erkrankungen (z.B. Depressionen) sowie externale Kontrollüberzeugungen wie auch eine niedrige Selbstwirksamkeitserwartung (Langguth et al., 2011; Schaaf et al., 2003), eine Veränderung von tinnitusbezogenen Bewertungen sowie die Habituierung an die Ohrgeräusche erschweren oder gar verhindern können. In diesem Fall müssen dann auch die komorbiden Erkrankungen und/oder allgemeinen Kontrollüberzeugungen bzw. Selbstwirksamkeitsüberzeugungen durch geeignete therapeutische Maßnahmen verändert werden, damit der Betroffene ein entsprechendes „Umdenken" beim Tinnitus vollziehen kann (vgl. dazu AWMF, 2015).

Merke

Bezogen auf die tinnitusbezogene, verhaltenstherapeutisch fundierte Psychotherapie bedeutet dies, dass psychische Komorbiditäten sowie persönlichkeitsbezogene, grundlegende Überzeugungen bzw. Glaubenssätze besprochen sowie hilfreich modifiziert werden müssen, falls diese einen adaptiven Umgang mit dem Tinnitus erschweren oder sogar verhindern.

Darüber hinaus können auch operante Faktoren bei der Aufrechterhaltung der Symptomatik bei dekompensierten Tinnitus eine Rolle spielen (Gefken & Kurth, 1992). So kann dem Ohrgeräusch z.B. die Rolle eines „Sündenbocks" zugeschrieben werden, der für interpersonelle Schwierigkeiten, soziale und familiäre Konflikte, Verlust des Arbeitsplatzes etc. verantwortlich gemacht wird (Olderog et al., 2004). Durch die Fokussierung auf die Ohrgeräusche und Äußerung der Beschwerden können beispielsweise unangenehme Aufgaben oder Tätigkeiten vermieden werden, eine Auseinandersetzung mit dem eigentlichen Problem findet nicht statt. Dem Tinnitus kommt somit eine entlastende Funktion zu. Des Weiteren kann der Betroffene *aufgrund* des Tinnitus eine bislang nicht gekannte bzw. „schmerzhaft vermisste" Beachtung und Zuwendung durch sein soziales Umfeld erfahren. Dem Tinnitus kommt somit eine bedürfnisbefriedigende Funktion zu. Dies bedeutet, dass ein adaptiver Umgang mit dem Ohrgeräusch aufgrund der tinnitusbedingten operanten Faktoren (z.B. Schonung und Zuwendung) erschwert oder sogar verhindert wird.

Merke

Bezogen auf die tinnitusbezogene, verhaltenstherapeutisch fundierte Psychotherapie bedeutet dies, dass der Betroffene dabei unterstützt werden soll, operante Faktoren und funktionalere Methoden zur Entlastung und/oder Bedürfnisbefriedigung zu identifizieren sowie diese umzusetzen.

In Abbildung 20 findet sich eine Auflistung der Einflussfaktoren einer hohen psychischen Belastung durch Tinnitus. Abschließend ist noch zu erwähnen, dass ein funktionaler Umgang mit dem Ohrgeräusch auch durch psychosoziale Belastungen/Stressoren erschwert werden kann, die zusätzlich zum Tinnitus bestehen, weil der Betroffene aufgrund dieser kumulativ wirkenden psychosozialen Belastungen/Stressoren, wenig bzw. weniger „Kraftreserven" bzw. Ressourcen zum konstruktiven Umgang mit Tinnitus aufweisen kann (Goebel, 2004).

Hinweis

Bezogen auf die tinnitusbezogene, verhaltenstherapeutisch fundierte Psychotherapie bedeutet dies, dass der Betroffene dabei unterstützt werden soll, psychosoziale Belastungen/Stressoren, die zusätzlich zum Tinnitus bestehen, abzubauen, damit wieder mehr Ressourcen zum adaptiven Umgang mit dem Ohrgeräusch mobilisiert werden können.

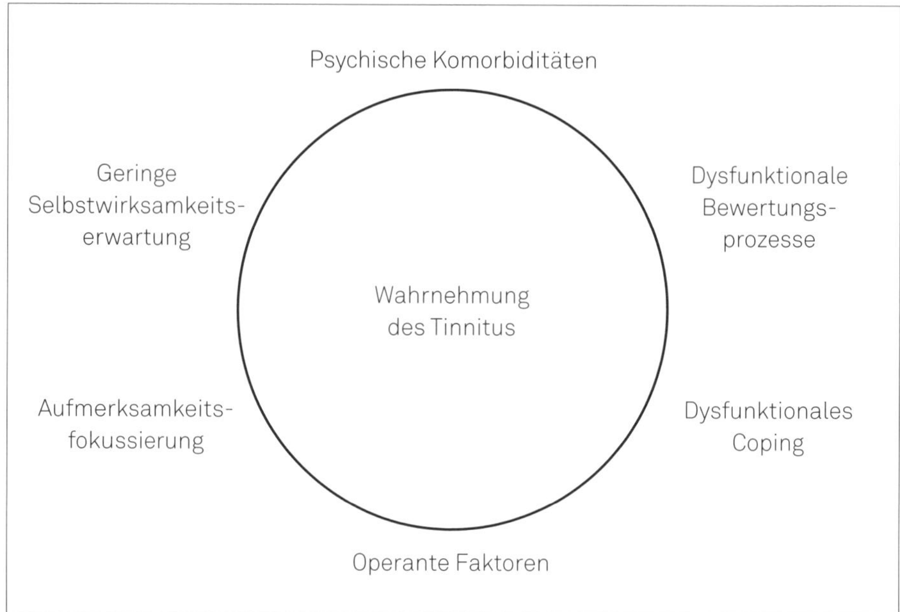

Abbildung 20: Einflussfaktoren einer hohen psychischen Belastung durch Tinnitus

Tinnitus-Bewältigung meint demnach, dass der Betroffene an das Ohrgeräusch habituiert und seine empfundene Belästigung durch den Tinnitus reduziert. Die Habituation soll dabei auf der Reaktions- und Wahrnehmungsebene stattfinden. Das bedeutet zum einen, dass die aversive Reaktion des Patienten (z.B. Angst, Hilflosigkeit) auf das Ohrgeräusch minimiert wird, und dass andererseits auch die Wahrnehmung des Ohrgeräusches verändert und der Tinnitus zeitweise bzw. dauerhaft aus dem Bewusstsein ausgeblendet wird.

3.1.2 Ziele verhaltenstherapeutisch fundierter Psychotherapie beim Leiden am Tinnitus

Verhaltenstherapeutisch fundierte, tinnitusbezogene psychotherapeutische Interventionen fokussieren auf den im Kasten dargestellten Zielen:

Übergeordnete Ziele verhaltenstherapeutischer Interventionen bei Tinnitus

- *Coping:* Den Patienten bei der Bewältigung der Tinnitus-Belastung zu unterstützen.
- *Counseling:* Dem Patienten adäquate und bewältigungsorientierte Krankheitsinformation zu geben und ihn über geeignete Therapien aufzuklären.

- *Toleranzentwicklung:* Die Gewöhnung des Patienten an den Tinnitus zu fördern und das Ohrgeräusch nicht mehr als störend zu erleben.
- *Retraining:* Die Wahrnehmung des Tinnitus zu „verlernen“ und ihn periodisch bzw. dauerhaft zu überhören.

Die Interventionen im Rahmen einer verhaltenstherapeutisch fundierten, tinnitusbezogenen Psychotherapie zielen auf die Um- bzw. Neubewertung des Tinnitus sowie der angenommenen Konsequenzen des Ohrgeräusches auf Lebensqualität und Lebensführung, der Reduktion bzw. Abbau von dysfunktionalen Bewältigungsverhalten (z. B. Rückzug, Vermeidung, Schonung) und der Vermittlung von Strategien zur Aufmerksamkeitslenkung bzw. Verringerung der Aufmerksamkeitsfokussierung auf die Ohrgeräusche. Soweit notwendig werden auch grundlegende Kontrollüberzeugungen, zentrale Glaubenssätze sowie Selbstwirksamkeitsüberzeugungen hilfreich verändert und es werden psychosoziale Belastungen reduziert bzw. abgebaut, die zusätzlich zum „Stressor“ Tinnitus bestehen. Abbildung 21 listet Faktoren auf, die eine Rolle bei der Abnahme der Belastung durch Tinnitus spielen.

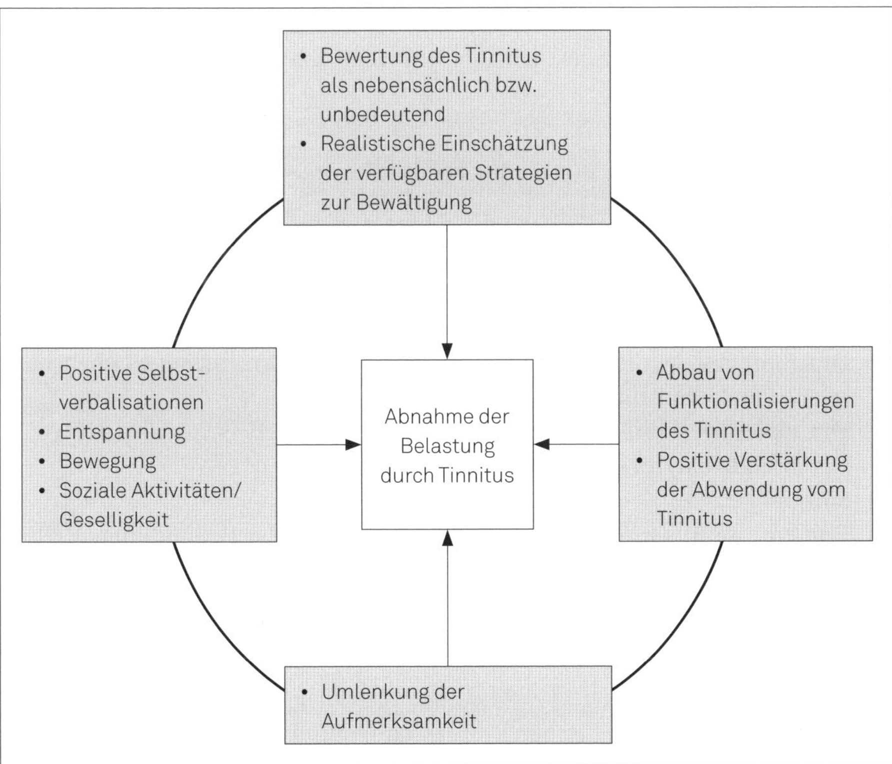

Abbildung 21: Tinnitus-Bewältigungskreis (Delb et al., 2002a, S. 80)

3.1.3 Verhaltenstherapeutische tinnitusbezogene Diagnostik

Für die verhaltenstherapeutische tinnitusbezogene Diagnostik stehen folgende Materialien zur Verfügung:

Materialien für die Diagnostik

- Arbeitsblatt 1: Ihre Meinung – Verursachung und Aufrechterhaltung des Tinnitus (vgl. Online-Materialien)
- Arbeitsblatt 2: Funktionale Tinnitus-Analyse (vgl. Online-Materialien)

Die verhaltenstherapeutisch fundierte psychologische Diagnostik soll Aufschluss über die aktuelle Symptomatik, Krankheitsanamnese, psychische und soziale Beeinträchtigungen durch den Tinnitus und die Ressourcen des Patienten zur Tinnitus-Bewältigung geben. Insbesondere sollen Wirkungszusammenhänge und Bedingungen erfasst werden, die mit dem Auftreten einer hohen psychischen Belastung durch Tinnitus zusammenhängen. Des Weiteren sollen Ansatzpunkte für therapeutische Interventionen gewonnen werden. Ergänzt wird diese spezifische Anamnese durch Daten zur Lebensgeschichte, den aktuellen Lebensbedingungen und dem sozialen Netzwerk (soziobiografische Anamnese). Folgende Aspekte sind dabei von Bedeutung:

Themen der verhaltenstherapeutischen tinnitusbezogenen Diagnostik

- Tinnitus-Entstehung, -Verlauf und -Charakter.
- Lautheit und tageszeitliche Schwankungen in der „Hörbarkeit" des Tinnitus.
- Psychische und interaktionelle Faktoren, die Lautheit, Belästigung und Beeinträchtigung durch den Tinnitus positiv/negativ beeinflussen.
- Den Einfluss bzw. die Auswirkung des Tinnitus auf verschiedene Lebensbereiche, die Lebensführung und die Lebensqualität.
- Das subjektive Krankheitsmodell.
- Komorbide bzw. reaktive psychische Störungen.
- Suizidalität.
- Frühere tinnitusbezogene und psychotherapeutische Behandlungen (Behandlungserfahrungen und eigene Bewältigungsversuche).
- Kompetenzen und Ressourcen im Umgang mit dem Tinnitus.
- Therapiemotivation und Therapieziel des Patienten.

Ein Einstieg in den diagnostischen Prozess kann mittels der folgenden Fragen erfolgen (vgl. auch „Arbeitsblatt 1: Ihre Meinung – Verursachung und Aufrechterhaltung des Tinnitus" auf Seite 135 und Online-Materialien).

Einstiegsfragen in den diagnostischen Prozess

- Was hat Ihren Tinnitus verursacht?
- Aus welchen Gründen ist er nicht wieder verschwunden?
- Welche Beschwerden haben Sie durch den Tinnitus?
- Was davon belastet Sie am meisten?

Die Frage nach der angenommenen Ursache der Tinnitus-Entstehung („Was hat Ihren Tinnitus verursacht?") thematisiert das subjektive Krankheitsmodell des Patienten, das häufig objektiv nichtzutreffende Ursachenzuschreibungen beinhaltet. Genannte Annahmen von Patienten zur Genese des Tinnitus sind beispielsweise: Ohrentzündungen, Erkältung, HWS-Syndrom, dentale Erkrankungen, Verschluss eines Blutgefäßes („Tinnitus = Infarkt im Ohr") oder auch Stress in Form von Arbeitsbelastung oder interpersonellen Konflikten. Darüber hinaus ist diesen Annahmen eine Erwartungsangst inne, wie etwa dass der Tinnitus sich (beispielsweise bei der nächsten Erkältung oder durch Alltagsgeräusche) weiter verschlechtern könnte. Wenn eine dieser vermuteten Bedingungen eintritt, kann dies eine massive Beunruhigung des Patienten auslösen und wiederum in Folge zu einer weiteren dysfunktionalen, erhöhten Fokussierung der Aufmerksamkeit („ängstliches in sich hineinhorchen") auf den Tinnitus beitragen. Ein derartiges Krankheitsmodell des Patienten beinhaltet auch eine implizite Behandlungserwartung (subjektives Genesungsmodell), die den Patienten einerseits in der „klassischen" passiven Patientenrolle belässt und diesen zu nicht zieldienlichen Therapieerwartungen (z. B. „Einrenken" der Halswirbelsäule oder Zahnsanierung) führt. Zusätzlich besteht die Gefahr, dass die angenommenen Verursacher der „Verschlechterung" des Tinnitus (beispielsweise „Stress" am Arbeitsplatz oder „Geräuschkulissen wie sie in Kneipen vorkommen") vermieden werden. Dies wirkt insofern problemverstärkend, da die Vermeidung dieser – vom Patienten irrtümlich angenommenen – aggravierenden Bedingungen, üblicherweise zu weiteren negativen Folgen im Leben des Betroffenen führt (beispielsweise sozialer Rückzug und Isolation).

Darüber hinaus sollen weitere Wirkungszusammenhänge und Bedingungen, die mit dem Auftreten einer hohen psychischen Belastung durch Tinnitus zusammenhängen, erfasst werden, z. B. anhand der folgenden Fragen:

Fragen zur Erfassung von weiteren Einflussfaktoren einer hohen psychischen Belastung durch Tinnitus

- Welche Gefühle und Gedanken löst der Tinnitus in Ihnen aus?
- Grübeln Sie häufig über den Tinnitus?
- Was hat sich in Ihrem Leben/Verhalten geändert, seit der Tinnitus angefangen hat?
- Tun Sie Dinge nicht mehr, seit Sie den Tinnitus haben?

- Wie reagiert Ihr Umfeld auf den Tinnitus? Wie reagiert Ihr Umfeld, wenn Sie sich wegen Ihres Tinnitus schlecht fühlen?
- Wie helfen Sie sich selbst (Alkohol, Medikamente)?
- Wie wird es weitergehen, wenn der Tinnitus (in diesem Ausmaß) bleibt?

Analyse der Bedingungen, in denen die Belastung durch Tinnitus zunimmt. Im Rahmen einer funktionalen Bedingungsanalyse wird das subjektive Krankheits- und Genesungsmodell aufgegriffen und um die situativen und personenbezogenen Bedingungen erweitert, die zu einer *Zunahme* der Lautheit und Belästigung durch den Tinnitus führen. Zu dieser Bedingungsanalyse werden die relevanten kognitiven, emotionalen, physiologischen und verhaltensbezogenen Reaktionen erfasst und modellhaft zusammenhängend dargestellt. Dabei sollte darauf geachtet werden, dass dieses Modell vom Patienten mit erarbeitet und nachvollzogen wird.

Zur Analyse der externen/internen Bedingungen, unter denen die Belästigung durch den Tinnitus zunimmt, können die im Kasten aufgelisteten Fragen verwendet werden (vgl. auch „Arbeitsblatt 2: Funktionale Tinnitus-Analyse“ auf Seite 137 und Online-Materialien).

Fragen zur Charakterisierung der Bedingungen, unter denen die Belästigung durch Tinnitus zunimmt

- Wann und wo empfinden Sie das Ohrgeräusch verstärkt (lauter, prägnanter, quälender)? Die assoziierte Belästigung durch den Tinnitus kann beispielsweise auf einer Skala von 0 (= nicht wahrnehmbar), über +5 (= tolerierbar), bis maximal +10 (= nicht auszuhalten) eingeschätzt werden.
- Was geht Ihnen dabei durch den Kopf? (Gedanken, Selbstgespräche)
- Was fühlen Sie dann? (z. B. Angst, Wut, Scham, Ohnmacht)
- Was spüren Sie dann körperlich? (z. B. innere Unruhe, Kopfschmerzen, Herzrasen)
- Was tun Sie dann? (z. B. sich zurückziehen, Musik laut aufdrehen, eine Beruhigungstablette nehmen, verstärkte Selbstbeobachtung)

Ein Beispiel für die Analyse der Bedingungen, unter denen die Belästigung durch den Tinnitus bei einem Patienten mit Schweregrad 3 (nach Biesinger et al., 1998) *zunimmt,* bietet Abbildung 22.

Analyse der Bedingungen, in denen die Belastung durch Tinnitus abnimmt. Um den Fokus auf Veränderung und Krankheitsbewältigung zu richten, ist es genauso wichtig, die Bedingungen zu identifizieren und zu analysieren, in denen die Belästigung durch den Tinnitus abnimmt bzw. nicht vorhanden ist, z. B. anhand der im nachfolgenden Kasten aufgeführten Fragen.

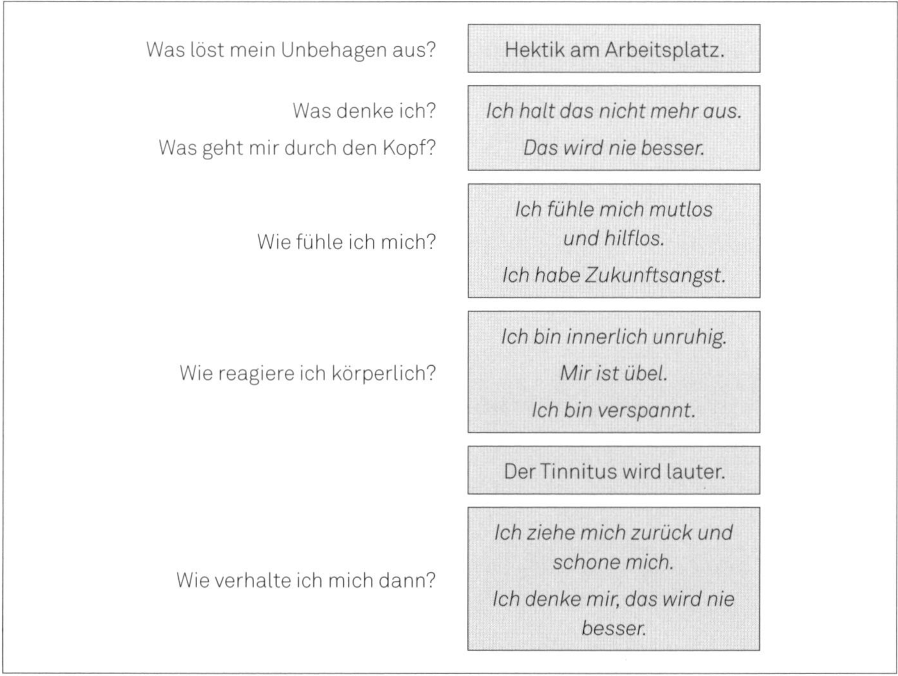

Abbildung 22: Funktionales Bedingungsmodell der Zunahme der Belästigung durch Tinnitus

Fragen zur Charakterisierung der Bedingungen, unter denen die Belästigung durch Tinnitus abnimmt

- Wann haben Sie den Tinnitus weniger beeinträchtigend erlebt?
- Wo waren Sie da?
- Was haben Sie da getan?
- Welche Gedanken sind Ihnen durch den Kopf gegangen?
- Wie haben Sie sich gefühlt?
- Was haben Sie dann gemacht?

Ein Beispiel für ein funktionales Bewältigungsverhalten bei einem Patienten mit kompensiertem Tinnitus (nach Biesinger et al., 1998) ist exemplarisch in Abbildung 23 dargestellt (vgl. auch „Arbeitsblatt 2: Funktionale Tinnitus-Analyse“ auf Seite 137 und Online-Materialien).

Objektivierung der Belastung durch Tinnitus mittels Tinnitus-Fragebogen (TF). Neben dieser im Dialog mit dem Patienten erhobenen Informationen kann es zur Objektivierung des Ausmaßes bzw. des Grades der Belastung sinnvoll sein, den Tinnitus-Fragebogen (TF, Goebel & Hiller, 1998) einzusetzen. Der Gesamtwert des *Tinnitus-Fragebogens* (TF, Goebel & Hiller, 1998) wird für die Klassifikation des

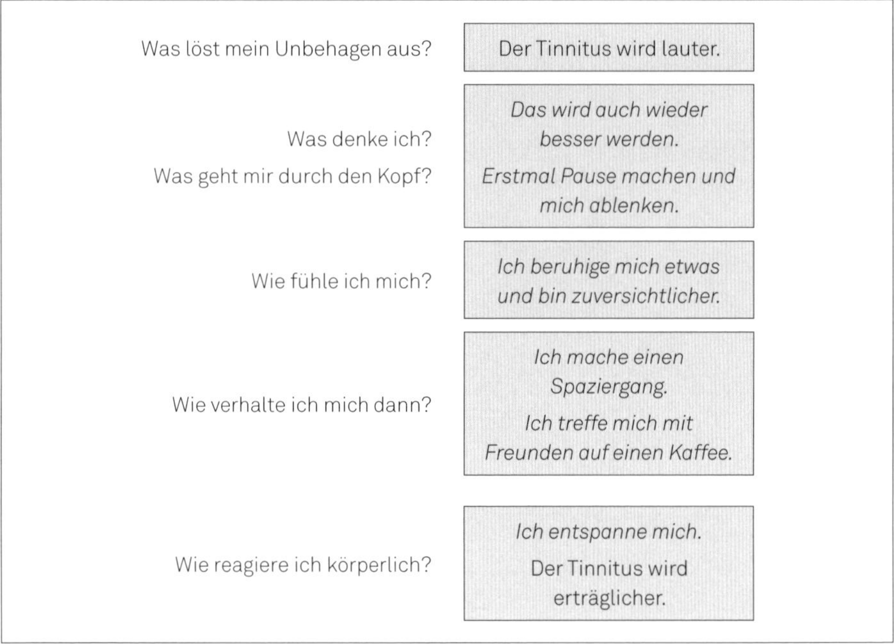

Abbildung 23: Funktionales Bedingungsmodell der Abnahme der Belästigung durch Tinnitus

Tinnitus in „kompensiert" und „dekompensiert" herangezogen und kann damit den Schweregrad der psychosomatischen und psychosozialen Tinnitus-Belastung objektivieren und für die Verlaufsbeobachtung genutzt werden (vgl. hierzu Kapitel 1.6.2).

3.2 Verhaltenstherapeutische Behandlungsmodule

3.2.1 Modul Entspannung

In diesem Modul wird die Frage behandelt, wie es möglich ist, mit Tinnitus Entspannung zu erleben. Für die Durchführung des Moduls Entspannung werden folgende Materialien benötigt:

Modul Entspannung – Materialien (vgl. Online-Materialien)

- Arbeitsblatt 1: Atembeobachtung
- Arbeitsblatt 2: Rückwärtszählen
- Arbeitsblatt 3: Dreimal Augen auf – Augen zu
- Arbeitsblatt 4: Ort der Ruhe und der Kraft

- Arbeitsblatt 5: Selbstunterstützende Sätze
- Arbeitsblatt 6: Standardisierte Entspannungsinduktion
- Arbeitsblatt 7: Dokumentationsbogen für das Entspannungstraining
- Arbeitsblatt 8: Persönliche Entspannungsmerkmale

3.2.1.1 Einleitung

Tinnitus-Betroffene benötigen standardisierte Entspannungsverfahren, die leicht zu erlernen sowie umzusetzen sind, darüber hinaus gut in den Alltag integriert werden können und – last but not least – genügend Ablenkung bzw. Distraktionen beinhalten, sodass die Ohrgeräusche beim Durchführen der entsprechenden Übungen (in Ruhe) nicht verstärkt wahrgenommen werden. Aus den genannten Gründen finden sich im Folgenden verschiedene, auf die Bedürfnisse von Tinnitus-Betroffenen angepasste Entspannungsübungen. Diese fokussieren allesamt auf den Atem zur Induktion einer generalisierten Entspannungsübung, da der Atemfluss und die Geschwindigkeit, mit der man atmet, gute Indikatoren für psychophysiologische Anspannung bzw. Entspannung sind. Darüber hinaus wird bei allen Übungen die Aufmerksamkeit des Klienten durch zusätzliche Maßnahmen (wie z. B. Atemzüge zählen, Atembewegungen spüren oder auch einen selbstunterstützenden Satz in das Ausatmen sprechen) weiter gebunden, sodass die Ohrgeräusche auch unter Ruhebedingungen leichter in den Hintergrund treten können. Zusammenfassend kann gesagt werden, dass der Klient mittels Entspannungsübung bei der Umsetzung von regenerativen Maßnahmen unterstützt werden soll. Darüber hinaus soll der Klient (noch besser) lernen, sein Ohrgeräusch auch unter Ruhebedingungen entspannter wahrzunehmen.

Neben diesen atembezogenen Entspannungsübungen finden sich in diesem Kapitel auch verschiedene Arbeitsblätter, auf denen man seine persönlichen Entspannungsmerkmale wie auch seinen Trainingsfortschritt im Bereich der Entspannungsfähigkeit dokumentieren kann.

Als Einstieg in das Thema können mit dem Klienten folgende Leitfragen besprochen werden:

- Wozu bräuchten Sie *prinzipiell* Entspannung?
- Wozu bräuchten Sie *aktuell* – in Ihrer jetzigen Lebensphase – Entspannung?
- Welche Entspannungsverfahren kennen Sie bereits bzw. welche Verfahren wenden Sie schon an/haben Sie schon erlernt?
- Mit welchen Mitteln/auf welche Art und Weise entspannen Sie sich im Alltag?
- Gibt es einen Ort/Platz, an dem Sie besonders gut entspannen können?
- Gibt es eine Tätigkeit, bei der Sie besonders gut entspannen können?

- Wie haben Sie als Kind/als Jugendlicher entspannt?
- Gab es damals einen Ort/Platz, an dem Sie besonders gut entspannen konnten?
- Gab es damals eine Tätigkeit, bei der Sie besonders gut entspannen können?
- Wie fühlt es sich an, wenn Sie entspannt sind? (Wie fühlt sich der Kopf an? Wie fühlt sich der Körper an?)
- Was passiert im Kopf/im Körper, wenn Sie entspannt sind?
- Woran würden andere bemerken, dass Sie entspannt sind?
- Bitte vervollständigen Sie folgenden Satz: „Zur Entspannung brauche ich ...“
- Bitte beschreiben Sie Ihren (realen/imaginativen) *Ort der Ruhe.* (Beschreiben Sie einen Ort, an dem Sie zur Ruhe kommen können.)
- Bitte beschreiben Sie Ihren (realen/imaginativen) *Ort der Kraft.* (Beschreiben Sie einen Ort, an dem Sie Kraft tanken können.)

3.2.1.2 Durchführung

Die folgenden Übungen sind so gewählt, dass diese i.S. eines gestuften Trainingsprogramms nacheinander durchgeführt werden können. Genauso sinnvoll ist es, sich nur auf einzelne Übungen zu beschränken oder, in Abhängigkeit von den Bedürfnissen und Besonderheiten des Klienten, eine alternative Abfolge von der hier beschriebenen Reihenfolge zu wählen. Genauso gut kann man auch direkt diejenige atembezogene Entspannungsübung auswählen, die einem am besten geeignet scheint, um wieder mehr innerliche Ruhe sowie Entspannung herzustellen.

Aufgrund des geringen zeitlichen Aufwandes können alle hier beschriebenen atembezogenen Übungen gut in den Alltag des Patienten integriert werden und sollten mehrmals pro Tag (z.B. morgens, mittags, abends) und zusätzlich „nach Lust und Laune zwischendurch“ durchgeführt werden. Darüber hinaus können diese Übungen auch zur Einleitung bzw. am Ende einer Therapiesitzung oder auch eines tinnitusbezogenen Workshops eingesetzt werden.

Atembeobachtung

In dieser Übung wird der Klient dazu aufgefordert, die eine Hand auf die Brust (= Lunge) und die andere Hand auf den Bauch (= Zwerchfell) zu legen (vgl. „Arbeitsblatt 1: Atembeobachtung“ auf Seite 139 und Online-Materialien). Es ist darauf zu achten, dass die Schulter *nicht* hochgezogen wird und die Arme ganz locker und bequem aufliegen. Der Klient soll nun seine Atembewegungen spüren, die entweder bauch- oder auch brustbetont sein können. Zusätzlich kann der Klient dazu aufgefordert werden, noch wahrzunehmen, welche Hand sich wärmer anfühlt und/oder deutlicher zu spüren ist.

Dabei ist es wichtig, dass der Klient nichts an dem Schwerpunkt (Brust oder Bauch), der Frequenz (schneller oder langsamer) oder der Intensität (flacher oder tiefer) der Atembewegungen verändert *(„So, wie Sie atmen, ist es gut!“)*. D.h. die Atembewegungen sollen lediglich beobachtet und *nicht* willentlich beeinflusst werden.

In der Anleitung dieser Übung (vgl. „Arbeitsblatt 1: Atembeobachtung“) kann es hilfreich sein, wenn der Therapeut die Atembewegungen des Klienten für eine gewisse Zeit „laut“ begleitet *(„Sie atmen ein ... und wieder aus“)*. Des Weiteren kann unterstützend im Hintergrund eine angenehme Musik oder Naturgeräusche (z. B. Meeres- oder Windrauschen) zu hören sein. Alternativ dazu kann man auch auf vorhandene Alltagsgeräusche zurückgreifen, z. B. durch ein geöffnetes/ gekipptes Fenster. Darüber hinaus können die Atembewegungen mit positiven Suggestionen verbunden werden (*„Beim Einatmen kannst du aufnehmen, was immer du brauchst, ... beim Ausatmen kannst du alles abgeben, was dich gerade belastet“;* vgl. dazu den Abschnitt zu selbstunterstützenden Sätzen unten sowie „Arbeitsblatt 5: Selbstunterstützende Sätze“ auf Seite 143 und Online-Materialien).

Bei selbstständiger Durchführung sollte die Dauer der Übung *Atembeobachtung* vom Klienten mittels Timer reguliert werden: Es empfiehlt sich, mit einer Minute zu beginnen mit sukzessiver Steigerung bis auf zehn Minuten pro Übungsdurchlauf.

Rückwärtszählen

Zu Beginn dieser Übung soll der Klient zunächst wieder eine bequeme Sitzhaltung einnehmen, die Hände auf Brust- und Bauchhöhe positionieren und für eine kurze Zeit seine Atembewegungen wahrnehmen, *ohne* diese zu beeinflussen (vgl. dazu den vorhergehenden Abschnitt zur Atembeobachtung).

In einem zweiten Schritt soll nun bewusst verstärkt (1) „in den Bauch“ geatmet werden, d. h. die über den Bauch positionierte Hand soll sich deutlicher bewegen/ zu spüren sein. (2) Darüber hinaus soll der Klient *nur* beim Ausatmen zählen, wobei dies laut oder auch in Gedanken passieren kann (beim Ausatmen wird „zehn“ gesagt, beim nächsten Ausatmen „neun“, danach „acht“ usw., bis man bei der Zahl „eins“ angekommen ist).

Danach startet man wieder mit zehn und begleitet sein Ausatmen laut oder in Gedanken, bis man erneut bei Atemzug eins angelangt ist. Zu einem späteren Zeitpunkt, nachdem man eine größere Routine im Durchführen dieser Übung bekommen hat, kann auch von einer anderen beliebigen Zahl (z. B. von 100, 75 oder 50) mit dem Abwärtszählen begonnen werden (vgl. „Arbeitsblatt 2: Rückwärtszählen“ auf Seite 140 und Online-Materialien).

Des Weiteren kann das Rückwärtszählen durch die *Vorstellung*, eine Treppe herunterzugehen, ergänzt werden (*„Immer, wenn Sie ausatmen, gehen Sie auf Ihrer Treppe eine Stufe tiefer“*). Dabei empfiehlt sich im Gespräch mit dem Klienten folgendes abgestufte Vorgehen:

- Entwicklung einer Routine in der Übung *Rückwärtszählen.*
- Entwicklung einer Vorstellung von der „eigenen“ Treppe, d.h. Besprechung von deren Aussehen, Form und Material.
- Festigung der Vorstellung, diese Treppe hinunterzugehen.
- Kombination dieser Vorstellung mit dem Rückwärtszählen beim Ausatmen.

Darüber hinaus kann jedes Ausatmen/jeder Schritt mit einer hilfreichen Suggestion („Ruhewort“) verbunden werden), indem beispielsweise Sätze/Wörter beim Ausatmen gesagt/gedacht werden (vgl. Kasten).

Ruheworte

- *Zehn:* Der erste Schritt ist längst gemacht
- *Neun:* Alle Dinge haben zwei Seiten
- *Acht:* Ruhig
- *Sieben:* Mut
- *Sechs:* Gelassen
- *Fünf:* Loslassen
- *Vier:* Sicher
- *Drei:* Vertrauen
- *Zwei:* Entspannen
- *Eins:* Kraft

Selbstverständlich kann der Klient beim Ausatmen auch sein ganz eigenes „Ruhewort“ aussprechen. Folgende Fragen können den Klienten beim Finden seiner passenden beruhigenden und/oder ermutigenden Suggestion unterstützen:

Was hat Ihnen früher Ihre Mutter bzw. Ihr Vater zur Beruhigung gesagt? Was sagen Sie Ihrem Kind zum Einschlafen?

Das zeitliche Ausmaß der Übung *Rückwärtszählen* kann sowohl mittels Anzahl der zu beobachtenden Atemzüge (z.B. viermal von zehn bis eins zählen) wie auch über eine feste Vorgabe geregelt werden (z.B. drei Minuten mittels Timer, dabei wird konsekutiv immer wieder von zehn bis eins gezählt, bis die Zeit abgelaufen ist).

Dreimal Augen auf – Augen zu

Die „Dreimal Augen auf - Augen zu"-Übung (vgl. „Arbeitsblatt 3: Dreimal Augen auf - Augen zu" auf Seite 141 und Online-Materialien) kann den Klienten ebenfalls dabei unterstützen, sich mal schnell bzw. zwischendurch im Alltag zu entspannen, und hat darüber hinaus den Vorteil, dass sie ganz einfach durchzuführen ist.

In der Anleitung zu dieser Übung wird der Klient aufgefordert, eine bequeme Sitzhaltung einzunehmen und die Hände auf Brust- und Bauchhöhe zu positionieren (vgl. dazu den Abschnitt zur Atembeobachtung oben). Anschließend soll er für eine „gewisse Zeit" (idealerweise zwischen einer und zehn Minuten) im Wechsel für jeweils drei Atemzüge seine Augen geöffnet und für drei Atemzüge seine Augen geschlossen halten. Dabei sollen das Gesicht und insbesondere die Muskulatur um die Augen herum entspannt werden. Wenn die Augen offen sind, sollte man einen Punkt vor sich fixieren bzw. durch diesen „hindurchsehen". Wie bei den vorherigen Übungen soll der Atem „frei fließen" können, d.h. Atemtiefe und -frequenz sollen nicht willentlich beeinflusst werden (*„So, wie Sie atmen, ist es gut!"*; vgl. „Arbeitsblatt 3: Dreimal Augen auf - Augen zu").

Es empfiehlt sich, während der Anleitung der Übung nicht im Blickfeld des Klienten zu sein und zur Demonstration eine Übungszeit von einer bis drei Minuten zu wählen.

Ort der Ruhe und der Kraft

Der *Ort der Ruhe und der Kraft* ist ein imaginärer Ort, dem man jederzeit mittels Vorstellungskraft aufsuchen kann, um dort Pause vom Alltag zu machen, abzuschalten und sich zu erholen. So wie Menschen Gelegenheiten brauchen, um gesellig zu sein und mit anderen zusammenzukommen, brauchen Sie auch die Möglichkeit der Begegnung mit sich selbst. Diese Übung kann einen solchen Raum bereitstellen, bzw. einen nach innen gerichteten, privaten Raum schaffen.

Im folgenden Kasten findet sich ein Text, der den Patienten beim Finden seines „Ortes der Ruhe und der Kraft" unterstützen kann (vgl. auch „Arbeitsblatt 4: Ort der Ruhe und der Kraft" auf Seite 142 und Online-Materialien).

Der Ort der Ruhe und der Kraft

Während Sie hier sitzen und mir zuhören, können Sie auf Reise gehen.

Ziehen Sie sich in Gedanken an irgendeinen Ort zurück, an dem Sie glücklich sind. Es ist ganz einfach, irgendwo gibt es einen Platz, an dem Sie sich wohlfühlen. Vielleicht etwas, wo Sie schon einmal waren. Oder irgendwo, wo Sie gerne einmal sein möchten. Das geht ganz von allein.

Und während Sie so dasitzen, können vor Ihrem inneren Auge Bilder, Szenen, Gegebenheiten entstehen. Und dabei können angenehme Empfindungen auftauchen und die dazu passenden Bilder, Szenen, Landschaften. Eine Spielwiese. Vielleicht etwas, dass es nur in Ihrer Vorstellung gibt. Eine Zauberwiese. Alles ist möglich. Einfach dort sein. Und Sie wollen sich Zeit nehmen für diese Vorstellung.

Ein Ort, an dem Sie sich wohlfühlen ... ein Ort, an dem Sie Ruhe und Entspannung finden ... An diesem einen Ort, der Ruhe und Entspannung ausstrahlt ... tiefer und tiefer mit jedem Atemzug. Nehmen Sie den Ort mit allen Einzelheiten auf: den Blick schweifen lassen, die Klänge, einen Geschmack, eine Berührung ... Und Sie können in dieses Bild hineingehen und sich dort umschauen, an Ihrem Ort der Ruhe und Entspannung ... Schauen Sie sich um, nach rechts und nach links, nach unten auf den Boden und nach oben zum Himmel ...

Achten Sie auf Geräusche an diesem Ort ..., wenn Sie aufmerksam lauschen, können Sie vielleicht etwas Angenehmes hören ...

Vielleicht können Sie auch etwas spüren ... auf Ihrer Haut ... im Gesicht ... an den Armen ... den Füßen ... wo auch immer ... Und wenn Sie nun die Luft durch die Nase einatmen, können Sie vielleicht auch etwas riechen ... Und vielleicht tun Sie auch etwas Angenehmes, und auch Ausruhen ist angenehm, einfach entspannen, Kraft tanken, Ruhe finden ... Beobachten Sie, was immer Sie fühlen ...

Ein ausgewähltes „Souvenir“ (Gegenstand, Fotografie, Gemälde) kann – als Symbol für diesen besonderen Ort – das nachfolgende Aufsuchen bzw. Wiederfinden seines „Ortes der Ruhe und der Kraft“ erleichtern. Man könnte deshalb den Patienten bitten, zur nächsten Sitzung ein entsprechendes Symbol für seinen Ort mitzubringen.

Bei Bedarf kann der Klient zunächst mit der Übung *Rückwärtszählen* einen entspannten Zustand herbeiführen, bevor er dann imaginativ seinen „Ort der Ruhe und der Kraft“ aufsucht.

Selbstunterstützende Sätze

Die Übung *Selbstunterstützende Sätze* fokussiert auf den Einsatz von positiver Selbstverbalisation *während* einer atembezogenen Entspannungsübung. Durch diese Kopplung von Atementspannung mit positiver Selbstverbalisation soll erreicht werden, dass diese hilfreichen Suggestionen in einem möglichst entspannten Zustand artikuliert werden und damit eine größere Wirksamkeit entfalten. Idealerweise sollte die positive Selbstverbalisation mit dem Ausatmen gekoppelt (gesagt bzw. gedacht) werden.

Zur Identifikation von passender Selbstverbalisation kann der Klient zunächst gefragt werden, was er guten Freunden zur Unterstützung in „schweren Zeiten" sagen würde (z. B.: *„Du schaffst das."*; *„Alles wird gut werden."*; *Du findest einen Weg."*). Idealerweise bleibt dies nicht im Hypothetischen, sondern der Klient soll berichten, auf welche Art und Weise er gute Freunde erfolgreich „mental" unterstützt hat. Im Anschluss daran wird mit dem Klienten besprochen, welche dieser selbstunterstützenden Sätze er zukünftig auch zu sich selbst sagen möchte. In Tabelle 4 findet sich eine Auswahl an hilfreichen Selbstverbalisationen aus den Bereichen: Selbstakzeptanz und/oder Zielerreichung (vgl. „Arbeitsblatt 5: Selbstunterstützende Sätze" auf Seite 143 und Online-Materialien).

Tabelle 4: Hilfreiche Selbstverbalisationen aus dem Bereich Selbstakzeptanz und Zielerreichung

Bereich Selbstakzeptanz	Bereich Zielerreichung
• Ich darf sein, wie ich bin. • Ich bin gut so, wie ich bin. • Ich bin da für dich. • Ich pass auf dich auf. • Ich stehe für mich ein. • Ich vertraue auf meine innere Stärke. • Ich achte und respektiere mich. • Ich bin liebenswert.	• Ich kann das. • Ich schaffe das. • Alles wird gut. • Ich liebe Herausforderungen. • Ich finde einen Weg. • Alles kommt zu mir im richtigen Augenblick. • In der Ruhe liegt die Kraft.

Die Signalpunkt-Technik

Bei der *Signalpunkt-Technik* handelt es sich um die Einführung eines visuellen Auslösers zum Durchführen einer Entspannungsübung, d.h. der Klient soll immer dann seine Entspannungsübung durchführen, wenn er seinen „Signalpunkt" sieht. Der „Signalpunkt" ist dabei ein kleiner selbstklebender Punkt in roter Farbe (im Fachhandel erhältlich), der an markanter Stelle in der häuslichen Umgebung oder an der Arbeitsstelle angebracht wird. Dabei kann sich der Patient z. B. den „Signalpunkt" an Stellen in seiner Umgebung anbringen, an denen er eine Kurzentspannung dringend benötigt.

Der Patient könnte folgendermaßen instruiert werden:

- Bringen Sie diesen Signalpunkt an einem Ort bzw. Gegenstand in Ihrer täglichen Umgebung an, den Sie am Tag häufiger im Blick haben.
- Sie sollten diesen Ort bzw. Gegenstand *nicht ständig* im Blick haben: nur ab und zu ist gerade richtig und unterstützt Ihr Vorhaben.

- Immer wenn Sie diesen Signalpunkt sehen, kann es so sein, als stünden Sie an einer roten Ampel: Sie drosseln Ihren Motor, rollen aus, bleiben für einen Moment stehen, ruhen sich aus, atmen durch, sammeln sich, entspannen ...
- Unterstützen Sie diese kurze Erholungspause mit Ihrer bevorzugten Entspannungsübung, vielleicht ergänzt durch Ihr Ruhewort.
- Und gerade auch diese kurzen Erholungspausen sind wertvoll ... und manchmal kann auch die Zeit für einen kurzen Moment stehenbleiben ...
- Schalten Sie dann wieder auf Grün, geben Sie Gas und machen Sie erholt weiter in Ihrem Tagesablauf.
- Wiederholen Sie diese Entspannung immer dann, wenn Sie Ihren Signalpunkt in den Blick bekommen, ruhig auch mehrmals am Tag.

Bewährt hat sich die Ausgabe von drei Signalpunkten pro Klient *(„Aller guten Dinge sind drei“).*

Standardisierte Entspannungsinduktion

Die standardisierte Entspannungsinduktion wird, im Gegensatz zu den anderen hier beschriebenen Übungen, durch den Therapeuten im Rahmen der arbeitsbezogenen Treffen mit dem Klienten angeleitet bzw. durchgeführt. Der Text (vgl. Induktionen A bis G auf dem „Arbeitsblatt 6: Standardisierte Entspannungsinduktion“ auf Seite 144 und Online-Materialien) enthält Elemente sowie Textbausteine aus den hier beschriebenen überwiegend atembezogenen Entspannungsübungen, damit sich beim Klienten ein hoher „Wiedererkennungswert“ bei der Durchführung dieser Übung einstellen kann. In dem Text sind darüber hinaus indirekte Suggestionen enthalten, die dazu einladen, (den Tinnitus) zu vergessen, (vom Tinnitus) wegzuhören, Kraft zu tanken, beim Einatmen aufzunehmen, was gebraucht wird, beim Ausatmen Belastendes abzugeben.

Ein neuer Satz bzw. eine neue Textpassage sollte prinzipiell in der Ausatmungsphase des Klienten begonnen werden. Zu diesem Zweck empfiehlt es sich, die Atembewegungen des Klienten zu beobachten. Beim Vorlesen bzw. Durchführen der standardisierten Entspannungsinduktion sollte auf ausreichend „Verschnaufpausen“ geachtet werden, z. B. an den mit [...] gekennzeichneten Textpassagen.

Dokumentationsbogen für das Entspannungstraining

Das „Arbeitsblatt 7: Dokumentationsbogen für das Entspannungstraining“ (vgl. Seite 148 und Online-Materialien) dokumentiert Ort, Zeit und Ausmaß der Entspannung. Der Patient sieht so auf einen Blick, unter welchen Bedingungen er sich am besten bzw. weniger gut entspannen kann. Diese Angaben können dafür verwendet werden, mit dem Patienten hinderliche und förderliche Bedingungen von Entspannung (Situationen, Aktivitäten, Umgebungsvariablen, innere Zustände) herauszuarbeiten. Darüber hinaus kann die wachsende und dokumentierte Fertigkeit, sich zu entspannen, ein zusätzlicher Anreiz zur Fortführung bzw. Beibehaltung von Entspannungsübungen sein.

Persönliche Entspannungsmerkmale

Entspannung ist etwas Individuelles: Jede Person entspannt auf ihre eigene Art und Weise und jede Person hat persönliche Anzeichen der Entspannung (vgl. „Arbeitsblatt 8: Persönliche Entspannungsmerkmale" auf Seite 149 und Online-Materialien). Damit der Klient sich und seine persönlichen Entspannungsmerkmale (noch) besser kennenlernt, können nach erfolgter Übung folgende Fragen gestellt werden:

- Woran merken Sie, dass Sie entspannt sind?
- Welche persönlichen Entspannungsreaktionen haben Sie an sich gemerkt?
- Welche Rückmeldungen Ihres Körpers sind Ihnen besonders in Erinnerung geblieben?
- Gibt es typische Gedanken bei Entspannung oder ist es gerade angenehm, an „alles und nichts" zu denken?

Der Klient soll lernen, zwischen verschiedenen Modalitäten der Entspannung zu unterscheiden (vgl. Tabelle 5).

Tabelle 5: Modalitäten der Entspannung

Körperempfindungen	Gefühlslage	Gedanken/Bilder
Schwere, Leichtigkeit, Nicht-Spüren, wässriger Mund, Kühle, Wärme, Bauchgeräusche	leicht, abwesend, in mir ruhend, verträumt, entrückt, beruhigt, ausgeglichen	an alles und nichts denkend, Landschaften, vorbeiziehende Wolken, Vogel-Perspektive

Die Kenntnis der eigenen Anzeichen von Entspannung ermöglicht es, schneller in diesen Zustand zu gelangen und „sein entspanntes Ich wiederzufinden".

Um eine tiefere Erfahrung von Entspannung zu ermöglichen, kann der Patient bei den nachfolgenden Übungen verstärkt auf nicht wahrgenommene Modalitäten achten und seine Empfindungen diesbezüglich ergänzen und vervollständigen.

3.2.2 Modul Kognitionen und Selbstverbalisationen

Ziel des Moduls ist es, Patienten zu vermitteln, Glaubensätze und dysfunktionale Kognitionen und Selbstverbalisationen zu erkennen, zu benennen und auf den Prüfstand der Veränderung zu stellen. Für die Durchführung des Moduls Kognitionen und Selbstverbalisationen werden folgende Materialien benötigt:

Modul Kognitionen und Selbstverbalisationen – Materialien (vgl. Online-Materialien)

- Arbeitsblatt 1: Optimist – Pessimist
- Arbeitsblatt 2: Mein kognitiv-emotionaler Tinnitus-Merkzettel
- Arbeitsblatt 3: Schädigende und unterstützende Gedanken und Selbstverbalisationen
- Arbeitsblatt 4: Negative Gedankenlawinen stoppen
- Arbeitsblatt 5: Hilfreicher Selbstumgang
- Arbeitsblatt 6: Dem Tinnitus eine neue Bedeutung geben

3.2.2.1 Einleitung

Tinnitus-Betroffene berichten häufig von negativen Kognitionen und Selbstverbalisationen im Zusammenhang mit ihrem Ohrgeräusch. So werden beispielsweise zukunftsbezogene *Befürchtungen* geäußert, die sich auf eine (weitere) Verschlimmerung von Tinnitus-Lautheit oder -Belastung beziehen (z. B. „Mein Ohrgeräusch wird bestimmt noch unerträglich laut werden, das kann ich nicht aushalten.“) und es wird angezweifelt, dass man – auch mit Ohrgeräuschen – eine gute Lebensqualität haben (z. B. „Mit Tinnitus kann man sicher kein gutes Leben führen.“) und seinen beruflichen wie auch privaten Verpflichtungen nachkommen kann (z. B. „Wenn der Tinnitus bleibt, dann werde ich arbeitsunfähig und verliere meine Existenz; ... dann vereinsame ich noch total, weil ich nicht mehr unter Menschen kann.“). Viele Betroffene beschäftigt auch das Thema *Schuld* in Zusammenhang mit der Entstehung (z. B. „Hätte ich mal früher auf mich gehört und den ganzen Stress reduziert, dann hätte ich kein Ohrgeräusch bekommen.“) und/oder Persistenz des Tinnitus (z. B. „Wenn ich früher in Behandlung gegangen wäre, dann wäre mein Ohrgeräuschjetzt nicht mehr da.“).

Negative Kognitionen und Selbstverbalisationen erschweren oder verhindern sogar eine adäquate Anpassung an ein (chronisches) Ohrgeräusch und lenken die Aufmerksamkeit verstärkt dysfunktional auf den Tinnitus. Deshalb finden sich im Folgenden verschiedene Übungen zur *Identifikation* wie auch *Modifikation* von negativen Kognitionen und Selbstverbalisationen. Des Weiteren sollen die Betroffenen bei der *Entwicklung* von funktionalen Kognitionen sowie Selbstverbalisationen unterstützt werden, da diese von essenzieller Bedeutung sind, um an das Ohrgeräusch zu adaptieren und ein gutes Leben *mit* Tinnitus zu führen.

Als Einstieg in dieses Thema können mit dem Klienten folgende Leitfragen besprochen werden:

- Wie würden Sie mit einem guten Freund umgehen, der in seelische Not geraten ist, um diesen wiederaufzubauen und „mental" zu unterstützen?
- Wie würden Sie mit einem Kind umgehen, das gerade in seelischer Not ist, um dieses wiederaufzubauen und hilfreich zur Seite zu stehen?
- Was raten Sie einem guten Freund, der aufgrund eines Lebensereignisses traurig oder niedergeschlagen ist?
- Was raten Sie einem guten Freund, der aufgrund eines Lebensereignisses Angst vor der Zukunft hat?
- Was würden Sie jemandem zur Aufmunterung sagen?
- Was würden Sie jemandem zum Durchhalten/Weitermachen sagen?
- Wem sind Sie bereits hilfreich zur Seite gestanden? Bei welchen Gelegenheiten/zu welchen Anlässen? Was haben Sie zu dieser Person gesagt oder getan?
- Wer hat Ihnen bereits hilfreich zur Seite gestanden? Bei welchen Gelegenheiten/zu welchen Anlässen? Was hat diese Person gesagt oder getan?
- Bitte vervollständigen Sie die folgenden Sätze: *Zum Mut machen bräuchte ich ... Zum Durchhalten bräuchte ich ... Zum Kraft schöpfen bräuchte ich ... Zum Hoffnung gewinnen bräuchte ich ... Zum Umdenken bräuchte ich ...*
- Wie könnten Sie sich (mit Tinnitus) hilfreich zur Seite stehen? Was könnten Sie sich zur Aufmunterung sagen? Was könnten Sie sich zum Durchhalten/Weitermachen sagen? Was könnten Sie sich Gutes tun?

3.2.2.2 Durchführung

Die folgenden Übungen sind so gewählt, dass diese i. S. eines gestuften Trainingsprogramms zur kognitiven Umstrukturierung nacheinander durchgeführt werden können. Genauso sinnvoll ist es, sich nur auf einzelne Übungen zu beschränken oder, in Abhängigkeit von den Bedürfnissen und Besonderheiten des Klienten, eine alternative Abfolge von der hier beschriebenen zu wählen.

Pessimist – Optimist

Bei der Diskussion zum Thema „Pessimist oder Optimist?" soll sich der Klient darüber bewusstwerden, was eine pessimistische von einer optimistischen Verarbeitung von Lebensereignissen unterscheidet (vgl. „Arbeitsblatt 1: Optimist – Pessimist" auf Seite 150 und Online-Materialien). Darüber hinaus soll formuliert werden, wie sich ein Optimist zu einem Leben mit Tinnitus äußern würde. Abschließend soll noch besprochen werden, ob der Klient eher zu einer pessimistischen oder eher optimistischen Verarbeitungsweise von (Lebens-)Ereignissen neigt.

In der Anleitung dieser Übung kann der Therapeut zunächst mitteilen, dass die Begriffe Optimismus *(„Das Glas ist halb voll")* und Pessimismus *(„Das Glas ist halb leer")* zwei entgegengesetzte, übergeordnete, generalisierte, kognitive Verarbeitungsstile bezeichnen. Als Pessimisten könnte man Menschen mit überwiegend negativem Erklärungsmuster bezeichnen. Von der Lebensauffassung überwiegt eine Grundhaltung ohne positive Erwartungen und Hoffnungen. Dazu kommt die Befürchtung, dass eine Entwicklung zum Besseren nicht zu erwarten sei. Der Optimist dagegen betrachtet alles von seiner besten Seite und erwartet bzw. hofft, dass sich etwas zum Besseren entwickeln wird. Prinzipiell kann angenommen werden, dass Optimisten wie auch Pessimisten objektiv gesehen gleich viele Missgeschicke, Niederlagen wie auch Verluste erleben. Der Unterschied liegt in der subjektiven Verarbeitung von negativen Ereignissen begründet, die beim Optimisten bewältigungsorientiert ist:

Der Optimist glaubt daran, dass ihm vieles gelingen kann. Er glaubt an das Gute in sich und sucht nach dem „Glück im Unglück". Der Optimist findet erreichbare Ziele und nutzt die sich ihm bietende Chance. Er genießt die positiven Seiten des Lebens.

Eine Diskussion mit dem Klienten betreffend Optimismus und Pessimismus könnte folgendermaßen geführt werden:

- Woran erkennt man Pessimisten?
- Woran erkennt man Optimisten?
- Wie unterscheiden sich Optimisten von Pessimisten?
- Nennen Sie Sprüche, Redewendungen und Lebensmottos von Optimisten.
- Was wäre eine optimistische Einschätzung von einem (guten) Leben mit Tinnitus? Was würde jemand sagen, der davon ausgeht, dass er (auch) mit Tinnitus ein gutes Leben führen kann?
- Schätzen Sie sich eher als Pessimisten oder eher als Optimisten ein?

Primäres Ziel dieser Übung ist, die Ansichten des Klienten herauszuarbeiten, ohne diese infrage zu stellen oder gar zu modifizieren. Auch bei der Frage bezüglich des guten Lebens mit Tinnitus soll der Klient lediglich die Sichtweise eines Optimisten wiedergeben, ohne dadurch seine persönliche Meinung infrage zu stellen oder gar verändern zu müssen (vgl. „Arbeitsblatt 1: Optimist – Pessimist" auf Seite 150 und Online-Materialien).

Mein kognitiv-emotionaler Tinnitus-Merkzettel

In dieser Übung soll der Klient eine Einschätzung darüber fällen, ob seine Sichtweise auf sein Leben bzw. seine Zukunft mit Tinnitus eher von Befürchtungen (pessimistisch) oder eher von Zuversicht und Hoffnung (optimistisch) geprägt ist. Des Weiteren soll der Klient den Zusammenhang zwischen tinnitusbezogenen Bewertungen und Belästigung durch Tinnitus bzw. Bewältigung der Tinnitus-Belastung nachvollziehen können.

In der Anleitung zu dieser Übung wird der Klient gebeten, in komprimierter Form seine Meinung zu seinem Tinnitus darzustellen. Um dies auf prägnante Art und Weise zu bewerkstelligen, sollen folgende Sätze vervollständigt werden (vgl. „Arbeitsblatt 2: Mein kognitiv-emotionaler Tinnitus-Merkzettel“ auf Seite 151 und Online-Materialien):

- Mein Tinnitus wird ...
- Aufgrund von Tinnitus ...
- Mit Tinnitus werde ich ...

In der Regel werden an dieser Stelle eher pessimistische Meinungen geäußert, d.h. es überwiegen aktuelle sowie zukunftsbezogene Befürchtungen (z.B. (1) „Mein Tinnitus wird mir noch den letzten Nerv rauben.“, (2) „Aufgrund von Tinnitus kann ich nicht mehr so gut hören wie früher.“ und (3) „Mit Tinnitus werde ich nicht mehr leistungsfähig sein und dadurch wahrscheinlich meine Pflichten in Beruf wie auch Familie nicht mehr erfüllen können.“). In einem zweiten Schritt sollen nun zu den jeweiligen Aussagen noch die damit assoziierten *Gefühlszustände* identifiziert bzw. benannt werden (z.B. (1) wütend, (2) traurig und (3) ängstlich).

In einem weiteren Schritt empfiehlt es sich nun, auf den Zusammenhang zwischen tinnitusbezogenen Befürchtungen, Aufmerksamkeit auf den Tinnitus sowie Belästigung durch den Tinnitus einzugehen:

> Etwas, das mich bedroht, das mir Angst macht, dem ich hilflos gegenüberstehe, das ich nicht unter Kontrolle kriegen kann, das mich wütend macht, das sich ständig verschlechtern könnte, von dem ich hoffe, dass es weggeht bzw. aufhört, muss ich unter Beobachtung halten. Wie sollte ich sonst herausfinden, ob es noch da ist bzw. ob es lauter oder leiser geworden ist?! So hört man da öfter, genauer, differenzierter hin. Dadurch bleibt der Tinnitus jedoch im Vordergrund.

Falls erforderlich wird der Klient abschließend gebeten, seine pessimistischen Aussagen umzuwandeln bzw. anzupassen, genau so, als wären sie aus der Sicht eines Optimisten formuliert worden (z.B. (1) „Mein Tinnitus wird mit der Zeit (noch) erträglicher werden.“, (2) „Aufgrund von Tinnitus achte ich jetzt mehr auf mich.“ und (3) „(Auch) Mit Tinnitus kann ich ein gutes und erfülltes Leben führen.“). Analog zu dem zuvor beschriebenen Vorgehen sollen auch hier passende Gefühlszustände benannt werden (z. B.: (1) gelassen, (2) entspannt und (3) zuversichtlich). Der Klient wird abschließend gebeten, diesen *positiven* kognitiv-emotionalen Merkzettel öfter pro Tag durchzulesen, genau so, als könnte man die darin aufgeschriebenen Ansichten bereits glauben bzw. als wären diese schon eingetreten.

Bei Bedarf kann das Thema Zusammenhang zwischen tinnitusbezogenen Bewertungen und Grad bzw. Ausmaß der Belästigung durch Tinnitus auch mittels der folgenden metaphorischen Geschichte erläutert werden:

Stellen Sie sich vor, ein großer weißer Hund rennt mit ziemlicher Geschwindigkeit in Ihre Richtung. Vielleicht bellt er dabei auch noch ziemlich laut mit tiefer kräftiger Stimme und wedelt dabei mit seinem Schwanz. Bald ist er bei Ihnen ...

- Wie bewerten Sie diese Situation? Was geht Ihnen jetzt durch den Kopf? Was würden Sie dann fühlen? Was würden Sie dann tun?
- Wahrscheinlich wäre der Schreck groß. Sie würden die Situation als gefährlich einstufen. Gedanken wie „Mein Gott, hoffentlich beißt er mich nicht?!" würden sich förmlich aufdrängen und Sie spüren folgerichtig Angst, vielleicht sogar Panik.
- Vielleicht denken Sie auch: „Mein Nachbar lässt seinen Hund wieder frei herumlaufen!" Sie würden die Situation als ärgerlich bewerten und sind deshalb wütend.
- Sie könnten auch überlegen: „Rennt der Hund etwa auf mich zu?", würden folgerichtig die Situation als nicht eindeutig beurteilen und wären unruhig bzw. unsicher.
- Oder Sie denken: „Will der Hund mit mir spielen oder ist er feindlich gesinnt?!", würden die Situation als undurchsichtig einstufen und wären verwirrt.
- Sie könnten sich auch an das Sprichwort erinnern, „Hunde, die bellen, beißen nicht", und würden die Situation als ungefährlich bewerten und wären relativ unbekümmert.
- Oder Sie sind der Überzeugung, dass der Hund in Wahrheit gar nicht auf Sie zu rennt, beurteilen die Situation als persönlich unbedeutend und bleiben gelassen.
- Vielleicht sind Sie Hundezüchter bzw. vernarrt in Hunde und denken sich: „Wie schön, ein weißer Hütehund", bewerten die Situation als interessant und empfinden Freude.

Aber was genau hat diese Geschichte mit Ihrem Ohrgeräusch zu tun? *(Erklärung des Klienten abfragen.)* Vielleicht geht es Ihnen mit Ihrem Tinnitus genauso wie diesem Menschen, der diesen weißen Hund laut bellend auf sich zu rennen sieht:

- Wenn man denkt: „Das ist bedrohlich!", dann hat man Angst und vielleicht erscheint einem das Bellen dadurch noch lauter und man empfindet den Hund als riesig.
- Wenn man denkt: „Wer weiß, ob dieser Hund mich wirklich bedroht bzw. mir gefährlich werden kann?!", dann ist man unsicher, man schwankt zwischen Angst und Hoffnung und beobachtet den Hund ganz genau, um dessen Absichten herauszufinden bzw. um zu merken, ob er schon weggegangen ist.
- Wenn man der Überzeugung ist: „Dieser Hund ist wirklich ungefährlich" oder „Dieser Hund meint mich gar nicht", dann kann man aufatmen, wegschauen und sich möglichst entspannt den anderen Dingen des Lebens widmen. So kann es auch sein.

Bitte überlegen Sie in diesem Zusammenhang einmal: Welche Ansicht bzw. Meinung haben Sie von Ihrem Tinnitus? Wie beeinflusst diese Meinung Ihre Gedanken, Ihre Gefühle und Ihr Verhalten? Welche Konsequenzen hat Ihre Sicht des Tinnitus auf Ihr tägliches Leben?

Schädigende und Unterstützende Gedanken und Selbstgespräche

Bei dieser Übung soll sich der Klient seiner alltäglichen (wiederkehrenden/häufigen/üblichen) tinnitusbezogenen Gedanken und Selbstverbalisationen bewusstwerden, und einschätzen, ob täglich eher eine positive bzw. optimistische oder eher eine negative bzw. pessimistische Sichtweise überwiegt. Des Weiteren soll der Klient unterstützende Kognitionen und Selbstverbalisationen identifizieren, die ihm bei der Bewältigung von Tinnitus-Lautheit sowie -Belästigung unterstützen.

In der Einleitung zu dieser Übung kann dem Klienten mitgeteilt werden, dass dysfunktionale Gedanken und Selbstverbalisationen eine funktionale Anpassung an den Tinnitus erschweren oder gar verhindern, da diese entmutigen und dazu führen, dass man seine Aufmerksamkeit nicht vom Tinnitus weglenken kann. Deshalb soll an dieser Stelle eine möglichst vollständige Auflistung von alltäglichen tinnitusbezogenen Kognitionen sowie Selbstverbalisationen erfolgen („daily routines"), um anschließend daraus den persönlichen „Positiv zu Negativ Gedanken-Index" (= Verhältnis von ermutigenden zu entmutigenden tinnitusbezogenen Gedanken und Selbstverbalisationen) zu ermitteln. Darüber hinaus sollen i.S. einer horizontalen Verhaltensanalyse auch (1) typische Situationen (= externe Trigger) sowie (2) dysfunktionale Verhaltensweisen identifiziert werden, die in Verbindung mit diesen dysfunktionalen Kognitionen und Selbstverbalisationen stehen (vgl. Abbildung 24 sowie „Arbeitsblatt 3: Schädigende und unterstützende Gedanken und Selbstverbalisationen" auf Seite 152 und Online-Materialien).

Es handelt sich um die Situation/Aktivität	Schädigende Gedanken und Selbstverbalisationen	Nicht unterstützende Verhaltensweisen
Der Tinnitus ist morgens mal wieder laut.	Nicht schon wieder, hört das denn niemals auf? Heute wird ein ganz schlimmer Tag, ich weiß nicht, wie ich den durchstehen soll!	In sich hinein hören und den Tinnitus beobachten; meiden von Menschen.

Abbildung 24: Dysfunktionale Verhaltensweisen

Anschließend sollen geeignete Mutmacher (= unterstützende Gedanken und Selbstverbalisationen) identifiziert werden, welche in Zukunft die bislang überwiegenden negativen Kognitionen und Selbstverbalisationen ersetzen könnten. Dabei ist zu betonen, dass es nicht darum geht, sich etwas „schönzureden", sondern vielmehr, sich angemessen „mental" zu unterstützen – d.h. mit sich selbst genauso hilfreich umzugehen, als würde man einem guten Freund in Not beiseite stehen:

Durch positive Gedanken schaffen wir mittel- bis langfristig die Basis für eine erfolgreiche Krankheitsbewältigung und schaffen Zuversicht, sodass die Belästigung durch den Tinnitus immer mehr abnehmen kann. Durch positives Denken unterstützen wir uns, angenehme und hilfreiche Schwerpunkte im Leben zu setzen: Die Aufmerksamkeit kann sich auf andere wichtige Lebensbereiche richten. Wir motivieren uns zum Handeln und können somit aktiv werden, um die Belästigung durch den Tinnitus zu überwinden und an diesen zu gewöhnen.

Analog zu dem oben beschriebenen Prozedere sollten nicht nur Mutmacher, sondern dazu auch passende hilfreiche Verhaltensweisen identifiziert werden (vgl. Abbildung 25).

Der Klient wird abschließend gebeten, sich seine Mutmacher öfter pro Tag zu vergegenwärtigen und sich diese vorzusagen, auch wenn „alles in Ordnung ist", d.h. ohne direkten Anlass bzw. situativen Trigger (bei Bedarf finden sich weitere selbstunterstützende Sätze auf dem „Arbeitsblatt 5" im Modul Entspannung, vgl. Kapitel 3.2.1).

Ein wichtiger Hinweis zum Schluss: Es ist nicht davon auszugehen, dass man schnell seine Meinung zum (Leben mit) Tinnitus ändern kann. *Umdenken braucht Zeit.*

Es handelt sich um die Situation/Aktivität	Mutmacher	Hilfreiche Verhaltensweisen
Der Tinnitus ist morgens mal wieder laut.	Nur ruhig Blut, das wird nicht so bleiben, die Ohrgeräusche werden heute im Laufe des Tages auch wieder in den Hintergrund treten.	Sofort aufstehen, Musik anmachen („einen Klangteppich um sich bilden"), frühstücken und aktiv in den Tag starten mit einer strammen Runde Walking im Wald.

Abbildung 25: Hilfreiche Verhaltensweisen

Aber genauso wenig, wie man einen guten Freund im Stich lassen würde, gilt es, sich *so lange* mit Worten und Taten hilfreich und unterstützend zur Seite zu stehen, bis man wieder mehr Mut gefasst hat und sich vorstellen kann, dass auch mit Tinnitus ein gutes Leben möglich ist.

Negative Gedankenlawine stoppen

Der Klient soll mittels dieser Übung eine bewährte und zugleich wirkungsvolle Methode zur Unterbrechung einer „negativen Gedankenlawine" kennenlernen (vgl. Abbildung 26). In der Anleitung zu dieser Übung sollte zunächst mitgeteilt werden, dass Betroffene häufig davon berichten, dass sie nicht von einzelnen, sondern vielmehr von einer Vielzahl aufeinander folgender negativer Gedanken und Selbstverbalisationen „heimgesucht" werden. Im nächsten Schritt sollten klientenspezifische Gedankenlawinen identifiziert und notiert werden, z.B. anhand des Beispiels in Abbildung 26 (vgl. auch „Arbeitsblatt 4: Negative Gedankenlawinen stoppen" auf Seite 153 und Online-Materialien).

Zum eindrücklichen Demonstrieren der Wirksamkeit der Gedanken-Stopp-Technik, empfiehlt sich, diese im Voraus nicht zu erläutern. Stattdessen wird der Klient gebeten, sich zu Demonstrationszwecken seine Gedankenlawine in einer Endlosschleife „still im Kopf vorzusagen". Nach einer Minute Endlosschleife ruft dann der Kursleiter plötzlich laut und bestimmt: „Stopp!", was erfahrungsgemäß beim Klienten zu einer momentanen Unterbrechung der dysfunktionalen Gedankenkette führt (vgl. Abbildung 27).

Anschließend wird der Klient gebeten, das Ganze in eigener Regie zu wiederholen, d.h. unmittelbar beim Auftreten eines unerwünschten Gedankens das Wort: „Stopp!" laut bzw. in Gedanken auszusprechen. Des Weiteren kann es hilfreich

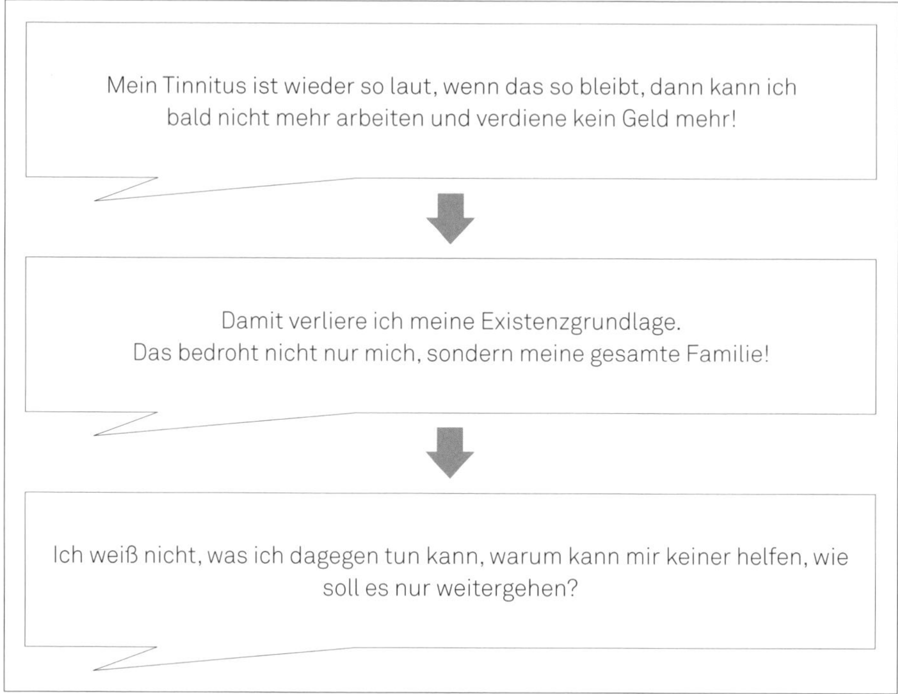

Abbildung 26: Exemplarische negative Gedankenlawine

sein, sich dabei ein rotes Stopp-Schild vorzustellen und/oder eine entsprechende markante Stopp-Bewegung mit der Hand auszuführen.

Der Klient sollte noch darüber informiert werden, dass negative Gedankenlawinen äußerst hartnäckig dein können, d.h. sich erst durch mehrmaliges Vorsagen von „Stopp!" unterbrechen lassen. Darüber hinaus sollte mitgeteilt werden, dass die Gedankenstopp-Technik zwar wirksam eine Gedankenlawine unterbrechen kann, aber nicht zu einer veränderten positiven Denkweise führt. Dazu ist es notwendig, dass man sich nach der Ausführung der Gedanken-Stopp-Technik etwas Ermutigendes, Positives sagt. Deshalb sollte abschließend mit dem Klienten besprochen werden, welchen passenden Mutmacher (z.B. „Alles wird gut."; „Kopf hoch, das wird schon wieder."; „Ich vertraue auf meine innere Stärke."; „Die Ohrgeräusche werden nicht den ganzen Tag ausfüllen!"; „Es wird auch wieder bessere Tage geben." – vgl. dazu auch „Arbeitsblatt 3: Schädigende und unterstützende Gedanken und Selbstverbalisationen") er sich anschließend zu sich selbst sagen kann. Bei Bedarf kann das Ganze auch durch eine atembezogene Kurzentspannung ergänzt werden (z.B. Sich laut und bestimmt „Stopp!" sagen, dann kurz durchatmen, sich anschließend sofort seinen Mutmacher vergegenwärtigen und anschließend eine bewährte Kurzentspannung durchführen; vgl. dazu das Modul Entspannung in Kapitel 3.2.1).

Um was geht es? (Wahrnehmung)	Entmutigender Gedanke		Unterstützender Gedanke
Der Tinnitus ist morgens mal wieder laut.	Nicht schon wieder, hört das denn niemals auf? Heute wird ein ganz schlimmer Tag, ich weiß nicht, wie ich den durchstehen soll!	STOPP!	• Alles wird gut! • Kopf hoch, das wird schon wieder! • Ich vertraue auf meine innere Stärke! • Die Ohrgeräusche werden nicht den ganzen Tag ausfüllen! • Es wird auch wieder bessere Tagen geben!

Abbildung 27: Stopp-Technik

Eine weitere bzw. alternative Möglichkeit, negative Gedankenlawinen zu unterbrechen, liegt darin, etwas Paradoxes bzw. scheinbar Unpassendes zu tun: Üblicherweise bedingen negative Gedanken und Selbstverbalisationen auch einen dysphorischen Gesichtsausdruck. Deshalb kann der Klient gebeten werden, zusätzlich zu dem oben beschriebenen Prozedere bei dysphorischen Gedanken (-Ketten) seine Gesichtsmuskulatur so zu aktivieren, als würde er lächeln:

Bitte denken Sie etwas Belastendes. Vielleicht einen der entmutigenden Gedanken. Wenn Sie sich dabei vor einen Spiegel stellen, dann können Sie dabei auch ihren Gesichtsausdruck beobachten. Wahrscheinlich entspricht Ihr Gesichtsausdruck Ihrem negativen Gedanken. Spüren Sie dabei auch Ihrer Empfindung nach, dem Gefühl und dem Abdruck, der dieser Gedanke in Ihrem Körper hinterlässt. [...] Dann schütteln Sie sich kurz und beenden die Übung vorläufig. Treten Sie einen Schritt zur Seite. Machen Sie eine kurze Pause. Nehmen Sie Abstand. [...] Denken Sie jetzt noch mal den vorherigen Gedanken. Achten Sie dabei darauf, dass Ihre Mundwinkel konsequent nach oben zeigen. Genau so, als würden Sie lächeln. Auch wenn Ihnen nicht danach zumute ist. Lächeln Sie weiter. Übertreiben Sie ruhig, es ist ja schließlich eine Übung. Bis Sie merken, dass Sie den negativen Gedanken nicht länger aufrechterhalten können, Sie ihn buchstäblich weg gelächelt haben.

Hilfreicher Selbstumgang

Mittels dieser Übung soll dem Klienten bewusstwerden, ob er (insbesondere in schwierigen Zeiten) sich selbst adäquat beisteht. Die Figur des „besten Freundes" ermöglicht es, dieser Beziehung zu sich selbst eine prägnante Gestalt zu geben und sie damit zu externalisieren. Bei Bedarf soll dann der aktuelle Interaktionsstil mit sich selbst verändert werden, damit zukünftig eine adäquate Selbstunterstützung stattfindet.

In der Anleitung dieser Übung kann dem Klienten erklärt werden, dass es hilfreich sein kann, mal so zu tun, als wäre man nicht eine, sondern zwei verschiedene Personen. Diese zwei Personen kennen sich schon sehr lange und pflegen ein enges, freundschaftliches Verhältnis zueinander. Von dieser Annahme aus soll der Klient nun aus seiner Sicht darstellen (d.h. sagen und/oder aufmalen), wie beste Freunde miteinander umgehen, insbesondere auch in turbulenten bzw. schwierigen Zeiten:

Wie würden Sie folgende Fragen beantworten? Was tun beste Freunde füreinander? Was sagen sich beste Freunde? Wie stehen sich beste Freunde bei, insbesondere in schwierigen Zeiten?

In einem zweiten Schritt soll dann eingeschätzt werden, ob man auch so „tröstend, unterstützend, Mut machend" mit sich selbst umgeht, oder ob dieser Selbstumgang (insbesondere in Krisen geprägten Zeiten) eine Korrektur benötigt. Deshalb soll der Klient abschließend überlegen, wie er in Zukunft sich selbst ein *bester* Freund sein kann:

Stellen Sie sich also die folgenden Fragen: Wie kann ich in Zukunft mein bester Freund sein? Was sage ich dann zu mir? Was tue ich dann für mich?

Bezogen auf den Umgang mit Tinnitus kann die Frage auch folgendermaßen gestellt werden:

Oder fragen Sie sich Folgendes: Wie möchte ich in Zukunft mit mir umgehen, wie stehe ich mir bei, was sage ich mir zum Trost/zur Unterstützung, damit ich – auch mit Ohrgeräusch – ein gutes Leben führen kann?

Der Klient kann seine Überlegungen/Antworten zu den oben gestellten Fragen auf dem „Arbeitsblatt 5: Hilfreicher Selbstumgang" (vgl. Seite 154 und Online-Materialien) dokumentieren.

Dem Tinnitus eine neue Bedeutung geben

Für viele Klienten ist der Tinnitus überwiegend negativ konnotiert (z. B. „... wird mein Leben noch ruinieren"; „... entzieht sich komplett meiner Kontrolle", vgl. dazu auch „Arbeitsblatt 2: Mein kognitiv-emotionaler Tinnitus-Merkzettel") und wird als Eindringling bzw. als Gefahr bewertet. Diese negative Einschätzung des (Lebens mit) Tinnitus führt u. a. dazu, dass das Ohrgeräusch im Fokus der Aufmerksamkeit bleibt und deshalb auch als lauter empfunden wird.

Allerdings gibt es auch immer wieder Klienten, die ihrem Ohrgeräusch durchaus eine positive Funktion zuschreiben, i. S. von „Mein Tinnitus hat mir durchaus was Wichtiges mitzuteilen". Diese Klienten berichten beispielsweise, dass ihr Ohrgeräusch immer dann in der Lautheit zunimmt, wenn ihnen der „Stress" zu viel wird (vgl. dazu auch das Modul Stressmanagement in Kapitel 3.2.4). Der Tinnitus wird somit zum „Warnsystem", der darauf hinweist: „... dass ich mich überlastet habe", „... dass ich dabei bin, mich zu überfordern", „... dass ich mehr Zeit für Pausen und Regeneration einplanen muss", „... jetzt mal eine Auszeit zu nehmen.", „... mehr an mich zu denken", „... etwas nicht so wichtig zu nehmen", „... dass ich aktuell zu viel um die Ohren habe", „... einen Gang runterzuschalten", „... dass es einen Konflikt gibt" oder „... den Mund aufzumachen und meine Meinung zu sagen."

Da es leichter fällt, etwas zu akzeptieren, wenn es als sinnvoll, hilfreich oder nützlich bewertet wird, soll der Klient bei der Entwicklung einer neuen positiven Sicht auf sein Ohrgeräusch unterstützt werden, z. B. mittels der folgenden Frage:

> Wenn der Tinnitus Ihnen etwas Wichtiges zu sagen oder mitzuteilen hätte, zumindest für bestimmte Situationen oder Momente in Ihrem Leben, was könnte das sein?

Alternativ dazu kann dieses Thema auch folgendermaßen angesprochen werden:

> Stellen Sie sich vor, bei Ihnen klingelt es an der Tür und da steht jemand, der ganz aufgeregt ist. Er möchte Ihnen etwas Wichtiges mitteilen, Sie vielleicht auf etwas Bedeutsames hinweisen. Immer, wenn dieser Anlass eintritt, wird er wieder bei Ihnen vorbeischauen. Solange Sie nicht verstehen, was er Ihnen zu sagen hat, wird er weiter auf Sie einreden. Solange Sie ihm nicht aufmachen, wird er wahrscheinlich weiter an Ihrer Tür klingeln. Denn er hat Ihnen etwas Wichtiges zu sagen, und er möchte etwas Gutes für Sie tun. Was könnte das sein?

Sinnvoll sind hier alle Antworten, die den Tinnitus als „Bodyguard" bezeichnen, der sich bei Gefahren, Konflikten oder Problemen deutlich hörbar meldet. Der

Tinnitus bekommt so eine alternative positive Funktion („Alarmanlage“) zugewiesen, da er auf etwas aufmerksam macht, was ansonsten vielleicht nicht angemessen beachtet worden wäre (vgl. „Arbeitsblatt 6: Dem Tinnitus eine neue Bedeutung geben“ auf Seite 155 und Online-Materialien).

3.2.3 Modul Innere Ressourcen

Das Modul dient dazu, dem Patienten zu vermitteln, wie er innere Ressourcen (wieder-)entdecken und diese adäquat einsetzen kann. Für die Durchführung des Moduls Innere Ressourcen werden folgende Materialien benötigt:

Modul Innere Ressourcen – Materialien (vgl. Online-Materialien)
• Arbeitsblatt 1: Meine Stärken und Kompetenzen • Arbeitsblatt 2: Meine Erfolgserlebnisse im Leben • Arbeitsblatt 3: Innere Ressourcen und gut leben mit Tinnitus

3.2.3.1 Einleitung

Der Begriff: „Innere Ressourcen“ bezeichnet die guten Eigenschaften *Fähigkeiten, (Handlungs-) Kompetenzen, Stärken und Talente eines Menschen,* die er einsetzen kann, um eine bestimmte Aufgabe zu lösen oder ein bestimmtes Ziel zu erreichen. Zum Zeitpunkt der Kontaktaufnahme mit dem medizinischen wie auch psychosozialen Hilfesystem erleben sich viele Tinnitus-Betroffene als „gescheitert“, da – trotz aller persönlichen Bemühungen – das Ohrgeräusch weiterhin als „sehr belastend und unerträglich laut“ erlebt wird. Dieser Umstand wirkt sich häufig negativ auf das Selbstbild (z. B. „Offensichtlich bin ich nicht stark genug, um es mit Tinnitus aufzunehmen.“) sowie die Selbstwirksamkeitsüberzeugung (z. B. „Ich kann nichts gegen meinen Tinnitus tun.“) des Klienten aus, was wiederum einen konstruktiven Umgang mit den Ohrgeräuschen zumindest erschwert oder sogar gänzlich verhindert. Dies bedeutet, dass dem Klienten zu diesem Zeitpunkt seine guten Eigenschaften, Fähigkeiten, Handlungs-Kompetenzen, Stärken und Talente häufig *nicht mehr bewusst sind.*

Sich die eigenen inneren Ressourcen bewusst zu machen kann zu einem positiveren (besserem/stabilerem) Selbstbild wie auch zu einer verstärkten Selbstwirksamkeits-Überzeugung führen. Aus den genannten Gründen soll der Klient bei der (Wieder-) Entdeckung seiner inneren Ressourcen (guten Eigenschaften, Fähigkeiten, [Handlungs-] Kompetenzen, Stärken und Talente) unterstützt werden. Des Weiteren soll mit dem Klienten besprochen werden, wie er seine inneren Ressourcen (noch besser) für sich nutzen kann, um mit seinem Ohrgeräusch auf adaptive Art und Weise umzugehen und dadurch ein „gutes Leben mit Tinnitus zu führen“.

Als Einstieg in dieses Thema können mit dem Klienten folgende Leitfragen besprochen werden:

- Welche *guten Eigenschaften* (Fähigkeiten/Kompetenzen/Stärken/Talente) eines Menschen (= inneren Ressourcen) fallen Ihnen ein?
- Wofür/wozu sind diese im Alltag nützlich?
- Woran erkennt man, dass jemand eine bestimmte *gute Eigenschaft* (Fähigkeit/Kompetenz/Stärke/Talent) aufweist? Wie verhält sich dieser Mensch? Was denken Sie, was sagt dieser Mensch?
- Was zeichnet Menschen, die Sie mögen oder bewundern, aus?
- Was sind deren gute Eigenschaften?
- Welche persönlichen Stärken – (Handlungs-)Kompetenzen/Talente – weisen diese Menschen auf?

3.2.3.2 Durchführung

Die folgenden Übungen sind so gewählt, dass diese i. S. eines gestuften Trainingsprogramms nacheinander durchgeführt werden können. Genauso sinnvoll ist es, sich nur auf einzelne Übungen zu beschränken oder, in Abhängigkeit von den Bedürfnissen und Besonderheiten des Klienten, eine alternative Abfolge von der hier beschriebenen zu wählen.

Meine guten Eigenschaften, Stärken und Kompetenzen

Bei dieser Übung soll sich der Klient seiner *aktuellen* guten Eigenschaften, Stärken und Kompetenzen bewusstwerden und des Weiteren darüber nachdenken, wie ihm seine guten Eigenschaften bei der Bewältigung der Tinnitus-Belastung und einem guten Leben mit Tinnitus unterstützen können.

In der Anleitung zu dieser Übung kann der Therapeut zunächst darauf hinweisen, dass Menschen die Tendenz haben, sich überwiegend auf ihre Fehler, Defizite und Schwächen zu konzentrieren:

Wie ist das bei Ihnen?

In der Regel geschieht dies aus dem verständlichen Wunsch diese zu minimieren oder gänzlich abzustellen. Problematisch dabei ist, dass man dabei allzu häufig vergisst, dass man auch viele gute Eigenschaften aufweist. Diese sind hauptsächlich dafür verantwortlich, dass man Lösungen für anstehende Probleme findet und überwiegend „gut durchs Leben kommt“. Deshalb ist es sinnvoll, sich von Zeit zu Zeit seine guten Eigenschaften, Stärken, Kompetenzen, Fähigkeiten und Talente (wieder) ins Bewusstsein zu holen, z. B. anhand der folgenden Fragen:

- Was sind Ihre guten Eigenschaften?
- Was zeichnet Sie aus?
- Was können Sie gut?
- Wo liegen Ihre Stärken?
- Welche Fähigkeiten, Kompetenzen und Talente weisen Sie auf?

Es empfiehlt sich, dass der Klient seinen von ihm genannten *aktuellen* inneren Ressourcen (z. B. hilfsbereit, durchsetzungsfähig, ausdauernd) anhand von Beispielen aus seinem Alltag weiter konkretisiert, z. B.:

Wann waren Sie das letzte Mal hilfsbereit/durchsetzungsfähig/ausdauernd? Erzählen Sie mir dazu eine passende Geschichte aus Ihrem Leben.

Tabelle 6 listet dazu einige Beispiele auf (vgl. auch Teil A im „Arbeitsblatt 1: Meine Stärken und Kompetenzen" auf Seite 156 und Online-Materialien).

Tabelle 6: Beispiele für innere Ressourcen

Innere Ressource	Dazu passende Geschichte aus dem Leben
Hilfsbereit	Letzte Woche habe ich zufällig gesehen, dass eine ältere Dame, die im selben Mietshaus wohnt, sich mit schweren Einkäufen abmüht. Selbstverständlich bin ich zu Hilfe geeilt und habe ihr die Einkäufe in die Wohnung getragen.
Durchsetzungsfähig	Gestern wollte sich ein Mann ganz „dreist" in der Kinowarteschlange (nicht nur) an mir vorbei nach vorne drängen. Ich habe daraufhin gebeten, dass er sich bitte, wie wir alle, anstellen soll, was dieser dann kleinlaut auch gemacht hat.
Ausdauernd	Letzte Woche habe ich einen Schrank aufbauen müssen, ohne dafür eine Anleitung zu haben. Das Ganze hat entsprechend lange gedauert, weil ich überwiegend nach der „Versuch und Irrtum"-Methode vorgegangen bin und deshalb des Öfteren den (halbfertigen) Schrank wieder auseinanderbauen musste. Ich habe aber nicht aufgegeben und wahre Ausdauer gezeigt, sodass ich nach drei Stunden endlich mit dem Aufbau fertig geworden bin.

In einem weiteren Schritt soll der Klient auch mitteilen, welche guten Eigenschaften/Stärken/Kompetenzen (= innere Ressourcen) ihm aktuell von seinen guten Freunden/Bekannten zugesprochen werden, inklusive der dazu passenden berichteten Geschichten/Erlebnisse. Dieser Punkt kann gerne als „Hausaufgabe" mitgegeben werden, sodass der Klient eine möglichst aktuelle Fremdeinschätzung seiner inneren Ressourcen aus der Sicht seiner Freunde bzw. guten Bekannten erhält (vgl. auch Teil B im „Arbeitsblatt 1: Meine Stärken und Kompetenzen“ auf Seite 157 und Online-Materialien).

Es empfiehlt sich den Klienten zu bitten, sich in Zukunft täglich etwas Zeit zu nehmen und sich zu fragen: *„Welche meiner guten Eigenschaften/Stärken/Kompetenzen habe ich heute bemerkt? Wozu habe ich diese eingesetzt? Wobei haben mir diese geholfen? Was konnte ich deshalb schaffen? Welches gute Ergebnis konnte ich deswegen erzielen?“*.

Diese tägliche Routine soll den Klienten dabei unterstützen, den Zusammenhang zwischen einer gemeisterten Herausforderung *und* der dazu eingesetzten inneren Ressource herzustellen. Auf diese Art und Weise soll der Fokus weg von den Defiziten und (wieder) mehr und mehr auf die guten Eigenschaften/Stärken/Kompetenzen gerichtet werden.

Meine Erfolgserlebnisse im Leben

In der Anleitung zu dieser Übung kann der Therapeut darauf hinweisen, dass noch keiner an seinen Problemen gewachsen ist, sondern vielmehr an und mit seinen Lösungen. Gerade in einer erfolgreichen Problemlösung steckt viel „Information“ für die künftige Lösung von anstehenden Herausforderungen/Anforderungen [oder Problemen – je nach Sichtweise]. Deshalb soll sich der Klient in diesem Programmpunkt nun mit seinen persönlichen Erfolgserlebnissen (= Problemlösungen) in seinem Leben beschäftigen, z. B. anhand der folgenden Fragen:

- Welche Probleme bzw. Herausforderungen oder Anforderungen in Ihrem Leben haben Sie bereits (wie) gemeistert?
- Welche persönlichen Ziele haben Sie bereits erreicht? Worauf sind Sie stolz?
- Welche schwierigen Lebensabschnitte/-zeiten haben Sie durchgestanden bzw. überwunden?
- Wie haben Sie das genau gemacht?
- Welche Ihrer inneren Ressourcen haben Sie dazu eingesetzt?

Mittels dieser Übung soll der Klient zum einen sich seiner (sicherlich vielen) lebensbezogenen Leistungen bewusstwerden und zum anderen einen Zusammenhang zwischen einer erfolgreichen Problemlösung *und* seiner dazu eingesetzten inneren Ressourcen herstellen. Tabelle 7 zeigt Beispiele für den Zusammenhang zwischen erfolgreicher Problemlösung und den dazu eingesetzten inneren Ressourcen.

Tabelle 7: Beispiele für Problemlösung unter Einsatz innerer Ressourcen

Problem/Herausforderung	Eingesetzte innere Ressourcen
Mittlere Reife	• fleißig • geduldig • ehrgeizig • wissbegierig
Schulden zurück gezahlt	• ausdauernd • verantwortungsbewusst • geduldig • kämpferisch

Der Klient soll auch in den nächsten Wochen auf (weitere) Erfolgserlebnisse achten, d.h. auf Situationen, bei denen er (Alltags-)Schwierigkeiten bewältigt, Hindernisse überwunden, Probleme gelöst und Ziele erreicht hat. In diesem Zusammenhang sollte auch überlegt werden, welche seiner inneren Ressourcen er dazu eingesetzt hat (vgl. „Arbeitsblatt 2: Meine Erfolgserlebnisse im Leben“ auf Seite 158 und Online-Materialien).

Innere Ressourcen und gut Leben mit Tinnitus

Es soll nun der hilfreiche Einsatz der inneren Ressourcen bei der Reduktion von Tinnitus-Belastung/-Belästigung besprochen werden. In der Anleitung zu dieser Übung kann der Therapeut den Klienten bitten, (nochmals) seine inneren Ressourcen zu nennen, idealerweise illustriert/konkretisiert anhand konkreter Ereignisse aus seinem Leben, z.B.:

> Wann waren Sie zum letzten Mal ausdauernd? Können Sie mir dazu eine konkrete Geschichte aus ihrem Leben/Alltag erzählen?

In einem zweiten Schritt soll nun mit dem Klienten besprochen werden, wie er seine guten Eigenschaften, Kompetenzen und Stärken (= innere Ressourcen) dazu einsetzen kann, um seine tinnitusbezogene Belastung zu senken und/oder um ein verträgliches, gutes Leben *mit* seinem Tinnitus zu führen.

Im Folgenden findet sich ein Beispiel für eine entsprechende themenbezogene Diskussion:

Beispieldialog

Th.: Welche guten Eigenschaften, Stärken und Kompetenzen (= innere Ressource) weisen Sie auf?

Pat.: Ich bin ausdauernd.

Th.: Wie können Sie diese innere Ressource einsetzen, um die empfundene Belästigung durch den Tinnitus zu reduzieren/leichter auszuhalten?
Pat.: Ich werde regelmäßig und beständig die Entspannungsübungen durchführen.
Th.: Wie unterstützen Sie die Entspannungsübungen bei der Bewältigung?
Pat.: Dann bin ich nicht mehr so nervös und irgendwie gelassener.
Th.: Ist Gelassenheit auch eine gute Eigenschaft von Ihnen? [...] Wie unterstützt Sie Gelassenheit bei der Bewältigung der empfundenen Belästigung durch den Tinnitus?
Pat.: Ich halt es besser aus, weil ich mir dann nicht so viele Sorgen mache.
Th.: In welchen Momenten/Situationen mit Tinnitus sind Sie noch irgendwie gelassen?
Pat.: Wenn ich mit dem Hund spazieren gehe.
Th.: Wie hilft Ihnen Spazierengehen/Ihre Freude an der Bewegung?

Der Klient kann seine so identifizierten, hilfreichen inneren Ressourcen auf dem „Arbeitsblatt 3: Innere Ressourcen und gut leben mit Tinnitus" (vgl. Seite 159 und Online-Materialien) dokumentieren.

3.2.4 Modul Stressmanagement

Das Modul dient dazu, dem Patienten zu vermitteln, interne und externe Stressoren zu erkennen und Maßnahmen zum Stressmanagement durchzuführen. Für die Durchführung des Moduls Stressmanagement werden folgende Materialien benötigt:

Modul Stressmanagement – Materialien (vgl. Online-Materialien)

- Arbeitsblatt 1: Externe und interne Stressoren
- Arbeitsblatt 2: Meine externen und internen Stressoren
- Arbeitsblatt 3: Rangreihe meiner alltäglichen Stressbelastungen
- Arbeitsblatt 4: Meine Stressbelastung
- Arbeitsblatt 5: Psychobiologie des Stresses – Die allgemeine Aktivierungsreaktion nach Selye
- Arbeitsblatt 6: Das Transaktionale Stressmodell nach Lazarus
- Arbeitsblatt 7: Die Rolle der Aufmerksamkeit
- Arbeitsblatt 8: Die Rolle der Aufmerksamkeit bei der Belastung durch Tinnitus
- Arbeitsblatt 9: Meine Stressoren und Stressreaktionen
- Arbeitsblatt 10: Die Belastungs-Entlastungs-Waage
- Arbeitsblatt 11: Stress lass nach – Meine Lösungen
- Arbeitsblatt 12: Unterstützende Gedanken und Selbstverbalisationen
- Arbeitsblatt 13: Meine Maßnahmen zur Erholung vom Stress

3.2.4.1 Einleitung

Viele Tinnitus-Betroffene geben an, dass sie ihr Ohrgeräusch „sehr stresst“. Darüber hinaus berichten viele Betroffene mit chronischem Tinnitus, dass psychosozialer Stress die Intensität ihres Ohrgeräusches weiter verstärken kann. So entsteht häufig der folgende Teufelskreis: Tinnitus verursacht Stress und der Stress verursacht mehr Tinnitus, was wiederum mehr Stress verursacht.

Um dieses negative Aufschaukeln zu unterbrechen, sollen im Folgenden *Grundlagen* zu den Themen Stress und funktionale Stressverarbeitung vermittelt werden. Der Klient soll seine internen und externen Stressoren *identifizieren* und *erkennen*, warum er sich in bestimmten Situationen oder bei bestimmten Anforderungen „gestresst“ fühlt. Des Weiteren sollen die Betroffenen bei der *Entwicklung* von funktionalen Stressbewältigungsstrategien unterstützt werden. Dabei soll der Blick nicht nur auf den Stressor Tinnitus gerichtet werden, sondern es sollen auch Belastungen identifiziert und bearbeitet werden, die unabhängig vom Ohrgeräusch auftreten bzw. existieren, denn: „an verschiedenen Fronten zu kämpfen reibt auf“.

Als Einstieg in dieses Thema können mit dem Klienten folgende Leitfragen besprochen werden:

- Was wissen Sie bereits zum Thema „Stress“?
- Woran merken Sie, dass Sie gestresst sind?
- Was spüren Sie dabei körperlich?
- Was sind typische Gedanken, wenn Sie gestresst sind?
- Was sind typische Gefühle, wenn Sie gestresst sind?
- Was sind typische Verhaltensweisen, wenn Sie gestresst sind?
- In welchen Momenten, in welchen Situationen, bei welchen Aktivitäten sind Sie gestresst?
- Was stresst Sie an diesen Momenten, Situationen, Aktivitäten?
- Zu was ist „Stress“ gut?
- Wann/Wie schadet „Stress“?
- Wie reagiert der Tinnitus auf Ihren Stress?
- Wie erklären Sie sich diesen Zusammenhang?
- Was sind Ihre Methoden, mit Stress umzugehen? Was bewirken diese Methoden?
- Für welche Bereiche/für welche Situationen bräuchten Sie neue Methoden zur Stressverarbeitung?
- Welche Möglichkeiten gibt es, dass einen etwas nicht mehr so „stresst“?
- Wie erholen Sie sich von stressvollen Ereignissen?
- Wie entspannen Sie sich nach stressvollen Ereignissen?
- Bitte vervollständigen Sie die folgenden Sätze: *„Stress ist für mich ...“*, *„Unter Stress ...“*, *„Mit Stress ...“*, *„Ich merke, dass ich Stress habe, weil ...“*, *„Ich gerate unter Stress ...“*.

3.2.4.2 Durchführung

Die folgenden Abschnitte mit den Inhalten „Edukation sowie Übungen zu den Themen Stress“ und „Stressmanagement“ sind so gewählt, dass diese i.S. eines gestuften Trainingsprogramms nacheinander durchgeführt werden können. Genauso sinnvoll ist es, sich nur auf einzelne Abschnitte bzw. Übungen zu beschränken oder, in Abhängigkeit von den Bedürfnissen und Besonderheiten des Klienten, eine alternative Abfolge von der hier beschriebenen zu wählen.

Edukation Stress

In den folgenden Abschnitten finden sich Informationen zum Thema Stress sowie zum Thema Stressreaktion, wobei im Einzelnen folgende Themen erläutert werden:

- Herkunft des Stressbegriffes,
- externe und interne Stressoren,
- Stressreaktion,
- Psychobiologie des Stresses – Die allgemeine Aktivierungsreaktion nach Selye,
- Rolle der Bewertung bei Stress – Das Transaktionale Stressmodell nach Lazarus,
- Die Rolle der Bewertung bei der (Stress-)Belastung durch Tinnitus,
- Stress und Aufmerksamkeit,
- Die Rolle der Aufmerksamkeit bei der Belastung durch Tinnitus,
- Zusammenfassung: Meine Stressoren und Stressreaktion,
- erfolgreiches Stressmanagement – Was kann ich als Betroffener selbst tun?

Die hier dargestellten grundlegenden Informationen zum Thema Stress sowie Stressreaktion sind so gestaltet, dass sie im Rahmen einer „Face to face“-Edukation direkt und interaktiv mit dem Klienten eingesetzt werden können (vgl. dazu die Arbeitsblätter 1 bis 9 auf Seite 160 bis 168 sowie die Online-Materialien und die Erläuterungen in den folgenden Abschnitten).

Herkunft des Stress-Begriffes

Das Wort „Stress“ leitet sich aus dem Lateinischen „stringere“ (= in Spannung versetzen/anspannen) sowie aus dem englischen „stress“ (= Druck, Anspannung, Beanspruchung) ab. Ursprünglich wurde der Begriff „Stress“ im technischen Bereich, genauer gesagt in der Werkstoff- bzw. Materialkunde verwendet: Dort spricht man von „Stress“, wenn Zug oder Druck auf ein Material ausgeübt werden. Wie leicht nachvollzogen werden kann, soll ein Gegenstand (wie beispielsweise eine Sitzmöglichkeit oder ein Brückenpfeiler) nach Möglichkeit sehr belastungsfähig sein, d.h. sich nicht leicht verziehen, verbiegen oder gar brechen lassen.

Genauso wie Materialien oder Werkstoffe können auch Menschen Druck, Belastungen oder Spannungen ausgesetzt sein. Wenn Menschen heutzutage von sich sagen: *„Ich habe Stress“* oder *„Ich fühle mich gestresst“*, dann drücken sie i.d.R. damit aus, dass sie aktuell einer hohen Belastung ausgesetzt bzw. sogar überlastet sind:

- Welchem Druck, Belastungen oder Spannungen sind Sie zurzeit ausgesetzt?
- In welchen Momenten, in welchen Situationen, bei welchen Aktivitäten fühlen Sie sich „gestresst“?
- Was bzw. wer setzt Sie unter „Stress“?

Eigentlich sollte man bei Menschen nicht von „Stress“ sprechen, sondern vielmehr von (externen und internen) Stressoren und Stressreaktionen. Mehr dazu in den nächsten zwei Abschnitten.

Externe und interne Stressoren

Alles was uns Stress macht wird als *Stressor* bezeichnet. Stressoren können von außen auf uns einwirken (z.B. Zeitdruck oder Termindruck, zu viele Aufgaben auf einmal, denen man nicht gerecht werden kann, Konflikte mit anderen Menschen, große finanzielle Verpflichtungen, übermäßige Verantwortung am Arbeitsplatz bzw. in der Familie usw.) oder in uns selbst liegen (z.B. negatives Denken; Selbstvorwürfe; Selbstzweifel; Sorgen über die eigene Zukunft; Versagensängste; Perfektionismus usw.) Entsprechend dieser Einteilung unterscheiden wir *externe* (= äußere oder außerhalb der Person begründete) von *internen* (= innere oder in einem selbst liegende) Stressoren.

Zu den externen Stressoren gehören Lebensbedingungen bzw. -umstände, die uns unter „Stress“ setzen, z.B. täglich anfallende Aufgaben in Beruf, Ausbildung oder Studium oder in der Familie, die Notwendigkeit Geld zu verdienen, Konflikte mit anderen Menschen, Zeitdruck, zu viele Aufgaben auf einmal, die zu erledigen sind, aber auch physikalische Stressoren wie Lärm oder Hitze (vgl. für eine bildlichen Darstellung „Arbeitsblatt 1: Externe und interne Stressoren” auf Seite 160 und für eine Auswahl von externen Stressoren „Arbeitsblatt 2: Meine externen und internen Stressoren” auf Seite 161 sowie die Online-Materialien).

Zu den internen Stressoren gehören alle Einstellungen und Denkgewohnheiten, die uns Kummer bereiten oder den Druck im Leben erhöhen. Dazu gehören z.B. negatives Denken, starke Selbstzweifel, Versagensängste, Selbstabwertungen, aber auch Perfektionismus (vgl. für eine bildlichen Darstellung „Arbeitsblatt 1” unten und für eine Auswahl von externen Stressoren „Arbeitsblatt 2” unten):

- Was sind Ihre externen Stressoren? (z.B. „Ich gerate in Stress, wenn ...“).
- Was sind Ihre internen Stressoren? (z.B. „Ich setze mich selbst unter Druck, indem ...“).

Der Therapeut kann dazu weiter erläutern:

In der Regel treten externe und interne Stressoren häufig zusammen auf und potenzieren sich dadurch auf negative Art und Weise: Der erlebte „Stress“ wird dadurch (noch) größer. Lassen Sie uns diesen Sachverhalt anhand des folgenden Beispiels erläutern: Stellen Sie sich vor, dass nicht mehr viel Zeit zur Abgabe einer wichtigen Arbeit vorhanden ist (Zeitdruck=externer Stressor). Dies allein würde schon ausreichen, damit man „gestresst“ ist. Erschwerend kommt aber noch hinzu, dass man auch noch von Selbstvorwürfen und Schuldgefühlen (= interner Stressor) geplagt ist: *„Ich bin ja selbst an diesem Schlamassel schuld, weil ich diese Arbeit wie immer viel zu spät in Angriff genommen habe“*.

Um sich einen Überblick über seine externen wie auch internen Stressoren zu verschaffen empfiehlt es sich, diese zunächst alle auf ein Blatt Papier zu schreiben *[vgl. „Arbeitsblatt 3: Rangreihe meiner alltäglichen Stressbelastungen” auf Seite 162 sowie die Online-Materialien]*. In einem zweiten Schritt ist dann zu entscheiden, wie schwer die jeweilige Belastung (= Stressor) im Alltag wiegt. Ganz konkret bedeutet dies, dass man seinen gewichtigsten bzw. schwersten Stressor an die Position 1 und den leichtesten, am wenigsten belastenden Stressor an die letzte Position setzt (z.B. an Position 10).

Eine weitere Darstellungsmöglichkeit für die Anzahl sowie die Gewichtung der externen wie auch internen Stressoren besteht in der Überführung dieser Rangreihe in ein sogenanntes „Tortendiagramm“ (vgl. „Arbeitsblatt 4: Meine Stressbelastung” auf Seite 163 sowie die Online-Materialien).

Stressoren lösen eine Stressreaktion aus. Mehr dazu im nächsten Abschnitt.

Die Stressreaktion

Wenn Menschen eine Stressreaktion zeigen, dann reagieren sie:
- psychisch (Gedanken/Gefühle, z.B. kreisende Gedanken, Denkblockaden, Konzentrationsstörungen, Angst, Wut),
- körperlich (z.B. Verspannungen, Schlafstörungen, Abgespanntheit) und
- im Verhalten (z.B. Appetitlosigkeit, Appetitsteigerung, Gereiztheit, Kopflosigkeit, Ruhelosigkeit, Desorganisiertheit) auf einen Stressor.

Der Therapeut kann fragen:

- Wie äußert sich bei Ihnen „Stress“?
- Was spüren Sie körperlich bei „Stress“?
- Was spüren Sie gefühlsmäßig bei „Stress“?

- Was geht Ihnen bei „Stress“ durch den Kopf?
- Was tun Sie bei „Stress“?

Aber wozu ist die Stressreaktion eigentlich gut? Mehr dazu im nächsten Abschnitt.

Die Psychobiologie des Stresses – Die allgemeine Aktivierungsreaktion nach Selye

Bei der Stressreaktion handelt es sich um ein angeborenes „archaisches“ psychosomatisches Reaktionsmuster, das bei Konfrontation mit einer tatsächlichen bzw. vermeintlichen Bedrohung/Gefahr aktiviert wird und uns in die Lage versetzen soll, eine tatsächliche oder vermeintliche Gefahr durch aktives Handeln (= Kämpfen oder Fliehen) zu bewältigen. Die Stressreaktion dient also dazu unser Überleben zu sichern, weil dadurch unser Körper und insbesondere unsere Muskulatur sehr schnell die für das Kämpfen oder Fliehen benötigte „Energie“ zur Verfügung gestellt bekommt. Der Körper wird also allgemein bzw. umfassend aktiviert, deshalb auch die Bezeichnung „allgemeine Aktivierungsreaktion“. Wie viele physiologische Abläufe wird auch die Stressreaktion durch verschiedene Hormone (insbesondere Adrenalin, Noradrenalin, Cortisol) gesteuert, die von verschiedenen Drüsen (z.B. der Nebennierenrinde sowie dem Nebennierenmark) in den Körper abgegeben werden.

Die körperliche Stressreaktion lässt sich nach Selye (1981) in vier Phasen aufteilen, die zeitlich aufeinanderfolgen: Alarmreaktion – Widerstandsphase – Erschöpfungsphase – Regenerationsphase (vgl. für eine bildlichen Darstellung das „Arbeitsblatt 5: Psychobiologie des Stresses – Die allgemeine Aktivierungsreaktion nach Selye“ auf Seite 164 sowie die Online-Materialien).

In der Alarmreaktion treten zunächst körperliche Veränderungen wie: Bradykardie, Senkung von Blutdruck und Muskeltonus auf, die sofort zu einer Gegenregulation und einem „Hochfahren“ des Systems durch verstärkte Ausschüttung von Nebennierenrinden- (Cortisol) und Nebennierenmarkhormonen (z.B. Adrenalin und Noradrenalin) führen. Die dadurch induzierten Veränderungen auf Körperebene sollen den Organismus in der Widerstandsphase befähigen, dem Stressor mittels Handelns erfolgreich zu begegnen. Dabei handelt es sich vorwiegend um Aktivitäten des sympathischen Nervensystems mit der Folge, dass u.a. Muskeltonus, Durchblutung der Muskulatur, Herzleistung, Blutdruck, Ausschüttung von Fett- und Glukosereserven so weit gesteigert werden, um ein größtmögliches Ausmaß an Energie und Wachheit für den unmittelbar bevorstehenden Kampf bzw. zur Flucht bereitzustellen. Des Weiteren werden auch die Schweißdrüsen aktiviert, damit wir bei körperlicher Betätigung besser gekühlt werden und damit länger „durchhalten“. Im Gegenzug werden alle körperlichen Vorgänge, die nicht zum unmittelbaren Reagieren benötigt werden, auf das notwendige Minimum reduziert. So werden beispielsweise Verdauung und Sexualfunktionen gehemmt, zeitweise kommt es auch zu einer Blockade von Denkprozessen (subjektiv gelegentlich als „Blackout" erlebt). Damit sollen unnötige Überlegungen verhindert werden (z.B. „Schlag ich zuerst da oder dort hin?"; „Renn ich in den rechten oder doch besser in den linken Weg?"), die ein erfolgreiches Handeln verzögern oder behindern würden. Diese Tatsache unterstreicht nochmals, dass eine Stressreaktion ursprünglich nur für die kurze Zeit gedacht war, um beispielsweise gegen eine Bedrohung zu kämpfen oder sich von dieser mittels Flucht in Sicherheit zu bringen.

Wenn die Auseinandersetzung mit einem Stressor zu lange anhält, zu viel Kraft gekostet hat oder sogar neue Stressoren hinzukommen („an verschiedenen Fronten kämpfen"), so kann der Organismus in die Erschöpfungsphase geraten. In dieser Phase kann die hohe Aktivierung der Widerstandsphase nicht weiter fortgeführt werden und es sollte schnellstmöglich eine Regenerationsphase eingeleitet werden, mit Fokus auf Ruhe und Erholung und mit vorherrschender parasympathischer Aktivierung. Falls in dieser Phase erneut Stressoren auftreten, so kommt es zu einer erneuten Aktivierung, obwohl auf psychischer wie auch auf körperlicher Ebene noch nicht ausreichend „Kraft getankt" werden konnte.

Zusammengefasst kann festgehalten werden, dass bei Exposition mit einem Stressor – zumindest aus evolutionsbiologischer Sicht – der Organismus bevorzugt auf Aktion bzw. Handlung ausgerichtet ist. Deshalb „erfordert" die körperliche Stressreaktion zum einen, dass die aufgebaute Anspannung in Aktion bzw. Bewegung umgesetzt bzw. motorisch abgebaut wird und zum anderen, dass nach Bewältigung dieser Anforderung ausreichend Erholungszeit zur Verfügung steht.

Der Therapeut kann sich nach Wegen der Stressbewältigung erkundigen:

- Wie lassen Sie „Dampf" ab?
- Was sind Ihre aktiven, bewegungsbezogenen Mittel zum Abbau von „Stress"?
- Was tun Sie, um sich vom „Stress" zu erholen?
- Was tun Sie, um sich (in Ruhe) zu entspannen?

Leider findet die Stressreaktion auch in *nicht* lebensbedrohlichen Situationen statt, z.B., wenn wir an der Ampel stehen und uns über „rot" ärgern, weil wir mal wieder zu spät kommen, oder auch wenn wir einen Vortrag halten und Angst haben, dass dieser von den Anwesenden als „schlecht" bewertet wird. Der Körper wird dann genauso hochgefahren bzw. auf „180" gebracht, als müssten wir um unser Leben kämpfen oder so schnell wie möglich fliehen, um uns in Sicherheit zu bringen. Es stellt sich also die Frage, warum die Stressreaktion auch in prinzipiell ungefährlichen Situationen aktiviert wird und damit z.B. Puls- und Blutdruck nach oben schießen, die Muskulatur angespannt wird und man „wie verrückt" zu schwitzen beginnt, obwohl es sich „nur" um ein Gespräch mit dem Vorgesetzten, eine Rede vor Kollegen oder um die Ausrichtung der Familienfeier handelt.

Aber warum „stresst" uns etwas oder jemand überhaupt? Mehr dazu im nächsten Abschnitt.

Die Rolle der Bewertung bei Stress – Das Transaktionale Stressmodell nach Lazarus

Eigentlich ist die Stressreaktion, zumindest in ihrer ursprünglichen Bedeutung, etwas Positives, denn sie stellt Energie bereit, um zu handeln. Diese Aussage mag schwer zu glauben sein, da viele Menschen die Erfahrung gemacht haben, dass es ihnen unter Stress nicht gut geht. Sie fühlen sich dann unruhig und psychisch angespannt, können nicht schlafen und machen sich Sorgen oder haben sogar Angst. Dabei gehen wir häufig davon aus, dass es in so einem Fall, allen so gehen würde. Aber das ist nicht so, weil Menschen kognitiv sowie emotional ganz unterschiedlich auf die „gleichen" Ereignisse reagieren.

Dies kann man beispielsweise anhand des folgenden Beispiels darstellen:

Warum freuen sich manche Menschen aufs Fallschirmspringen, während anderen schon bei der Vorstellung daran der „kalte Schweiß" ausbricht und sie sich erbittert zur Wehr setzen würden, damit sie ja nicht ins Flugzeug einsteigen müssen? Wahrscheinlich, weil Menschen mit Fallschirmspringen unterschiedliches verbinden: Vereinfacht dargestellt eher die Gefahr abzustürzen, weil z. B. der Fallschirm nicht aufgehen könnte, gegenüber der Vorstellung sich gleich „frei wie ein Vogel" zu fühlen und dabei ein unermessliches Glücksgefühl zu erleben.

- Was geht einer Person durch den Kopf, die stattdessen große Angst vor dem Fallschirmsprung hat?
- Wie müsste eine Person denken, was müsste sie glauben, um sich auf das Fallschirmspringen zu freuen?

Die Freude auf das Fallschirmspringen kommt dann am ehesten auf, wenn man daran glaubt, dass man die Situation bzw. den Sprung beherrschen und wohlbehalten wieder auf dem Boden ankommen wird. Man ist zwar vor dem Ausstieg aus dem Flugzeug auch ganz aufgeregt und innerlich unruhig, allerdings vor (Vor-) Freude auf den freien Fall und fühlt sich deshalb – trotz auftretender aktivierender Stresssymptome, wie z. B. Schwitzen und Pulsbeschleunigung – sehr gut. Keinen Spaß am Fallschirmspringen hat man dagegen, wenn man eher daran denkt, was alles schiefgehen kann und nicht wirklich Vertrauen in die Ausrüstung und/oder in seine Fertigkeiten hat.

„Stress" entsteht demnach in unserem Kopf: Uns „stresst", was wir als „stressig" einschätzen. Diesen Sachverhalt kann der Therapeut mittels des transaktionalen Stressmodells (Lazarus, 1999) noch etwas genauer erklären:

Man fühlt sich „gestresst", wenn man etwas als gefährlich und/oder bedrohlich bewertet (= primäre Bewertung), sich selbst in diesem Zusammenhang als hilflos und/oder machtlos einschätzt und deshalb nicht daran glaubt, das Ganze auszuhalten oder gar damit fertig werden zu können (= sekundäre Bewertung) *[vgl. zur bildlichen Darstellung das „Arbeitsblatt 6: Das Transaktionale Stressmodell nach Lazarus" auf Seite 165 sowie die Online-Materialien]*. Dies bedeutet, dass etwas bzw. jemand umso weniger bzw. kürzer Stress erzeugt, desto mehr wir an unsere Möglichkeiten zur Bewältigung glauben, die passenden Fertigkeiten parat haben und die Situation/Anforderung als nicht besonders bedrohlich bzw. als Herausforderung und für lösbar halten. Oder wie es Epiktet, ein griechischer Philosoph mit anderen Worten ausgedrückt hat: *„Was uns Menschen bewegt sind nicht die Dinge selbst, sondern die Ansicht, die wir darüber haben."*

- Gibt es etwas, was Ihre Bekannten oder Ihre Freundinnen und Freunde „stresst", Sie aber ganz cool lässt? Warum ist das so?
- Gibt es etwas was Ihren Bekannten oder Ihren Freundinnen und Freunden Angst bzw. Sorgen macht, Ihnen aber Freude bereitet? Warum ist das so?

Die oben genannten Bewertungsprozesse induzieren nicht nur „Stress", sondern haben darüber hinaus auch einen wichtigen Einfluss auf das Ausmaß der Belästigung durch Tinnitus. Mehr dazu im nächsten Abschnitt.

Die Rolle der Bewertung bei der (Stress-) Belastung durch Tinnitus

Vereinfacht dargestellt macht uns etwas dann „Stress", wenn wir es als Bedrohung oder Gefahr einschätzen (= primäre Bewertung) und nicht wirklich daran glauben, dass wir das Ganze bekämpfen, entfliehen oder gut damit leben können (= sekundäre Bewertung).

Daraus folgt, dass Tinnitus dann sehr „stresst", wenn dieser als gefährlich und/oder bedrohlich bewertet wird (z. B. „Mit Tinnitus werde ich kein gutes Leben führen können.", „Der Tinnitus wird sicher noch lauter werden.") und die eigenen Bewältigungsmöglichkeiten als gering bis nicht vorhanden eingeschätzt werden und man sich selbst deshalb ihm gegenüber als hilflos und/oder machtlos sieht (z. B. „Ich kann nichts tun, um die Belastung durch den Tinnitus zu reduzieren.", „Ich habe keinen Einfluss darauf, wie sehr ich mein Ohrgeräusch wahrnehme.", „Der Tinnitus ist stärker als ich."). Bei Bedarf finden sich weitere *schädigende Gedanken* und *Selbstgespräche* auf dem „Arbeitsblatt 3: Schädigende und unterstützende Gedanken und Selbstverbalisationen" im Kapitel 3.2.2.

Folgende Fragen können gestellt werden:

- Wie schätzen Sie Ihr Ohrgeräusch ein? Was genau an Ihrem Ohrgeräusch bereitet Ihnen „Stress“? (= primäre Bewertung)
- Was sind Ihre Möglichkeiten, um konstruktiv mit dem Tinnitus umzugehen? Als wie hilfreich (effektiv) schätzen Sie diese Strategien ein? (= sekundäre Bewertung)
- Was für einen Einfluss hat diese Bewertung auf Ihre Belastung durch Tinnitus?
- Handelt es sich um eine eher optimistische oder eher pessimistische Einschätzung Ihres (Lebens mit) Tinnitus?

Solange der Tinnitus als bedrohlich, gefährlich, ärgerlich, lästig usw. bewertet wird *und* man wenig bis gar keine Möglichkeiten sieht, um mit diesen konstruktiv umzugehen bzw. ein gutes Leben *mit* Tinnitus zu führen, bleibt die „Stress“-Belastung durch das Ohrgeräusch *hoch:*

- Wie denken Betroffene, die gut mit ihrem Tinnitus leben können?
- Was tun Betroffene, die gut mit ihrem Tinnitus leben können?
- Wie müssten Sie über Ihren Tinnitus denken, damit Sie gut mit diesem leben können?

Je weniger uns etwas „stresst“, desto weniger schenken wir ihm unsere Aufmerksamkeit. Mehr dazu im nächsten Abschnitt.

Stress und Aufmerksamkeit

Aufmerksamkeit ist die Lenkung des Bewusstseins auf eine bestimmte Empfindung oder Wahrnehmung, um diese bevorzugt zu betrachten. Die Aufmerksamkeit kann man sich dabei als „Taschenlampe“ vorstellen: es erleuchtet alles, was wir direkt anleuchten, während der Rest im Dunkeln bleibt, d.h. von uns nicht bemerkt bzw. beachtet wird. Dabei hängt es von den individuellen Vorlieben wie auch von situativen Faktoren (z.B.: ob es hell oder dunkel ist) ab, welcher unserer fünf Sinne eingesetzt wird. Sobald unsere Aufmerksamkeit sich auf etwas konzentriert, dann nehmen wir dies deutlicher (z.B. lauter, größer, im Vordergrund) wahr:

- Welche Ihrer fünf Sinne setzen Sie bevorzugt zur Wahrnehmung ein?
- Wenn sich Ihre Aufmerksamkeit plötzlich oder unerwartet auf etwas/jemand richtet, welcher Ihrer fünf Sinne ist dann bevorzugt aktiv?

Das Problem mit unserer Aufmerksamkeit ist, dass unsere Kapazitäten zur Verarbeitung von (Sinnes-) Reizen begrenzt sind *und* wir in jeder Situation von einer Vielzahl an Reizen umgeben sind, üblicherweise mehr, als wir zeitgleich wahrnehmen oder verarbeiten können. Da wir nicht immer auf alles gleichzeitig achten können, müssen wir deshalb immer wieder aufs Neue entscheiden, was wir in den Fokus der Aufmerksamkeit nehmen und was wir dagegen *nicht* mit unserer (Aufmerksamkeits-) Taschenlampe beleuchten, d.h. nicht beachten:

- Welche (Alltags-) Geräusche fallen Ihnen gar nicht mehr auf bzw. werden von Ihnen überhört?
- Welche (Alltags-) Geräusche sind Ihnen „egal"?

Tatsächlich wird vieles im Alltag von uns nicht gespürt, überhört oder übersehen: so „vergisst" man beispielsweise, dass die Brille (noch) auf der Nase sitzt. Genauso verhält es sich mit dem Ring am Finger, den man in der Regel nicht (mehr) spürt. Genauso wie die Brieftasche in der Hosentasche. Auch das rhythmische Ticken der eigenen Armbanduhr wird in der Regel ausgeblendet. Oder der eigene Herzschlag. Genauso wie die (Hintergrund-) Musik im Kaufhaus.

Stellt sich nun die Frage, was üblicherweise in den Fokus der Aufmerksamkeit genommen wird:

- Auf was richten Menschen ihre Aufmerksamkeit prinzipiell? Von was ist das abhängig? Warum ist das so?
- Auf was richtet sich *Ihre* Aufmerksamkeit prinzipiell? Von was ist das abhängig? Warum ist das so?

Vielleicht ist Ihnen schon aufgefallen, dass sich unsere Aufmerksamkeit ganz automatisch auf

- neuartige (= „könnte für mich interessant oder wichtig sein") sowie
- persönlich bedeutsame (= „ist für mich interessant oder wichtig") und als
- gefährlich (= „kann mir schaden") eingeschätzte Reize richtet *[vgl. zur bildlichen Darstellung das „Arbeitsblatt 7: Die Rolle der Aufmerksamkeit" auf Seite 166 sowie die Online-Materialien]*.

Diese prinzipielle Ausrichtung der Aufmerksamkeit ergibt durchaus Sinn, denn Menschen können nur rechtzeitig reagieren, wenn sie etwas oder jemanden überhaupt bemerken. Dafür müssen sie allerdings auch ständig auf der Hut sein (d.h. wach, aufmerksam, angespannt, unruhig), was sowohl mental wie auch körperlich anstrengend ist.

Die Ausrichtung der Aufmerksamkeit auf gefährlich eingestufte Reize ist, wie die Stressreaktion selbst, nichts Neues, sondern (wahrscheinlich) so alt wie die Menschheit selbst. Für unsere Vorfahren als Jäger und Sammler war es sicher überlebenswichtig, jedes Rascheln im Gebüsch, jede Bewegung im Augenwinkel, jede noch so kleine Fährte im Wald zu beachten, denn nur, wenn Feinde rechtzeitig erkannt wurden, konnte man mittels Stressreaktion (= allgemeine Aktivierungsreaktion) schnellstmöglich in die Lage versetzt werden, einer Gefahr mittels Flucht oder Kampf Herr zu werden:

- Auf welche Reize richtet sich Ihr „Gefahrenradar“?
- Welche Ihrer fünf Sinne benutzen Sie dazu bevorzugt?

Menschen verlassen sich zur Detektion von Gefahren üblicherweise auf ihren Sehsowie Hörsinn, wobei das Ohr in diesem Zusammenhang den Vorteil hat, dass es uns auch bei Dunkelheit oder wenn unsere Sicht z. B. durch dichte Vegetation eingeschränkt ist, vor dem Heranschleichen bzw. dem Angriff eines Feindes warnen kann. Das Ziel nicht „eiskalt“ überrascht zu werden ist heute noch genauso sinnvoll wie in früheren Zeiten, denn: Je früher man etwas bemerkt, desto schneller kann man darauf reagieren. Es ist also durchaus sinnvoll, alles das, was man als Bedrohung ansieht, aufmerksam im Auge oder Ohr zu behalten. Eigentlich verhält man sich diesbezüglich wie ein Soldat auf Wachposten, der die ganze Zeit aufmerksam seine Umgebung kontrolliert. Jeder der schon mal seine Umgebung auf mögliche Gefahren untersucht hat weiß, dass das Ganze nicht „tiefenentspannt“ abläuft, sondern dass man sich dabei üblicherweise in einer Alarmstimmung (= innerlich unruhig, angespannt, aufgeregt, besorgt, schreckhaft, schlaflos etc.) befindet. Aufmerksam zu sein kostet also Kraft und Nerven. Oder anders gesprochen, man muss auch regelmäßig vom Wachdienst abberufen werden, damit man sich wieder erholen kann:

- Was sehen Sie als Bedrohung an?
- Was sollte von Ihnen auf keinen Fall überhört oder übersehen werden?

Stellt sich nun die Frage, wann man es sich „leisten“ kann, seine Umgebung nicht mehr aufmerksam auf mögliche Gefahren zu untersuchen, sondern stattdessen endlich (!) abschalten, entspannen, ausruhen und sich erholen kann. Die Antwort darauf ist ganz einfach: Dies ist nur dann sinnvoll und möglich, wenn man fest daran glaubt in *Sicherheit* (= nicht in Gefahr) zu sein:

- Unter welchen Voraussetzungen fühlen Sie sich sicher und geborgen?
- Wo kommen Sie zur Ruhe? Was benötigen Sie dazu? Wie machen Sie das?
- Wie schalten Sie ab? Was benötigen Sie dazu? Wie machen Sie das?

Zusammenfassend kann gesagt werden, dass alles was als unbedenklich oder unbedeutend eingeschätzt wird, leichter zu übersehen oder zu überhören ist, da es von uns als „sicher“ angesehen wird. Oder anders ausgedrückt: alles was uns *nicht* „stresst“, wird *nicht* in den Fokus der Aufmerksamkeit genommen:

- Was sollte von Ihnen in Zukunft weniger aufmerksam beobachtet oder beachtet werden? Aus welchem guten Grund?
- Was sollte von Ihnen in Zukunft als „nicht gefährlich“ eingestuft werden? Aus welchem guten Grund?

Die automatische Ausrichtung der Aufmerksamkeit auf potenzielle Bedrohungen oder Gefahren spielt auch eine wichtige Rolle bei der Belastung durch Tinnitus. Mehr dazu im nächsten Abschnitt.

Die Rolle der Aufmerksamkeit bei der Belastung durch Tinnitus

„Eigentlich“ hätte ein chronisches Ohrgeräusch alle Merkmale, um dauerhaft überhört werden zu können: Es besteht schon einige Wochen oder sogar Monate, ist also bestens bekannt und (mehr oder weniger) immer zu hören. Darüber hinaus ist ein Ohrgeräusch – aus medizinischer Sicht – nicht gefährlich, könnte also auch aus sicherheitsbezogenen Gründen gut nicht beachtet werden. Warum kann es also von vielen Betroffenen nicht dauerhaft überhört bzw. ausgeblendet werden? Um diese Frage zu beantworten ist es sinnvoll, sich zunächst nochmals die Inhalte aus dem vorherigen Abschnitt ins Gedächtnis zu rufen.

Die Aufmerksamkeit richtet sich unter anderem auf alles, was von uns als ärgerlich, bedrohlich oder gar (lebens-) gefährlich einschätzt wird (vgl. hierzu nochmals „Arbeitsblatt 7“). Deshalb sollte an dieser Stelle zunächst geklärt werden, ob das eigene Ohrgeräusch als ärgerlich, bedrohlich oder gar gefährlich bewertet bzw. eingeschätzt wird:

- Wie bewerten Sie Ihren Tinnitus? Als eher ungefährlich/unbedeutend oder als eher bedrohlich/gefährlich/ärgerlich?
- Welche Gefühle empfinden Sie, wenn Sie Ihren Tinnitus wahrnehmen oder an diesen denken? (z. B. Angst, Traurigkeit, Verzweiflung, Ärger, Wut etc.)
- Welche Gedanken gehen Ihnen durch den Kopf, wenn Sie an Tinnitus denken oder diesen wahrnehmen?

Viele Betroffene erzählen in diesem Zusammenhang, dass Sie den Eindruck haben, dass Sie den ganzen Tag nur noch auf ihr Ohrgeräusch achten, ganz so, als würden sie nur noch aus Tinnitus bestehen und dass sie regelrecht „verlernt“ hätten, andere (angenehme) Geräusche oder Klänge wahrzunehmen:

- Was hören Sie gerne? Wann haben Sie dies zum letzten Mal bewusst wahrgenommen?
- Welche Geräusche oder Klänge führen dazu, dass der Tinnitus als weniger laut wahrgenommen und/oder in den Hintergrund tritt?

Alles was sich in dem Fokus der Aufmerksamkeit befindet, wird deutlicher (= schärfer, lauter, prägnanter) wahrgenommen – dies gilt genauso für den Tinnitus. Alles was man nicht mag oder sogar fürchtet, wird schlechter ausgehalten. Denken Sie in diesem Zusammenhang mal an ein Musikstück, das Sie gerne hören und eins, wo sich schon beim Gedanken daran Ihre „Nackenhaare aufstellen“: Sicher haben Sie auch schon mal Ihr Lieblingslied laut aufgedreht, würden aber niemals ein Musikstück das Sie gar nicht mögen, in der gleichen Lautstärke anhören wollen/können („Das ist unerträglich laut, mach es sofort leiser“). Wenn man Ihnen beide Musikstücke in der gleichen Lautstärke vorspielen würde, wäre es gutmöglich, dass Ihnen Ihr Lieblings-Musikstück gar nicht so laut oder Ihr „Hass-Musikstück“ unerträglich laut vorkommen würde.

Leider können wir unsere Aufmerksamkeit nicht bzw. nur schlecht von dem Ohrgeräusch weglenken, solange dieses von uns als wichtig und/oder gefährlich eingestuft wird. Dies bedeutet, dass der Tinnitus erst weniger aufmerksam betrachtet oder sogar „überhört“ werden kann, wenn er nicht mehr als „lebensbedrohliche Katastrophe“ eingeschätzt wird und man daran glaubt, dass auch mit Tinnitus ein gutes Leben möglich ist *[vgl. zur bildlichen Darstellung das „Arbeitsblatt 8: Die Rolle der Aufmerksamkeit bei der Belastung durch Tinnitus“ auf Seite 167 sowie die Online-Materialien]*.

- Wie müssten Sie denken oder was müssten Sie glauben, damit der Tinnitus von Ihnen nicht mehr als Gefahr/Bedrohung oder Ärgernis eingestuft wird?
- Wie müssten Sie denken oder was müssten Sie glauben, damit der Tinnitus Ihnen „egal“ wird?

Abschließend sei hier eine interessante Antwort eines Klienten auf die Frage, wie der Tinnitus einem egaler werden kann, dargestellt:

Beispiel

„Als Sie mir die Frage gestellt haben, wie mir mein Tinnitus egal werden kann, ist mir spontan ‚Sturmklingeln‘ eingefallen, was ja ein beliebter Scherz in meiner Kindheit war. Und ich habe mich an unseren Freundeskreis erinnert und daran, dass einige Erwachsene unseren Streich recht gelassen hingenommen haben und andere sich fürchterlich darüber aufgeregt haben. Aber trotz der ganzen Schelte haben wir damit nicht aufgehört, das hat uns nur noch viel mehr Spaß gemacht. Und so habe ich mir gedacht, wenn ich mich weiter aufrege, dann klingelt der Tinnitus einfach weiter Sturm, aber, wenn ich mich möglichst gelassen verhalte, dann verliert er wahrscheinlich bald das Interesse. Und jedes Mal, wenn er wieder lauter wird, denke ich mir jetzt: Klingelstreich, geht vorbei.“

Zusammenfassung: Meine Stressoren und Stressreaktion

Nach diesem interaktiv gestalteten Überblick zum Thema „Stress" soll nun abschließend ein zusammenfassender Blick auf die alltäglichen bzw. wiederkehrenden externen und internen Stressoren und der damit verbundenen Stressreaktion des Klienten gerichtet werden. Dies geschieht am besten ebenfalls in Diskussionsform, wobei als Leitfaden folgende Fragen genutzt werden können:

- Welche Anlässe, Ereignisse oder Situationen bereiten Ihnen Stress? (= externe Stressoren)
- Aus welchem Grund erleben Sie das als belastend? (= dysfunktionale Bewertungen oder Glaubensätze vs. interne Stressoren)
- Was denken, fühlen, spüren oder machen Sie dann? Wie reagieren Sie körperlich, emotional und gedanklich auf Stress? (= Stressreaktionen)
- Wo haben Sie das so gelernt? (= biografischer Bezug)
- Wie gehen Sie mit dem Stressor/Ihren Stressreaktionen um? (= Coping-Strategien)
- Was ist der Nutzen und was sind die Kosten dieses Vorgehens? (= operante Faktoren)
- Was müssten Sie denken bzw. tun, um bei diesem Anlass weniger in Stress zu geraten? (= Reappraisal)

Die so gefundenen Antworten können dann in die entsprechen Spalten auf dem „Arbeitsblatt 9: Meine Stressoren und Stressreaktionen" (vgl. Seite 168 sowie Online-Materialien) eintragen werden. Dabei soll zum einen zwischen externen und internen Stressoren unterschieden und zum anderen zwischen den verschiedenen kognitiven, emotionalen, körperlichen und verhaltensbezogenen Anteilen der Stressreaktion differenziert werden.

Edukation Stressmanagement

In den folgenden Abschnitten finden sich Informationen zum Thema Stressmanagement, wobei im Einzelnen die folgenden Themen besprochen werden:

- Erfolgreiches Stress-Management – Was kann ich als Betroffener selbst tun?
- Abbau/Reduktion von (internen und/oder externen) Stressoren,
- sich mental unterstützen,
- Maßnahmen zur Erholung und Regeneration vom Stress.

Erfolgreiches Stressmanagement – Was kann ich als Betroffener selbst tun?

Prinzipiell bedeutet erfolgreiches Stressmanagement einen Ausgleich zu schaffen zwischen dem was einen belastet und dem, was einen entlastet. Es handelt sich also um einen aktiv durchzuführenden Auskalibrierungsprozess, in dem man dafür sorgt, dass sich Belastungen und Entlastungen die Waage halten (vgl. für eine bildlichen Darstellung das „Arbeitsblatt 10: Die Belastungs-Entlastungs-Waage“ auf Seite 169 sowie die Online-Materialien).

Darüber hinaus gilt es sich besser mental zu unterstützen, damit man die (alltägliche) Stressbelastung besser aushält bzw. durchhält. Selbstverständlich empfiehlt es sich, ganz prinzipiell seine Stressoren zu reduzieren, sodass man insgesamt weniger „Stress“ ausgesetzt ist. Stellt sich nun die Frage, wie der Abbau von Stressoren, die mentale Unterstützung sowie die Erholung vom Stress konkret in die Tat umgesetzt werden kann. Mehr dazu in den nächsten Abschnitten.

Abbau/Reduktion von (internen und/oder externen) Stressoren

Bildhaft gesprochen kann man sich externe wie auch interne Stressoren als Gewichte vorstellen, die man Tag für Tag in seinem „Stress-Rucksack“ mit sich schleppt. Sicherlich wiegt nicht jeder Stressor gleich schwer, trotzdem kostet das alltägliche Schultern dieser Stress-Gewichte Kraft und auch Nerven.

Da es immer ratsam ist, mit möglichst leichtem Gepäck durchs Leben zu gehen, empfiehlt es sich deshalb im Rahmen eines Stressmanagements darüber nachzudenken, welche der externen und internen Stressoren („Gewichte im Stress-Rucksack“) man reduzieren oder gänzlich abbauen kann. Zu diesem Zweck ist es sinnvoll, sich zunächst einen Überblick über all seine externen und internen Stressoren zu verschaffen (siehe dazu die Abschnitte „Externe und interne Stressoren“ und „Zusammenfassung: Meine Stressoren und Stressreaktion“ oben sowie die Arbeitsblätter 1 bis 4 und Arbeitsblatt 9).

In einem nächsten Schritt ist dann zu überlegen, welche dieser externen und internen Stressoren man abbauen bzw. reduzieren kann, sodass die Stressbelastung im Leben spürbar abnimmt.

- Welche Ihrer externen Stressoren könnten Sie abbauen? Auf welche Art und Weise?
- Welche Ihrer internen Stressoren könnten Sie abschwächen oder abbauen? Auf welche Art und Weise?

Damit dieses Unterfangen erfolgreich ist, sollte man möglichst konkrete Lösungsvorschläge zum Abbau seiner externen wie auch internen Stressoren formulieren und diese nach und nach in die Tat umzusetzen (vgl. Beispiele in Tabelle 8 sowie „Arbeitsblatt 11: Stress lass nach – Meine Lösungen“ auf Seite 170 sowie die Online-Materialien).

Tabelle 8: Beispiele für den Abbau von Stressoren

Stressoren	Lösungsvorschläge
Zeitdruck (externer Stressor)	• Weniger Termine pro Tag einplanen.
Zu viele Aufgaben auf einmal, denen man nicht gerecht werden kann (externer Stressor)	• Abgabe/Delegation/Ablehnung von Aufgaben. • Gerechtere Verteilung von Aufgaben auf verschiedene Schultern.
Perfektionismus (interner Stressor)	• Mir sagen: „Ich bin gut genug!" • Mir sagen: „Auch wenn ich keine 100 % Leistung bringen kann, bin ich ein liebevoller und wertvoller Mensch."
Aufopferung (interner Stressor)	• Mir sagen: „Ich darf auch mal zuerst an mich denken!" • „Wenn es mir nicht gut geht, dann kann ich niemandem (mehr) helfen."

In diesem Zusammenhang ist es wichtig daran zu erinnern, dass eine Veränderung i.d.R. (1) Zeit und (2) Ausdauer benötigt:

Aber, wenn Sie Ihr Ziel (= Ihre Stressoren zu verringern oder einige davon ganz abzustellen) stetig und ausdauernd verfolgen, dann werden Sie damit auch Erfolg haben.

Selbstverständlich gilt es auch den Stressor Tinnitus nach Möglichkeit so zu verändern, dass er keine „mentale" Belastung mehr darstellt:

- Wie müssten Sie über (Ihr Leben) mit Tinnitus denken, damit dieser Sie nicht mehr „stresst"?
- Wie müssten Sie über Ihren Tinnitus denken, damit Sie gut mit diesem leben können?
- Wie müssten Sie über Ihre Möglichkeiten zum konstruktiven Umgang mit Tinnitus denken, damit dieser Sie nicht mehr „stresst"?
- Wie müssten Sie denken, was müssten Sie glauben, damit der Tinnitus von Ihnen nicht mehr als Gefahr/Bedrohung oder Ärgernis eingestuft wird?
- Wie müssten Sie denken, was müssten Sie glauben, damit der Tinnitus Ihnen „egal" wird?

Bei Bedarf kann zum Reframing des Tinnitus auf folgende Strategien Arbeitsblätter aus dem Modul Kognitionen und Selbstverbalisationen im Kapitel 3.2.2 zurückgegriffen werden (Auswahl):

- Arbeitsblatt 2: Mein kognitiv-emotionaler Tinnitus-Merkzettel
- Arbeitsblatt 3: Schädigende und unterstützende Gedanken und Selbstverbalisationen
- Arbeitsblatt 6: Dem Tinnitus eine neue Bedeutung geben

Sich mental unterstützen

Selbstverständlich gibt es auch Stressoren („Gewichte in meinem Stress-Rucksack"), die nicht veränderbar sind bzw. von denen man erst mal nicht glaubt, sie abbauen zu können. In diesem Fall lohnt es sich darüber nachzudenken wie man sich (noch) besser dabei mental unterstützen kann diese Belastungen auszuhalten bzw. durchzustehen („Den Stress-Rucksack besser tragen können"):

- Wie können Sie sich (noch) besser dabei unterstützen, Ihre Stressoren gut auszuhalten bzw. durchzustehen?
- Was können Sie sich zur Unterstützung sagen, damit Sie Ihren Stress (noch) besser aushalten bzw. durchstehen?

Die so gefundenen unterstützenden Sätze (z. B.: „Es wird auch wieder besser werden.", „Ich schaff das.", „Ich muss das nicht alleine durchstehen.") sollte man sich so oft wie möglich selbst vorsagen, genauso, als würde man einem guten Freund mit aufmunternden bzw. tröstenden Worten hilfreich zur Seite stehen (vgl. „Arbeitsblatt 12: Unterstützende Gedanken und Selbstverbalisationen" auf Seite 171 sowie die Online-Materialien).

Bei Bedarf kann zur „mentalen Unterstützung" auch auf Techniken und Strategien aus den folgenden Kapiteln zurückgegriffen werden (Auswahl):

- Modul Kognitionen und Selbstverbalisationen (vgl. „Arbeitsblatt 5: Hilfreicher Selbstumgang" im Kapitel 3.2.2).
- Modul Innere Ressourcen (vgl. „Arbeitsblatt 3: Innere Ressourcen und gut leben mit Tinnitus" im Kapitel 3.2.3).

Maßnahmen zur Erholung und Regeneration vom Stress

Da „Stress" anstrengend ist und Kraft (sowie „Nerven") kostet, ist es von großer Bedeutung, sich anschließend wieder vollständig davon zu erholen bzw. zu regenerieren:

- Was können Sie tun, um sich nach stressvollen Ereignissen zu entspannen?
- Was können Sie tun, um sich gut von Ihren Stressoren zu erholen bzw. zu regenerieren?
- Was können Sie tun, um nach stressvollen Ereignissen wieder zu Kräften zu kommen?

Die so gefundenen Maßnahmen zur aktiven wie auch passiven Regeneration nach alltäglichem wie auch außergewöhnlichem „Stress“ sollten auf der Prioritätenliste ganz weit oben stehen (vgl. „Arbeitsblatt 13: Meine Maßnahmen zur Erholung vom Stress“ auf Seite 172 sowie die Online-Materialien). Dabei ist zu bedenken, dass *gerade,* wenn man viel (Stress) „um die Ohren hat“, man mehr Zeit bzw. Maßnahmen zur Erholung und Regeneration einplanen sollte (z.B. „...wenn man viel Auto fährt und Benzin verbraucht, muss man oft nachtanken“, „...wenn man viel von einem Konto abhebt, muss man auch genauso viel wieder einzahlen“, „...wenn viel Wasser in das Schiff einströmt, muss die Pumpleistung erhöht werden“, „...wenn die Temperatur in einem System bis zu einem kritischen Wert steigt, muss dieses möglichst schnell wieder heruntergekühlt werden“).

Bei Bedarf kann zur Identifikation von weiteren regenerativen Maßnahmen bei der Stressbewältigung auf Techniken und Strategien aus dem *Modul Wohlfühlen* (vgl. Kapitel 3.2.5) sowie dem *Modul Entspannung* (vgl. Kapitel 3.2.1) zurückgegriffen werden.

3.2.5 Modul Wohlfühlen

Ziel des Moduls ist es, Patienten zu vermitteln, wie sie sich mit dem Tinnitus wieder wohlfühlen können. Für die Durchführung des Moduls Wohlfühlen werden folgende Materialien benötigt:

Modul Wohlfühlen – Materialien (vgl. Online-Materialien)

- Arbeitsblatt 1: Mehr Bewegung ins Leben bringen
- Arbeitsblatt 2: Meine positiven Aktivitäten
- Arbeitsblatt 3: Mit allen Sinnen genießen
- Arbeitsblatt 4: Meine guten sozialen Kontakte
- Arbeitsblatt 5: Meine Wohlfühlliste

3.2.5.1 Einleitung

Der Begriff subjektives Wohlbefinden beschreibt das selbst wahrgenommene Gefühl der Zufriedenheit mit seinem Leben. Viele Tinnitus-Betroffene berichten, dass Sie sich seit Auftreten des Ohrgeräusches mit und in ihrem Leben nicht mehr wohlfühlen. Dieser Umstand hat sicherlich viele Gründe; einer davon ist, dass unter Tinnitus viele der früher als „wohltuend“ erlebten Aktivitäten nicht mehr regelmäßig durchgeführt oder sogar ganz aufgegeben wurden. Das Leben engt sich mehr und mehr auf den Tinnitus bzw. die Behandlung des Ohrgeräusches ein, sodass man den Eindruck bekommt, dass es gar nichts anderes mehr zu erleben oder zu genießen gibt.

Deshalb soll der Klient bei der (Wieder-) Entdeckung sowie (Wieder-) Aufnahme von Wohlfühlmaßnahmen sowie -aktivitäten unterstützt werden, um damit seine Zufriedenheit in und mit seinem Leben wieder zu steigern. Des Weiteren soll mit dem Klienten besprochen werden, wie er auch mit Tinnitus ein gutes Leben führen kann.

Als Einstieg in dieses Thema können mit dem Klienten folgende Leitfragen besprochen werden:

- Was brauchen Menschen, um sich wohlzufühlen?
- Was machen Menschen, um sich wohlzufühlen?
- Woran merkt man, dass sich jemand wohlfühlt?
- Wie kann man andere dabei unterstützen, sich wohlzufühlen?
- Wie schaffen es Menschen, sich trotz bzw. mit Ohrgeräusch wohlzufühlen? Was müssen Sie dafür tun, was müssen sie dafür lassen?
- Woran merke ich, dass ich mich wohlfühle?
- Was mache ich konkret, um mich (mit mir) wohlzufühlen?
- Was brauche ich, damit ich mich wohlfühle?
- Wie kann ich mir das genehmigen/zugestehen/geben/herstellen/bekommen/erhalten?
- In welchen Momenten/bei welchen Aktivitäten fühle ich mich mit meinem Ohrgeräusch wohl?
- Satzergänzung: *„Wohlbefinden ist für mich ...“*, *„Zum Wohlfühlen brauche ich ...“*

3.2.5.2 Durchführung

Die folgenden Übungen sind so gewählt, dass diese i. S. eines gestuften Trainingsprogramms nacheinander durchgeführt werden können. Genauso sinnvoll ist es, sich nur auf einzelne Übungen zu beschränken oder, in Abhängigkeit von den Bedürfnissen und Besonderheiten des Klienten, eine alternative Abfolge von der hier beschriebenen zu wählen.

(Mehr) Bewegung ins Leben bringen

In dieser Übung soll der Klient darüber nachdenken, wie er (wieder) mehr Bewegung in sein Leben bringen kann. Viele Tinnitus-Betroffene berichten, dass Bewegung bzw. Sport sich positiv auf ihre Stimmungslage auswirkt und zu mehr Ausgeglichenheit sowie Wohlbefinden im Alltag führt. So kann man mittels körperlicher Betätigung auf funktionelle Art und Weise „Dampf ablassen" (d.h. Ärger, Wut, Frust, innere Unruhe abbauen) und – während der körperlichen Betätigung und/oder danach – einen Zustand von psychophysiologischer Entspanntheit wiederherstellen. Des Weiteren führt regelmäßige Bewegung bzw. sportliche Betätigung zu einer Steigerung an Leistungsfähigkeit und damit auch zu einer verbesserten Resistenz gegenüber alltäglichen Stressoren. Last but not least berichten viele Tinnitus-Betroffene von dem schönen „Nebeneffekt", dass das Ohrgeräusch während der Bewegung/sportlichen Betätigung nicht wahrgenommen, was als angenehm empfunden und ebenfalls zu einer Erhöhung des Wohlbefindens führt.

Eine Diskussion mit dem Klienten zum Thema bewegungsbezogenen Aktivitäten könnte mittels der folgenden Fragen geführt werden:

- Wann haben Sie sich zum letzten Mal bewegt bzw. sportlich betätigt? (z.B. Spazieren, Radeln, Schwimmen, Tanzen)
- Wie haben Sie sich währenddessen bzw. danach gefühlt?
- Was sind Ihre alltäglichen Möglichkeiten sich zu bewegen? (z.B. zu Fuß/mit dem Fahrrad zur Arbeit, Treppe anstatt Aufzug, abendlicher Spaziergang um den Block, Tanzen)
- Wie motivieren Sie sich zur Bewegung bzw. sportliche Aktivität?
- Bewegen Sie sich lieber in der Gruppe, d.h. unter Gleichgesinnten oder für sich allein?
- Welche Auswirkung hat Bewegung auf die Wahrnehmung und/oder Lautheit Ihres Ohrgeräusches?

In einem zweiten Schritt sollen nun konkrete bewegungsbezogene Maßnahmen identifiziert und überlegt werden, wann und wo diese durchgeführt werden können (vgl. Beispiele in Abbildung 28 sowie Teil A des „Arbeitsblatts 1: Mehr Bewegung ins Leben bringen" auf Seite 173 sowie die Online-Materialien).

Selbstverständlich sollte darauf geachtet werden, dass die vom Klienten geäußerten Vorschläge

- sicher (Ist ein ärztlicher Check-up bzw. Beratung vor Aufnahme des Bewegungsprogramms notwendig?),
- gesundheitsdienlich (Ist eine nur allmähliche Steigerung in Belastungsintensität und -dauer vorgesehen?) und

Arbeitsblatt 1 (Seite 1/2) Verhaltenstherapie – Modul Wohlfühlen

Mehr Bewegung ins Leben bringen

Teil A: Schreiben Sie bitte Ihre bevorzugten Möglichkeiten auf, wie Sie (wieder mehr) Bewegung in Ihr Leben bringen können.

Was möchte ich tun?	Wann und wo werde ich das tun?	Allein oder in Gesellschaft?
Aktive Bewegungspause während der Arbeitszeit	In der Mittagspause, 15 Minuten „um den Block gehen"	Da ich in einem Großraumbüro arbeite lieber allein.
Fahrrad Fahren auf dem Ergometer zu Hause	3x pro Woche, 15 bis 30 Minuten, beim Fernsehen	Allein (ein Tandem-Fahrrad-Ergometer habe ich leider nicht).
Um den Block „Walken" (Spazierengehen)	Jeden Abend, 20 Minuten, vor dem Bettgehen	Mit meiner Partnerin, dann können wir die Zeit zusätzlich nutzen, um über die Geschehnisse des Tages auszutauschen.
Tanzen	In meiner Wohnung, einfach die Lieblingsmusik aufdrehen und „loshüpfen" Jeden Mittwochabend zum Tango in eine Tanzschule in meiner Nähe.	Beides.

Abbildung 28: Beispiele für bewegungsbezogene Aktivitäten

- alltagskompatibel sind (z.B. das Auto weiter weg parken, Treppen anstatt des Fahrstuhls, öfter mal aufs Fahrrad umsteigen, die körperliche Aktivität kann zu Hause durchgeführt werden bzw. die Trainingsstätte oder der Ort sind gut zu erreichen).
- Des Weiteren erleichtern feste Termine (z.B. Montag-, Mittwoch- und Freitagnachmittag) bzw. die Durchführung des Trainings in
- Gesellschaft mit anderen, dass die bewegungsbezogenen bzw. sportlichen Aktivitäten regelmäßig durchgeführt und beibehalten werden.

Um den Fokus auf bewegungsbezogene Aktivitäten zu lenken empfiehlt es sich, dass der Klient für eine gewisse Zeit seine bewegungsbezogenen bzw. sportlichen Aktivitäten dokumentiert (Was habe ich getan? Wie ging es mir danach?). Hierzu kann Teil B des „Arbeitsblatts 1: Mehr Bewegung ins Leben bringen“ genutzt werden (vgl. Seite 174 sowie die Online-Materialien).

Alles was mir gut tut – Meine positiven Aktivitäten

Je häufiger man etwas unternimmt und erlebt, was einem gefällt, desto wohler fühlt man sich in und mit seinem Leben. Leider berichten viele Betroffene mit Tinnitus, dass sich viele ihrer Aktivitäten nur noch auf den Tinnitus beziehen, z.B. in Form von einer kontinuierlichen Suche nach neuen „erfolgversprechenden“ Behandlungsmethoden. Eine Hoffnung, die leider allzu oft enttäuscht wird. Der Verlust an angenehmen Aktivitäten wirkt sich negativ auf die Stimmung aus und erschwert zusätzlich das Sich-Wohlfühlen trotz oder mit Tinnitus. Deshalb soll nun mit dem Klienten besprochen werden, wie er wieder mehr „positive Aktivitäten“ erleben bzw. unternehmen kann.

Eine Diskussion mit dem Klienten zu diesem Thema könnte mittels der folgenden Fragen initiiert werden:

- Was tun Sie gerne?
- Welche Aktivitäten erleben Sie als angenehm?
- Welche Unternehmungen gefallen Ihnen?
- Was davon tun Sie am liebsten in Gesellschaft (von wem)?
- Was davon tun Sie am liebsten allein?

Falls der Klient Schwierigkeiten hat, dazu aktuelle Beispiele zu finden, kann diese Frage auch folgendermaßen abgewandelt werden:

Was haben Sie früher gerne Angenehmes erlebt, gemacht, unternommen?

Darüber hinaus soll auch überlegt werden, welche Aktivitäten/Unternehmungen ihm noch guttun könnten, auch wenn er diese bislang noch nicht ausprobiert oder umgesetzt hat. Für die Bearbeitung dieser Fragestellung kann dem Klienten auch eine Liste mit potenziell angenehmen Aktivitäten ausgehändigt werden. Auf dieser Liste kann zusätzlich angekreuzt werden, wie gerne (nicht/etwas/sehr) und wie häufig (nie/selten/oft) eine bestimmte Aktivität in den letzten vier Wochen auch unternommen wurde (vgl. „Arbeitsblatt 2: Meine positiven Aktivitäten" auf Seite 175 sowie die Online-Materialien). Abschließend sollte mit dem Klienten noch vereinbart werden, welche „seiner" so identifizierten positiven Aktivitäten er bis zum nächsten Treffen durchführen möchte/kann.

Mit allen Sinnen durchs Leben gehen

In dieser Übung soll mit dem Klienten darüber gesprochen werden, wie er (wieder mehr) mit all seinen Sinnen durchs Leben gehen kann. Viele Betroffene berichten, dass ihr Leben mehr und mehr von ihrem Ohrgeräusch dominiert wird, so als würde man nur noch aus „Tinnitus bestehen" und es nichts anderes bzw. Schönes mehr zu hören gäbe. Durch den subjektiv lauten, übermächtigen Tinnitus werden häufig auch die anderen Sinneskanäle (das Sehen/Riechen/Schmecken und Spüren/Fühlen) nur noch eingeschränkt bis gar nicht wahrgenommen. Da Genuss über die Sinne vermittelt wird, berichten viele Tinnitus-Betroffene auch diesbezüglich über eine reduzierte Erlebnisqualität, was sich zusätzlich negativ auf die Stimmung sowie Lebenszufriedenheit auswirkt. Aus den genannten Gründen soll mit dem Klienten erarbeitet werden, wie er wieder mehr „mit allen Sinnen" durchs Leben gehen und damit auch seine Genussfähigkeit wieder steigern kann.

Zum Einstieg in das Thema kann mit dem Klienten besprochen werden, was er prinzipiell gerne hört, spürt/fühlt, riecht, schmeckt oder sieht (vgl. Tabelle 9 sowie Seite 1 auf dem „Arbeitsblatt 3: Mit allen Sinnen genießen" auf Seite 178 sowie die Online-Materialien).

Tabelle 9: Beispiele für Wahrnehmungen über alle Sinneskanäle

Sinneskanal	Beispiele für positive Wahrnehmungen
Was höre ich gerne?	Das Lachen meiner Kinder; Alles von den Beatles; Komplimente; Meeresrauschen; Platzregen; etc.
Was spüre/fühle ich gerne?	Warmes Wasser auf der Haut; eine Umarmung von den Menschen die ich liebe; Massage; warmer Wind auf der Haut; meine Kakaobutter-Hautlotion etc.
Was rieche ich gerne?	Frisches Brot; Kaffee; die „erdige" Luft nach einem Sommerregen; frisches Heu etc.
Was schmecke ich gerne?	Schokolade; Salz auf der Haut; der Schaum auf einem guten Cappuccino etc.

Tabelle 9: Fortsetzung

Sinneskanal	Beispiele für positive Wahrnehmungen
Was sehe ich gerne?	Der erste Blick aus dem Fenster am Morgen; meine spielenden Kinder; Sonnenuntergänge; Action-Filme; Fotografien mit schönen Landschaften etc.

Um dieses Thema auch sinnlich erlebbar zu machen, können in diesem Zusammenhang auch praktische (Sinnes-) Übungen zum „bewussten Wahrnehmen" durchgeführt werden. Zu diesem Zweck werden dem Klienten Anschauungsobjekte zur Verfügung gestellt, damit er diese unter Anleitung ausführlich mit *einem* Sinneskanal erkunden kann (vgl. Tabelle 10).

Tabelle 10: Materialien für Sinnesübungen

Sinneskanal	Materialien (unterschiedliche Formen und Konsistenzen) – Beispiele
Tasten/Spüren	Nüsse, Kastanien, Kieselsteine, Muscheln, Federn, Blätter, Blüten, Knetmasse, Murmeln, Stoffe, Watte
Riechen	Ungespritzte Früchte (z. B. Orangen, Zitronen), Blüten, frisches Gras/Heu, Gewürze, Kräuter, Tee, Kaffee, Parfüm, Hautlotion
Schmecken	Schokolade, Nüsse, Salzgebäck, Erdnüsse, Früchte, Gewürze, Bonbons, Fruchtgummi
Hören	CD mit Naturgeräuschen (Vogelstimmen, Meeres- und Windrauschen, Regen), Lieblings-Musikstücke

Bei der Auswahl der Materialien ist es sinnvoll, jahreszeitliche Besonderheiten sowie Eindrücke bzw. Beispiele aus dem beruflichen wie auch privaten Umfeld des Klienten zu berücksichtigen. Dies erleichtert dem Klienten den Einstieg in diese Übung, wie auch den Transfer des Erlebten in den Alltag. Genauso sinnvoll ist es, den Klienten zu bitten, bis zum nächsten Treffen auf positive Sinneseindrücke (oder auch Genüsse) zu achten und diese entsprechend zu dokumentieren (vgl. Seite 3 von „Arbeitsblatt 3: Mit allen Sinnen genießen"). Des Weiteren soll der Klient – falls möglich – „handfeste" Anschauungsobjekte zum nächsten Treffen mitbringen:

> Achten Sie bis zur nächsten Kursstunde auf das, was Sie gerne sehen, riechen, schmecken sowie spüren/fühlen und bringen dies entweder als Geschichte oder noch besser als Foto oder als Gegenstand mit.

In einem weiteren Schritt soll nun mit dem Klienten über das Thema Genuss gesprochen werden, z. B. anhand der folgenden Fragen:

- Bitte vervollständigen Sie folgenden Satz: „*Genuss ist für mich …*"
- Was haben Sie während der letzten 24 Stunden genossen?
- Was genießen Sie prinzipiell?
- Bitte vervollständigen Sie folgenden Satz: „*Zum Genießen brauche ich …*"
- Welchen Sinneskanals bedienen Sie sich hauptsächlich, wenn es um das Genießen geht?
- Welche Auswirkung hat Genuss/Genießen auf die Wahrnehmung und/oder Lautheit Ihres Ohrgeräusches?
- Was nehmen Sie sich heute noch Genussvolles vor?

Zudem soll noch erarbeitet werden, wie der Klient wieder mehr Genussvolles in seinem Alltag erleben kann. Eine Möglichkeit dazu bilden die Befolgung bzw. Umsetzung der sieben Genuss-Empfehlungen (vgl. Kasten und Seite 2 von „Arbeitsblatt 3: Mit allen Sinnen genießen").

Genuss-Empfehlungen

- *Genehmige und gönne dir Genuss*
  „Auch zum Genießen gehört ein Entschließen" – Sie können evtl. Hemmungen oder schlechtes Gewissen beim Genießen überwinden. Sie haben es sich redlich verdient!
- *Genieße bewusst*
  Schalten Sie evtl. Störungen aus und konzentrieren Sie sich beim Genießen auf wenige Dinge. Lenken Sie Ihre Aufmerksamkeit gezielt auf das, was Sie genießen möchten!
- *Genieße auf deine eigene Art*
  Über Geschmack lässt sich nicht streiten. Über das Genießen auch nicht. Was zählt, ist Ihre persönliche Art und Weise zu genießen. Es kann angenehm spannend sein, dies herauszufinden. Um es dann immer wieder zu tun!
- *Weniger ist oft mehr*
  Genießen lässt sich auch das Kleinste oder Alltäglichste. Für Genuss ist nicht die Menge, sondern allein die Qualität entscheidend. Übersättigen Sie sich nicht mit unnötigen Mengen, und gönnen Sie sich das jeweils für Sie Beste!
- *Übe deine Sinne im Genießen*
  Indem Sie Ihre Aufmerksamkeit ganz und gar auf ein *Sinneserlebnis* konzentrieren, z. B. auf das Schmecken oder Riechen, dabei mehr und mehr Ihre Sinne schärfen und immer wieder neue Nuancen entdecken!

- *Nimm dir Zeit zum Genießen*
  Genuss kann selten unter Zeitdruck erlebt werden. Aber oft genügt ein Augenblick des Genießens!
- *Genuss liegt im Alltäglichen*
  Der erste Blick aus dem Fenster am Morgen, ein Lächeln, der Geruch von frischem Brot, spielende Kinder, Vogelgezwitscher, ein Sonnenstrahl, der die Wolkendecke durchdringt. ... Öffnen Sie Ihre Sinne und der Genuss wird Sie finden – gerade und besonders im Alltag!

In diesem Zusammenhang kann der Klient gefragt werden, welche der oben aufgeführten Empfehlungen zum Thema Genuss er bereits befolgt („weiterführen") und welche bislang von ihm noch zu selten umgesetzt werden („häufiger berücksichtigen" Wie könnte das gelingen?).

Damit in Zukunft dem *alltäglichen* Genuss mehr Beachtung geschenkt wird bzw. in Zukunft die Aufmerksamkeit verstärkt auf die schönen Seiten des Lebens gerichtet wird, hat es sich bewährt, den Klienten seine Genüsse dokumentieren zu lassen (= „Meine persönliche Genüsse", Seite 3 von „Arbeitsblatt 3: Mit allen Sinnen genießen"). Neben dieser schriftlichen Dokumentation könnte jeder erlebte Genuss auch auf folgende Weise „sichtbar" gemacht werden: Indem man beispielsweise (für jeden erlebten Genuss) eine Blume in eine Vase tut, oder abends eine Kerze/ein Teelicht anzündet oder auch einen (Genuss-) Schokotaler in eine „Schatzkiste" tut – letzteres kann dann auch wieder mit Genuss verspeist werden.

Nicht allein durchs Leben gehen – gute soziale Kontakte

Genauso wichtig für das eigene Wohlbefinden ist der Umgang mit wohlwollenden bzw. liebevollen, unterstützenden Menschen. Dabei kann es sich um Freunde oder gute Bekannte handeln, die einem den Rücken stärken und ihre Hilfe bei der Lösung von anstehenden Problemen oder Herausforderungen anbieten. Oder auch um die Teilnehmer einer Selbsthilfegruppe, die sich gegenseitig mit Rat und Tat bei der Bewältigung von tinnitusbezogenen Problemen unterstützen, oder auch nur zuhören und füreinander da sind. Dank der heutzutage verfügbaren technischen Möglichkeiten kann man dabei auch auf die Unterstützung anderer Menschen zurückgreifen, wenn diese weit entfernt sind, z. B. via: E-Mail, internetbasiertem Chat, Video-Telefonate usw. In diesem Zusammenhang ist es wichtig, daran zu erinnern, dass man häufig auch für andere Menschen eine wertvolle Hilfe und Unterstützung darstellt. Genauso wichtig wie Hilfe zu geben, ist es Hilfe anzunehmen: „Es ist keine Schande auf die Unterstützung anderer angewiesen zu sein!".

Eine Diskussion mit dem Klienten zum Thema „Gute soziale Kontakte" könnte mittels der folgenden Fragen gestaltet werden:

- Welchen Menschen haben Sie bereits durch schwierige Zeiten geholfen, z.B. durch konkrete „Tipps“ (d.h. Beratung/Ratschlägen), oder durch „Anpacken“ (d.h. Handlung/Mithelfen) oder durch „Rücken stärken“ (d.h. durch Zuhören und Verständnis zeigen)?
- Welche Menschen tun Ihnen gut/erhöhen Ihr Wohlbefinden/führen dazu, dass Sie sich wohlfühlen?
- Wie stellen diese Menschen es an, dass Sie sich im Beisein dieser Menschen wohlfühlen?
- Was machen Sie, damit sich (diese) Menschen in Ihrer Gesellschaft wohlfühlen?

Eine Möglichkeit zur bildhaften Umsetzung dieses Themas findet sich im „Arbeitsblatt 4: Meine guten sozialen Kontakte“ (vgl. Seite 181 sowie die Online-Materialien). Auf diesem Arbeitsblatt lassen sich anschaulich nicht nur die Namen bzw. die Anzahl der Freunde und guten Bekannten (= soziales Unterstützungssystems) darstellen, sondern es kann auch zusätzlich mittels Abstand zur eigenen Person dokumentiert werden, wie nah einem diese Person steht. Des Weiteren kann bei jeder Person zusätzlich dokumentiert werden auf welche Art und Weise sie einem „guttut“ (z.B. „Hat immer ein offenes Ohr für mich“). Mit dem Klienten sollte in diesem Zusammenhang besprochen werden, wie er einen regelmäßigen Kontakt zu „seinen wichtigen Menschen“ gestalten kann (z.B. regelmäßiger Besuch der Tinnitus-Selbsthilfegruppe, feste Verabredung mit der besten Freundin entweder in einem Café oder Restaurant oder auch „virtuell“ z.B. mittels Telefon oder Internet-Video-Chat). Darüber hinaus können auf diesem Arbeitsblatt auch Personen eingetragen werden, zu denen man gerne einen intensiveren, häufigeren Kontakt herstellen möchte („Wie könnten Sie das bewerkstelligen?“).

Meine Wohlfühlliste

In dieser Übung soll mit dem Klienten besprochen werden, mit welchen Aktivitäten und Maßnahmen er sich bei der Gestaltung eines einträglichen und guten Lebens *mit* Tinnitus unterstützen kann. Um seine persönliche „Wohlfühlliste“ zusammenzustellen, kann sich der Klient zum einen an den Beobachtungen und Aufzeichnungen sowie Maßnahmen aus den vorherigen Abschnitten orientieren. Ergänzend dazu kann es sinnvoll sein, für eine gewisse Zeit ein „Tagebuch mit schönen Erlebnissen“ zu führen. Zu diesem Zweck sollte der Klient sich jeden Abend etwas Zeit nehmen, um über die folgenden Fragen nachzudenken:

Fragen zur Reflexion des Tages

Was/Wer …
- hat mir heute gutgetan?
- hat mir heute Kraft gegeben?

- hat mich heute entspannt?
- ist heute schön gewesen?
- hat mich heute bestärkt?
- habe ich heute genossen?
- Hat mich heute aufgerichtet?
- Hat mich heute zum Lachen/Lächeln gebracht?

Die Antworten auf die oben aufgeführten Fragen sollten schriftlich erfolgen, in ein extra nur dafür vorgesehenes Heft. Dabei ist es *nicht* notwendig, dass alle der oben genannten Fragen beantwortet werden. Die oben aufgeführten Fragen sollen lediglich einen gedanklichen „Suchprozess" auslösen, sodass man sich besser an die verschiedenen *guten* Momente des Tages erinnern kann. Bei der Gestaltung dieser Aufzeichnungen kann selbstverständlich ganz kreativ und abwechslungsreich vorgegangen werden, von einer stichwortartigen Auflistung der Erlebnisse bis hin zu einer bildhaften Ausschmückung des Erlebnisberichtes mit Zeichnungen oder Fotografien. Um eine förderliche Wohlfühlatmosphäre beim Nachdenken/Beantworten der Fragen herzustellen, kann dabei beispielsweise eine Kerze angezündet, eine gute Tasse Tee aufgegossen oder auch eine Lieblingsmusik im Hintergrund aufgelegt werden.

Selbstverständlich sollte man bei der Ausführung dieser Aufgabe nichts erfinden oder beschönigen: Es mag Tage geben, an denen nichts Angenehmes/Bestärkendes/Genussvolles/Aufbauendes/Beglückendes/Kraftgebendes/Schönes erlebt worden ist. In diesem Fall lohnt es sich umso mehr, über die folgenden Fragen nachzudenken:

Fragen für einen Ausblick auf den nächsten Tag

Was/Wer ...

- könnte mir morgen guttun?
- könnte mir morgen Kraft geben?
- könnte mich morgen entspannen?
- könnte morgen schön sein?
- könnte mich morgen bestärken?
- könnte ich morgen genießen?
- könnte mich morgen aufrichten?
- könnte mich morgen zum Lachen/Lächeln bringen?

Nach einer ausreichenden Beobachtungszeit (z. B. über vier Wochen), soll dann – unter Zuhilfenahme der Beobachtungen und Aufzeichnungen aus dem „Tagebuch mit schönen Erlebnissen" – eine Liste mit persönlichen Wohlfühlmaßnahmen zusammengestellt werden (vgl. „Arbeitsblatt 5: Meine Wohlfühlliste" auf Seite 182 sowie die Online-Materialien). Auf dieser Liste sollten alle Aktivitäten (z.B. soziale Kontakte/Interaktionen mit anderen Menschen/Dinge/Nahrungsmittel/Erlebnisse etc.) eingetragen werden, die man als gut und hilfreich erlebt bzw. die ein Wohlgefühl auslösen.

Der Klient sollte dann regelmäßig auf seine Wohlfühlliste in der Wochenübersicht schauen und sich fragen *„Habe ich heute genügend Maßnahmen durchgeführt, die mir helfen in meinem Wohlfühlbereich zu bleiben?"*. Falls diese Frage mit „Ja!" beantwortet wird, dann *„Weiter so!"*. Falls diese Frage dagegen mit *„Nein!"* beantwortet wird, dann lohnt es sich zu überlegen, welche Maßnahmen *heute* noch ergriffen bzw. welche Unternehmungen *heute* noch gestartet werden können, damit genügend Maßnahmen zum Wohlfühlen durchgeführt werden. Selbstverständlich sollte diese Liste regelmäßig ergänzt und/oder verändert werden, falls neue Aktivitäten, Handlungen und Maßnahmen, die dem Klienten helfen, ein gutes Leben *mit* Tinnitus zu führen, hinzukommen.

3.3 Arbeitsmaterialien

Arbeitsblatt 1 (Seite 1/2) **Verhaltenstherapie – Diagnostik**

Ihre Meinung – Verursachung und Aufrechterhaltung des Tinnitus

Sie haben sich bestimmt schon mehrfach über die Verursachung und Aufrechterhaltung Ihres Tinnitus Gedanken macht.

Bitte beantworten Sie folgende Fragen nach Ihrer persönlichen Einschätzung.

Was hat Ihren Tinnitus verursacht?

Aus welchen Gründen ist der Tinnitus nicht wieder verschwunden?

Arbeitsblatt 1 (Seite 2/2) Verhaltenstherapie – Diagnostik

Ihre Meinung – Verursachung und Aufrechterhaltung des Tinnitus

Welche Beschwerden haben Sie durch den Tinnitus?

Was davon belastet Sie am meisten?

Arbeitsblatt 2 (Seite 1/2) **Verhaltenstherapie – Diagnostik**

Funktionale Tinnitus-Analyse

Situationen bzw. Aktivitäten und *Zunahme* der Belästigung durch Tinnitus

Wo bin ich gerade? Was tue ich gerade?	Was geht mir durch den Kopf? Was fühle ich dann?	Was tue ich? Wie verhalte ich mich?

Arbeitsblatt 2 (Seite 2/2) **Verhaltenstherapie – Diagnostik**

Funktionale Tinnitus-Analyse

Situationen bzw. Aktivitäten und *Abnahme* der Belästigung durch Tinnitus

Wo bin ich gerade? Was tue ich gerade?	Was geht mir durch den Kopf? Was fühle ich dann?	Was tue ich? Wie verhalte ich mich?

Arbeitsblatt 1 **Verhaltenstherapie – Modul Entspannung**

Atembeobachtung

Die Atembeobachtung kann Sie dabei unterstützen, innere Ruhe und Entspannung zu finden. Sie könnten diese Übung immer dann einsetzen, wenn Sie sich eine kleine Pause gönnen möchten.

Um diese Übung durchzuführen, können Sie folgendermaßen vorgehen:

- Wählen Sie einen Zeitpunkt und einen Ort, an dem Sie ungestört sind.
- Nehmen Sie eine angenehme Position ein, im Sitzen oder Liegen.
- Sie können auch die Augen schließen.
- Atmen Sie einmal tief ein und aus.
- Legen Sie eine Hand auf die Brust und die andere über den Nabel auf den Bauch.
- *Überprüfen Sie, welche Hand sich schneller bewegt:* Ist es die Hand auf der Brust oder Ihre Hand auf dem Bauch?
- Verändern Sie nichts, so wie Sie aktuell atmen, ist gut und richtig für Sie.
- Spüren Sie nicht nur Ihre Atembewegungen, sondern auch, welche der Hände sich wärmer anfühlt.

Bitte wenden Sie diese Übung möglichst dreimal täglich an, am besten vor den Mahlzeiten – und zwischendurch nach Lust und Laune!

Um diese Übung zeitlich zu begrenzen, empfiehlt es sich, einen Timer zu stellen: Am besten beginnen Sie mit einer Minute Übungszeit und steigern sich nach und nach bis auf zehn Minuten am Stück.

Arbeitsblatt 2 — Verhaltenstherapie – Modul Entspannung

Rückwärtszählen

Erinnern Sie sich an Ihre Kindheit, als man Ihnen sagte, Sie sollten Schäfchen zählen, um einzuschlafen? Oder *rückwärts zählen*, um müde zu werden? Vielleicht haben Sie schon gute Erfahrungen mit dieser oder einer ähnlichen Technik gemacht. Wenn nicht, ist jetzt eine gute Gelegenheit dazu. Denn es steckt einige Weisheit in solchen volkstümlichen Bräuchen. Ihre Atemzüge zu zählen, kann Ihnen helfen, sich zu entspannen, mal zwischendurch tagsüber oder abends kurz vor dem Einschlafen. Es kann Ihnen auch helfen, innere Ruhe zu finden, wenn Ihre Gedanken um Sorgen kreisen.

Um diese Übung durchzuführen, können Sie folgendermaßen vorgehen:
- Wählen Sie einen Zeitpunkt und einen Ort, an dem Sie ungestört sind.
- Nehmen Sie eine angenehme Position ein, im Sitzen oder Liegen.
- Legen Sie Ihre Hand auf den Bauch.
- Sie können auch die Augen schließen.
- Atmen Sie einmal tief ein und aus.
- Beginnen Sie, von zehn abwärts zu zählen; je nachdem wie viel Zeit Sie für diese Übung haben, können Sie später auch von 100, 75 oder 50 abwärts zählen.
- Zählen Sie jedes Mal mit, wenn Sie ausatmen.
- Achten Sie darauf, eine kleine Pause bis zum nächsten Einatmen zu machen. Sie können sich ruhig einige Sekunden ausruhen (bei manchen Leuten dauert diese Pause zwischen Ein- und Ausatmen bis zu zwanzig Sekunden).
- Es macht nichts, aus dem Tritt zu kommen. Sie können ruhig vergessen, bei welcher Zahl Sie angekommen waren. Zählen Sie einfach bei der letzten Zahl weiter, an die Sie sich erinnern können.

Sie können diese Übung noch folgendermaßen ergänzen und/oder ausbauen:
- Begleiten Sie Ihre Ausatmung mit der Vorstellung, eine Treppe herunterzugehen, bei jedem Ausatmen gehen Sie eine Stufe tiefer.
- Sagen Sie sich bei jedem Ausatmen ihr Ruhewort bzw. Ihren Ruhesatz.

Arbeitsblatt 3 **Verhaltenstherapie – Modul Entspannung**

Dreimal Augen auf – Augen zu

Die „Dreimal Augen auf – Augen zu"-Übung kann Sie dabei unterstützen, sich mal schnell bzw. zwischendurch im Alltag zu entspannen, und hat darüber hinaus den Vorteil, dass sie ganz einfach durchzuführen ist. Gehen Sie dazu folgendermaßen vor:

- Legen oder setzen Sie sich in einer angenehmen Position hin.
- Üb*erlegen Sie, wie* viel Zeit Sie gerade zur Verfügung haben (idealerweise zwischen einer und zehn Minuten), um diese (Entspannungs-)Übung durchzuführen.
- Stellen Sie sich danach einen „Wecker", damit Sie während der Durchführung der der Übung nicht auf die Zeit achten müssen.
- Halten Sie dann Ihre Augen für drei Atemzüge geschlossen, um Sie dann für die nächsten drei Atemzüge wieder geöffnet zu lassen.
- Wenn Ihre Augen für drei Atemzüge geöffnet sind, dann suchen Sie sich einen Punkt, auf dem Ihre Augen ruhen können.
- Folgen Sie diesem Wechsel (drei Atemzüge Augen zu – drei Atemzüge Augen offen) während der ganzen Zeit, so lange, bis die voreingestellten ein bis zehn Minuten vorüber sind.
- Entspannen Sie dabei Ihr Gesicht, insbesondere die Muskulatur um die Augen herum.
- Beeinflussen Sie Ihren Atem nicht – so wie Sie atmen, ist gut!

Arbeitsblatt 4 Verhaltenstherapie – Modul Entspannung

Ort der Ruhe und der Kraft

Diese Entspannungstechnik beruht auf dem Wissen, dass sich dieselben gefühlsmäßigen und körperlichen Reaktionen einstellen, unabhängig davon,

- ob man sich eine Erfahrung lebhaft vorstellt oder
- ob man diese Erfahrung real durchlebt.

Daher ist es günstig, von Zeit zu Zeit einen persönlichen Ort der Ruhe und der Kraft aufzusuchen. Um Ihren Ort der Ruhe und der Kraft zu finden, können Sie folgendermaßen vorgehen:

- Richten Sie es ein, eine gewisse Zeit für sich allein zu sein.
- Legen Sie sich hin oder setzen Sie sich in eine angenehme Position.
- Schließen Sie die Augen.
- Atmen Sie entspannt aus.
- Stellen Sie sich vor, Sie befänden sich an einem Ort, an dem Sie sich wunderbar entspannen können. Vielleicht einen Ort Ihrer Fantasie, oder einen, den Sie schon mal besucht haben.
- Erleben Sie die Geschichte mit so vielen Sinnen wie möglich: Was können Sie dort sehen, hören, fühlen, spüren und schmecken?

Um Ihnen den Einstieg in diese Übung zu erleichtern, hier einige Varianten zur Auswahl:

- Sie gehen am Strand spazieren, lauschen der Brandung, hören die Wellen, spüren das warme Sonnenlicht auf Ihrer Haut, riechen das Meer, genießen den Anblick des blauen Himmels, schmecken die salzige Gischt ...
- Sie unternehmen eine Bergtour, riechen die würzigen Düfte der Nadelbäume, lauschen dem Wind, sehen den Vögeln zu, spüren den weichen Teppich der Wiese unter Ihren Füßen ...
- Sie besuchen ein fernes, geheimnisvolles Zauberland, sehen die stilvollen Gebäude im Mondlicht schimmern, lauschen dem exotischen Klangteppich, riechen Gewürze und Blütenduft, schmecken die süßen Früchte, berühren die Seidengewänder ...
- Sie gleiten auf einer Wolke dahin, stehen in einem Fesselballon, reiten auf einem Vogel, blicken auf die Erde hinab, spüren den Wind, erleben die Freiheit, losgelöst ...

Arbeitsblatt 5 **Verhaltenstherapie – Modul Entspannung**

Selbstunterstützende Sätze

Stellen Sie sich vor, einem anderen lieben Menschen geht es gerade nicht so gut. Was würden Sie dieser Person zur Unterstützung sagen? Sicherlich würden Sie ihr Mut zusprechen. Sicherlich würden Sie ihr auch versichern, dass sie „voll in Ordnung" ist. Höchste Zeit, auch mit sich selbst auf unterstützende Art und Weise umzugehen.

Im Folgenden finden Sie einige Beispiele für selbstunterstützende Sätze:

Bereich Selbstakzeptanz	Bereich Zielerreichung
• Ich darf sein, wie ich bin. • Ich bin gut so, wie ich bin. • Ich bin da für dich. • Ich passe auf dich auf. • Ich stehe für mich ein. • Ich vertraue auf meine innere Stärke. • Ich achte und respektiere mich. • Ich bin liebenswert.	• Ich kann das. • Ich schaffe das. • Alles wird gut. • Ich liebe Herausforderungen. • Ich finde einen Weg. • Alles kommt zu mir im richtigen Augenblick. • In der Ruhe liegt die Kraft.

Bitte schreiben Sie hier Ihren persönlichen Selbstunterstützenden Satz für den Bereich Selbstakzeptanz auf:

____

Bitte schreiben Sie hier Ihre persönlichen Selbstunterstützenden Satz für den Bereich Zielerreichung auf:

____

Am besten Sie sagen sich mehrmals täglich ihre selbstunterstützenden Sätze, genau so, als würden Sie unterstützend und wohlwollend zu einem guten Freund sprechen!

Arbeitsblatt 6 (Seite 1/4) **Verhaltenstherapie – Modul Entspannung**

Standardisierte Entspannungsinduktion

Induktion A

Achten Sie zunächst darauf, bequem und aufrecht zu sitzen, sodass Ihr Atem fließen kann. Dabei können Sie bemerken, wie Ihre Füße fest und sicher auf dem Boden stehen. Ob der Rücken angelehnt ist und die Schultern entspannt fallen. [...] Vielleicht können Ihre Schultern mit jedem Ausatmen noch etwas tiefer sinken. [...] Lassen Sie Ihren Körper die Position finden, die ihm behagt. [...] Nehmen Sie sich einige Augenblicke Zeit, um zu beobachten, wie Sie atmen. Sie können durch die Nase atmen oder durch den offenen Mund. Sie können abwechselnd durch Nase und Mund atmen oder gleichzeitig. Der Brustkorb hebt und senkt sich dabei, ein und aus, und genauso der Bauch. [...] Ein- und ausatmen. [...] Sie können dabei die Hand auf den Bauch legen und beobachten, wie sich Ihre Hand hebt und senkt. Achten Sie nur auf das Atmen. [...]

Die Art und Weise wie man atmet, spiegelt die Gefühlslage wider. Vielleicht fällt es Ihnen auf. [...] Gedanken ziehen vorbei. [...] In der Angst stockt oft der Atem. Im Zorn atmet man tief ein und lange aus. In der Aufregung atmet man oft schneller und in der Ruhe gleichmäßig ein und aus. [...]

Spüren Sie, wie sich die Bauchdecke beim Einatmen hebt und beim Ausatmen wieder senkt. Heben und senken. Hin und her. Wie eine Woge am Meer. [...] Ein- und ausatmen. Durchatmen. [...] Die Schultern fallen lassen. [...]

Beim Einatmen können Sie aufnehmen, was immer Sie brauchen. Gelassenheit, Ruhe, Kraft. [...] Beim Ausatmen geben Sie alles ab, was Sie belastet. [...] Ausatmen. [...] Einatmen. [...] Wenn Sie beim Einatmen bis drei und beim Ausatmen bis vier zählen, können Sie mit jedem Ausatmen etwas tiefer in den Stuhl sinken. Und dabei können Sie jedes Mal ein bisschen von der Spannung abgeben. [...]

Es ist interessant, herauszufinden, wo sich im Körper die Spannung sammelt, während der Rest sich entspannen kann. [...] Die Spannung ist Neugier, die Unruhe, das Interesse, die Sie brauchen, bis Sie sicher sind, dass Ihnen die Ruhe guttut. [...]

Induktion B

Ausatmen. Durchatmen. [...] Schließen Sie Ihre Augen gleich oder suchen Sie sich einen Ruhepunkt für Ihre Augen. [...] Vielleicht bevorzugen Sie einen festen Punkt, an dem sich Ihr Blick ausruhen kann. Ein Reflex an der Wand, auf dem Tisch. Einen Punkt an der Wand oder vor Ihnen auf dem Boden oder den Blick auf eine Landschaft. Sie können auch den Reflex auf Ihrem Ring am Finger auswählen. [...] In jedem Fall kann sich der Blick ausruhen. [...] Fixieren Sie diesen Punkt eine Weile, ohne die Lider zu schließen. [...]

Betrachten Sie die Kontur oder den Reflex und die Veränderung Ihres Fixationspunktes. [...] Wenn es ein Fleck an der Wand oder am Fußboden ist, können Sie darin verschiedene Formen sehen. Vielleicht ein Tier, eine Wolke, ein Baum oder ein Gesicht. Achten Sie darauf, wann sich die Form ändert. [...]

Während Sie mit einem Teil Ihrer Aufmerksamkeit bei dem fixierten Gegenstand oder Punkt sind, können Sie mit einem anderen Teil Ihrer Aufmerksamkeit überprüfen, dass Sie ruhiger atmen und tiefer und fester in den Stuhl sinken. [...]

Es ist auch möglich, sich mit offenen Augen zu entspannen. Die Augen stellen sich dann so ein, als würden Sie in die Ferne blicken. Als würde Sie durch die Dinge in Ihrer unmittelbaren Nähe hindurchsehen. [...] Ausatmen. Durchatmen. [...]

Sie behalten alles im Auge, ohne auf etwas Besonderes zu achten. Die Ruhe und die Entspannung, die sich so oder so um Ihre Augen entwickelt. [...]

Arbeitsblatt 6 (Seite 2/4) **Verhaltenstherapie – Modul Entspannung**

Standardisierte Entspannungsinduktion

Induktion C

Nach einer Weile werden Sie Ihre Augen spüren. [...] Sie werden trocken, und Sie verspüren das Bedürfnis, die Lider zu schließen. Oder die Augen beginnen ein wenig zu tränen. Und Sie können neugierig sein, wie es sich anfühlt, die Augen zu schließen. [...] Sie können auch bemerken, dass die Lider beginnen, schwer und müde zu werden. [...] Überlassen Sie es Ihren Augen, wann Sie ihnen nachgeben. [...] Es kann sehr angenehm sein, der Müdigkeit der Lider nachzugeben. Sie werden dann ganz schwer. [...] Ein leichtes Flattern der Lider zeigt Ihnen an, dass Sie sich in einem Übergangszustand befinden. Überprüfen Sie, ob Sie sie zu früh geschlossen haben, indem Sie sie noch einmal öffnen, bevor Sie bereit sind, diesem angenehmen Gefühl von Schwere nachgeben, und dabei tief ausatmen. [...]

Bleiben Sie für diese Zeit der Übung bei sich und Ihrem Körper. [...] Konzentrieren Sie sich nur auf sich selbst. Richten Sie Ihre Aufmerksamkeit nun bitte auf Ihren Atem. [...] Beobachten Sie das Ein- und Ausströmen ihres Atems durch die Nase, den Mund. Das Heben und Senken Ihres Brustkorbes. Hin und her. Wie sich Ihre Bauchdecke beim Einatmen hebt und beim Ausatmen wieder senkt. [...] Vor und Zurück. [...] Beobachten Sie die Veränderung. [...] Spüren Sie die Temperatur der Luft beim Einatmen und dazu die Temperatur beim Ausatmen. [...] Fühlen Sie, wie die Luft in Ihre Lungen und in Ihren Bauchraum einströmt, wie sich dabei Brustkorb und Bauch heben, und wie sie ausströmt und sich Brustkorb und Bauch dabei wieder senken. [...]

Spüren Sie, wie es Sie ganz von selbst atmet. [...] Nehmen Sie jetzt einen tiefen Atemzug. [...] Und atmen Sie langsam wieder aus. Und lassen Sie dann Ihren Atem laufen. Wie auch immer. Beobachten Sie einfach das Ein- und Ausströmen ihres Atems. [...] Ein und aus. [...] Dabei können Gedanken an Ihnen vorbeiziehen. Vorüberziehen wie Wolken am Himmel. Ihre Aufmerksamkeit geht wieder und wieder zu Ihrem Atem zurück. [...]

Bemerken Sie einfach das Ein- und Ausatmen. Eine kurze Weile. Vor und zurück. Hin und her. Immer weiter. Ganz von allein. [...]

Induktion D

Und nun können Sie sich vorstellen, Sie stehen am Absatz einer schön geschwungenen weiten Treppe. Sie ist mit einem weichen Teppich ausgelegt. [...] Aus dem Alltag, der vielleicht ein Stück hinter Ihnen liegt, können Sie sich schrittweise ganz lösen und in einen anderen Raum gelangen, indem Sie mit jedem Ausatmen einen Schritt auf dieser Treppe aufwärts- oder abwärtsgehen. [...] Vielleicht liegt Ihnen auch ein anderes Tempo, etwa zwei Schritte pro Atemzug. [...]

Mit dem Beginn des Ausatmens setzt der eine Fuß auf der nächsten Stufe auf: zunächst mit den Zehen, und dann rollt der Fuß über den Ballen bis zur Ferse ab. Das Körpergewicht verlagert sich auf diesen Fuß, und Sie merken, wie Sie auf diesem Bein Halt finden. [...] Zugleich löst sich der andere Fuß, zuerst an der Hacke und dann bis zu den Zehen, vom Boden und Sie heben den Fuß ebenfalls auf die neue Stufe und verteilen das Gewicht wieder gleichmäßig. [...]

Jetzt können Sie einen Moment ausruhen und nach unten oder oben blicken. Schauen Sie sich um. Sie sind ein wenig mehr um die Biegung der Treppe gekommen und können schon ein wenig von dem Raum sehen, der am Ende der Treppe auf Sie wartet. [...] Machen Sie jetzt nochmal zehn Schritte, und zählen Sie innerlich mit. Bei jedem Schritt können Sie den angenehm weichen Teppich unter Ihren Füßen spüren. [...]

Aus dem Alltag, der vielleicht ein Stück hinter Ihnen liegt, können Sie sich schrittweise ganz lösen und in einen anderen Raum gelangen, indem Sie mit jedem Ausatmen einen Schritt auf dieser Treppe aufwärts oder abwärtsgehen. [...] Vielleicht liegt Ihnen auch ein anderes Tempo, etwa zwei Schritte pro Atemzug. [...]

Mit dem Beginn des Ausatmens setzt der eine Fuß auf der nächsten Stufe auf: zunächst mit den Zehen, und dann rollt der Fuß über den Ballen bis zur Ferse ab. Das Körpergewicht verlagert sich auf diesen Fuß, und Sie merken, wie Sie auf diesem Bein halt finden [...]

Standardisierte Entspannungsinduktion

Induktion E

Zugleich löst sich der andere Fuß, zuerst an der Hacke und dann bis zu den Zehen, vom Boden und Sie heben den Fuß ebenfalls auf die neue Stufe und verteilen das Gewicht wieder gleichmäßig. [...]

Jetzt können Sie einen Moment ausruhen und nach unten oder oben blicken. [...] Schauen Sie sich um. Sie sind ein wenig mehr um die Biegung der Treppe gekommen und können schon ein wenig von dem Raum sehen, der am Ende der Treppe auf Sie wartet. [...]

Machen Sie jetzt nochmal zehn Schritte, und zählen Sie innerlich mit. [...] Bei jedem Schritt können Sie den angenehm weichen Teppich unter Ihren Füßen spüren. [...]

- Eins – den ersten Schritt haben Sie längst gemacht.
- Zwei – alle Dinge haben zwei Seiten.
- Drei – aller guten Dinge sind drei.
- Vier – zwei Arme und zwei Beine.
- Fünf – vier Finger an jeder Hand und ein Daumen macht fünf.
- Sechs – ist die Zahl, die man auf den Kopf stellen kann.
- Sieben – sieben Tage und sieben Nächte hat die Woche.
- Acht – sind zwei Nullen übereinander.
- Neun – ist die umgekehrte Sechs.
- Zehn – mit dem letzten Schritt haben Sie einen Zustand erreicht, der im Moment für Sie der richtige ist. [...]

Vielleicht sind Sie jetzt schon in einer angenehmen leichten Entspannung oder einer tieferen Entspannung. Und Sie hören meine Stimme und hören Sie nicht. [...]

Induktion F

Sehen Sie nun einmal von innen gegen Ihre verschlossenen Augen. [...] Achten Sie genau auf Ihre Wahrnehmungen. [...] Vielleicht sehen Sie Farben oder Lichtpunkte, können schwarze und helle Felder entdecken, nehmen Abschnitte von Grau in verschiedener Helligkeit wahr, andere Farbstufen ... Sie sehen einfach gegen Ihre Augen. Beobachten Sie, was Sie mit geschlossenen Augen wahrnehmen können. [...]

Und während Sie so dasitzen, können vor Ihrem inneren Auge Bilder, Szenen, Gegebenheiten entstehen. Und dabei können angenehme Empfindungen auftauchen und die dazu passenden Bilder, Szenen, Begebenheiten [...] Vielleicht etwas, wo Sie schon einmal waren, oder etwas, wo Sie gerne einmal sein möchten, oder auch etwas, das es nur in Ihrer Vorstellung gibt. [...]

Zu Beginn fällt es oft gar nicht leicht, ein solches Bild zu finden ...Und vielleicht sind es mehrere Bilder, die wechseln und an Ihrem inneren Auge vorbeiziehen. [...] Wie in einem Film. [...] Und Sie können eines dieser Bilder festhalten, eines, von dem Sie spüren, dass Sie sich dabei wohl fühlen, dass es Ihnen dort gut geht. Und Sie wollen sich Zeit nehmen für diese Vorstellung. [...]

Ein Ort, an dem Sie sich wohl fühlen. [...] Ein Ort, an dem Sie Ruhe und Entspannung finden. [...] An diesem einen Ort, der Ruhe und Entspannung ausstrahlt. [...]

Und Sie können in dieses Bild hineingehen und sich dort umschauen, an Ihrem Ort der Ruhe und Entspannung. [...] Schauen Sie sich um, nach rechts und nach links, nach unten auf den Boden und nach oben zum Himmel. [...]

Achten Sie auf Geräusche an diesem Ort ..., wenn Sie aufmerksam lauschen, können Sie vielleicht etwas Angenehmes hören. [...]

Vielleicht können Sie auch etwas spüren. [...] Auf Ihrer Haut, [...] im Gesicht, [...] wo auch immer. [...]

Arbeitsblatt 6 (Seite 4/4) **Verhaltenstherapie – Modul Entspannung**

Standardisierte Entspannungsinduktion

Induktion G

Und wenn Sie nun die Luft durch die Nase einatmen, können Sie vielleicht auch etwas riechen ... [...]

Und vielleicht tun Sie auch etwas Angenehmes, und auch ausruhen ist angenehm, einfach entspannen, Kraft tanken, Ruhe finden. [...]

Beim Einatmen können Sie aufnehmen, was immer Sie brauchen. Gelassenheit, Ruhe, Kraft. Beim Ausatmen geben Sie alles ab, was Sie belastet. [...] Ausatmen, einatmen, durchatmen. [...]

Und wenn Sie eine Weile so atmen. [...] Und wenn Sie auf den Moment der Stille achten, der in der kleinen Pause zwischen Ausatmen und erneutem Einatmen entsteht. [...] Und dabei können Sie jedes Mal ein bisschen von der Spannung abgeben. Aufnehmen, was immer Sie brauchen. Gelassenheit, Ruhe, Kraft. Und ab sofort kann es immer so sein. [...]

Verabschieden Sie sich nun bitte von Ihrem Ort der Ruhe und der Kraft, vielleicht können Sie sich etwas von dort zurückbringen, einen Talisman, eine Erinnerung, ein Symbol. [...] Sicher können Sie dort hingehen, wann immer Sie wollen ... Und ab sofort kann es immer so sein. [...]

Orientieren Sie sich jetzt zurück, in diesen Raum, in diese Zeit, werden Sie wach. Orientieren Sie sich jetzt zurück, in diesen Raum, in diese Zeit, werden Sie wach. [...]

Nehmen Sie jetzt Ihren Körper wieder wahr, den Rücken, die Füße, wie sie auf dem Boden ruhen, die Stellung der Hände, die Lage des Kopfes. [...] Atmen Sie tief ein und aus. [...] Ballen Sie Ihre Hände zu Fäusten und strecken und räkeln Sie sich. [...] Atmen Sie ein paar Mal kräftig durch und *öffnen* Sie dann die Augen. [...] Nehmen Sie den Raum wieder wahr und die anderen Kursteilnehmer. Bewegen Sie Ihre Füße im Sitzen, die Beine, bewegen Sie Ihren ganzen Körper durch ... [...] Ihr Kreislauf ist wieder kraftvoll und in Schwung. Wieder ganz wach.

Arbeitsblatt 7 **Verhaltenstherapie – Modul Entspannung**

Dokumentationsbogen für das Entspannungstraining

Der Dokumentationsbogen kann Ihnen einen besseren Überblick über Ihre *wachsende Fähigkeit, sich zu entspannen,* verschaffen. Notieren Sie dafür bitte *Ort* und *Zeit* Ihres Entspannungstrainings und schätzen Sie zusätzlich das *Ausmaß* Ihrer Entspannung ein. Um das Ausmaß Ihrer Entspannung/pro Entspannungstraining zu beschreiben, verwenden Sie bitte folgende Zahlen:

1 = sehr angespannt

2 = angespannt

3 = leicht entspannt

4 = ziemlich entspannt

5 = völlig entspannt

	Mo	**Di**	**Mi**	**Do**	**Fr**	**Sa**	**So**
Ort und Zeit der Entspannung							
Ausmaß der Entspannung (von 1 bis 5)							

Gute Fortschritte erzielen Sie, wenn Sie – am besten täglich – eine ausreichende Zeit für Entspannungsübungen reservieren!

Arbeitsblatt 8 **Verhaltenstherapie – Modul Entspannung**

Persönliche Entspannungsmerkmale

Entspannung ist etwas Individuelles: Jede Person entspannt auf ihre eigene Art und Weise und jede Person hat persönliche Anzeichen der Entspannung.

Woran merken Sie, dass Sie entspannt sind? Welche Rückmeldungen Ihres Körpers sind besonders auffällig? Gibt es typische Gedanken bei Entspannung oder ist es gerade angenehm, an „alles und nichts" zu denken?

Körperempfindungen	Gefühlslage	Gedanken/Bilder

Überlegen Sie in diesem Zusammenhang auch, *wann* – d.h. in welchen Situationen/bei welchen Aktivitäten – Sie *entspannt* sind:

____

____

____

Ergänzen Sie folgenden Satz: *„Zur Entspannung brauche ich …"*

____

Arbeitsblatt 1 Verhaltenstherapie – Modul Kognitionen und Selbstverbalisationen

Optimist – Pessimist

Woran erkennt man Optimisten?

Woran erkennt man Pessimisten?

Was unterscheidet Optimisten von Pessimisten?

Sprüche, Redewendungen und Lebensmottos von Optimisten

Was wäre eine optimistische Sichtweise auf den Tinnitus?

Arbeitsblatt 2 Verhaltenstherapie – Modul Kognitionen und Selbstverbalisationen

Mein kognitiv-emotionaler Tinnitus-Merkzettel

Bitte schreiben Sie drei *negative* oder *positive* Äußerungen auf, die Ihnen zu Ihrem Tinnitus einfallen:

Mein Tinnitus wird ...

Negativ:	*Positiv:*

Aufgrund von Tinnitus ...

Negativ:	*Positiv:*

Mit Tinnitus werde ich ...

Negativ:	*Positiv:*

Arbeitsblatt 3 **Verhaltenstherapie – Modul Kognitionen und Selbstverbalisationen**

Schädigende und unterstützende Gedanken und Selbstverbalisationen

Welche dieser schädigenden Gedanken/ Selbstverbalisationen kennen Sie?	**Welche dieser *unterstützenden* Gedanken/ Selbstverbalisationen kennen Sie?**
☹ Der Tinnitus macht mich noch verrückt! ☹ Ich halt das nicht aus! ☹ Hätte ich doch schon früher etwas unternommen! ☹ Jetzt ist es zu spät! ☹ Warum gerade mir?! ☹ Wie soll es nur weitergehen?! ☹ Keiner kann mir helfen! ☹ Ich muss immer 100 % funktionieren! ☹ Ich darf mir keine Pause gönnen! ☹ Ich werde es niemals schaffen! ☹ Ich bin dem Ohrgeräusch hilflos ausgeliefert! ☹ Es wird bestimmt noch schlimmer! ☹ Ich muss jedem Stress aus dem Weg gehen! ☹ Mit dem Tinnitus kann ich nicht leben! ☹ Keiner kann das verstehen! ☹ Warum hört dieser Tinnitus nicht auf! ☹ Ich werde meine Arbeit verlieren! ☹ Ich habe schon alles versucht, nichts hat geholfen! ☹ Ich muss mich ab sofort schonen! ☹ __________ ☹ __________ ☹ __________ ☹ __________ ☹ __________ ☹ __________ ☹ __________ ☹ __________	☺ Kopf hoch, ich schaff das schon! ☺ Jetzt erstmal Abstand gewinnen! ☺ Das hört auch wieder auf! ☺ Die Ohrgeräusche sind ein Teil von mir! ☺ Es gibt Schlimmeres als die Ohrgeräusche! ☺ Ich habe schon ganz anderes durchgestanden! ☺ Das wird auch wieder besser! ☺ Ich kann am Tinnitus vorbei hören! ☺ Ich bin gut genug! ☺ Erstmal durchatmen und dann geht es auch schon weiter! ☺ Andere haben das auch geschafft! ☺ Ich kann etwas unternehmen! ☺ Es gibt Menschen, die sind noch viel schlimmer dran! ☺ Bald scheint auch für mich die Sonne wieder! ☺ Die Ohrgeräusche werden nicht den ganzen Tag ausfüllen! ☺ Es gibt wichtigeres als den Tinnitus! ☺ Ich kann meinen Filter neu einstellen! ☺ Es gibt mehr zu hören als die Ohrgeräusche! ☺ __________ ☺ __________ ☺ __________ ☺ __________ ☺ __________ ☺ __________ ☺ __________ ☺ __________

Arbeitsblatt 4 Verhaltenstherapie – Modul Kognitionen und Selbstverbalisationen

Negative Gedankenlawinen stoppen

Sobald Sie eine negative Gedankenlawine belästigt:

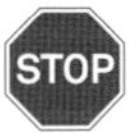

Sagen Sie sich entschieden und bestimmt: „Stopp!“

- Probieren Sie ruhig aus, wie wirkungsvoll es ist, *laut* „Stopp!“ zu rufen.
- Spüren Sie auch, wie hilfreich es ist „Stopp!“ *in Gedanken* auszusprechen.
- Sie können sich „Stopp!“ auch als Wort mit großem Ausrufezeichen *vorstellen.*
- Sie können dieses „Stopp!“ auch durch eine bestimmte *Handbewegung*, z.B. einen Schlag auf den Tisch oder ein „Klatschen in die Hände“ ergänzen.

Sagen Sie sich anschließend ihren Mutmacher Satz:

____

Arbeitsblatt 5 Verhaltenstherapie – Modul Kognitionen und Selbstverbalisationen

Hilfreicher Selbstumgang

Wie gehen beste Freunde miteinander um?

Was sagen sich, was tun beste Freunde miteinander/füreinander in Notzeiten?

Wie kann ich in Zukunft mein bester Freund sein? Was sage ich dann zu mir, Was tue ich dann für mich?

Arbeitsblatt 6 **Verhaltenstherapie – Modul Kognitionen und Selbstverbalisationen**

Dem Tinnitus eine neue Bedeutung geben

Wenn der Tinnitus Ihnen etwas Wichtiges zu sagen oder mitzuteilen hätte, für bestimmte Momente oder in bestimmten Momenten Ihres Lebens, was würde das dann sein?

Arbeitsblatt 1 (Seite 1/2) **Verhaltenstherapie – Modul Innere Ressourcen**

Meine Stärken und Kompetenzen

Teil A: Schreiben Sie bitte drei Ihrer Stärken sowie Kompetenzen (= innere Ressourcen) in die linke Spalte dieses Arbeitsblattes und notieren Sie jeweils eine dazu passende Geschichte aus Ihrem Leben in der rechten Spalte.

Innere Ressource	Dazu passende Geschichte aus meinem Leben

Arbeitsblatt 1 (Seite 2/2) **Verhaltenstherapie – Modul Innere Ressourcen**

Meine Stärken und Kompetenzen

Teil B: Bitten Sie zudem gute Bekannte sowie Freundinnen und Freunde Ihnen Ihre Stärken sowie Kompetenzen (= innere Ressourcen) sowie dazu passende Erlebnisse mitzuteilen und notieren Sie diese dann auf diesem Arbeitsblatt.

Innere Ressource	Dazu passende Geschichte aus meinem Leben

Arbeitsblatt 2 **Verhaltenstherapie – Modul Innere Ressourcen**

Meine Erfolgserlebnisse im Leben

Es ist noch niemand an seinen Problemen gewachsen, sondern vielmehr an seinen Lösungen. Denken Sie deshalb jetzt darüber nach, welche Probleme oder Herausforderungen im Leben Sie bereits gemeistert haben. Notieren Sie diese in der linken Spalte. Überlegen Sie sich anschließend, welche Ihrer guten Eigenschaften, Stärken oder Kompetenzen (= innere Ressourcen) Sie dazu benötigt bzw. eingesetzt haben. Notieren Sie diese in der rechten Spalte.

Um welches Problem/Herausforderung handelte es sich?	Innere Ressourcen

Arbeitsblatt 3 **Verhaltenstherapie – Modul Innere Ressourcen**

Meine inneren Ressourcen und gut leben mit Tinnitus

Bitten überlegen Sie sich, wie Ihre guten Eigenschaften, Kompetenzen und Stärken Sie dabei unterstützen können, ein *gutes* Leben *mit* Tinnitus zu führen:

Innere Ressource	Wie kann mich diese innere Ressource dabei unterstützen, ein *gutes* Leben mit Tinnitus zu führen?

Arbeitsblatt 1 — Verhaltenstherapie – Modul Stressmanagement

Externe und interne Stressoren

Externe Stressoren – eine Auswahl

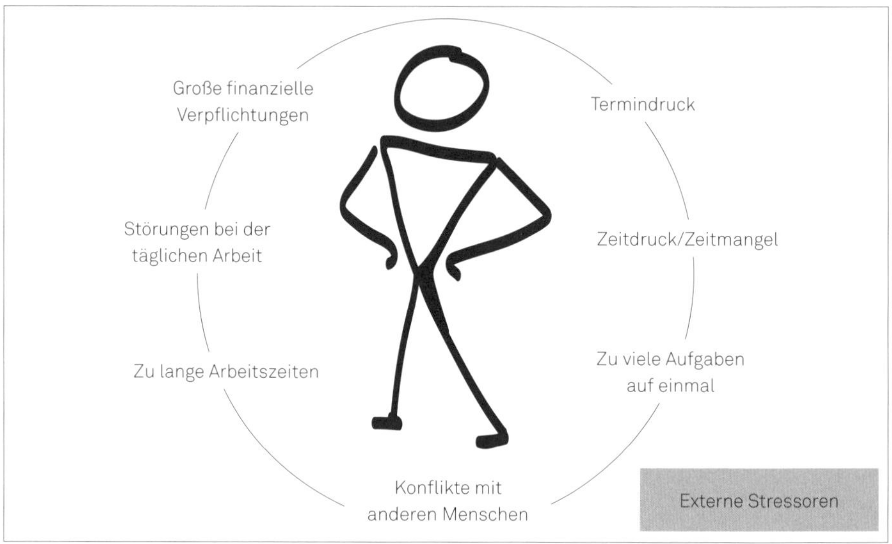

Interne Stressoren – eine Auswahl

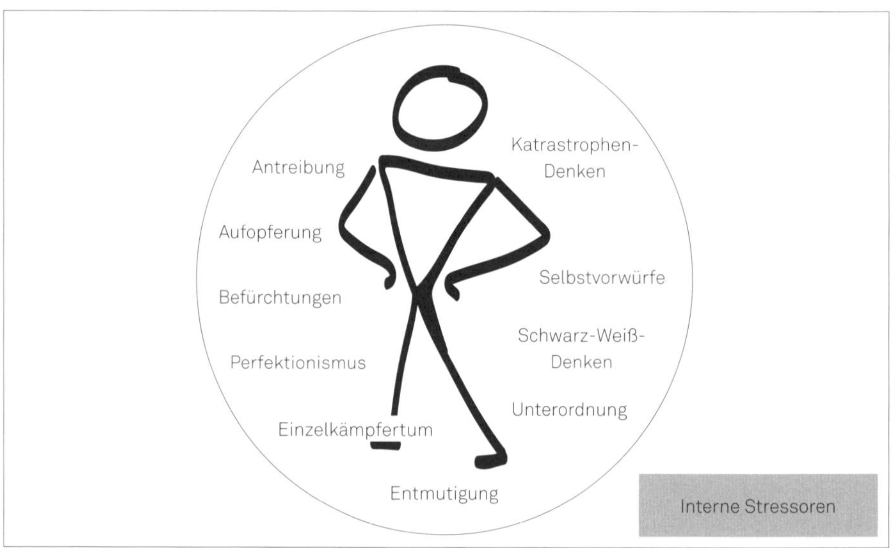

Arbeitsblatt 2 **Verhaltenstherapie – Modul Stressmanagement**

Meine externen und internen Stressoren

Externe Stressoren – eine Auswahl	**Trifft zu**
Zeitdruck bzw. zu langes Arbeiten	☐
Schwierigkeiten Berufs- und Privatleben zu vereinbaren	☐
Große soziale Verpflichtungen bzw. Belastungen (z. B. in Vereinen oder Organisationen)	☐
Große familiäre Verpflichtungen bzw. Belastungen	☐
Übermäßige finanzielle Verpflichtungen bzw. Belastungen	☐
Unzufriedenheit mit dem Arbeitsplatz, Arbeitszeit, Arbeitsbedingungen	☐
Zu viele Anforderungen auf einmal, denen man nicht gleichzeitig gerecht werden kann	☐
Störungen bei der täglichen Arbeit bzw. Arbeitsplanung und Arbeitsablauf	☐
Spannungen bzw. Streit mit anderen Menschen	☐
Konflikte am Arbeitsplatz/schlechtes Betriebsklima	☐
Zu selten Erholung und/oder zu wenig Pausen	☐
Zeitdruck bzw. Leistungsdruck	☐
Zu viel oder zu wenig zwischenmenschliche Kontakte	☐
Drohende Veränderungen bzw. Verschlechterungen in wichtigen Lebensbereichen	☐
Langeweile bzw. Unterforderung	☐
Übermäßige Verantwortung am Arbeitsplatz bzw. in der Familie	☐
Unzufriedenheit mit der Wohnsituation	☐
Probleme mit Familienmitgliedern	☐
Interne Stressoren – eine Auswahl	**Trifft zu**
Perfektionismus (z. B. „Wenn ich etwas nicht hundertprozentig hinbekomme, dann ist es schlecht.“, „Ich muss immer 100 % geben.“)	☐
Schwarz-Weiß-Denken (z. B. „Entweder etwas ist gut, oder total schlecht, dazwischen gibt es nichts.“, „Ganz oder gar nicht.“, „Entweder gleich oder nie.“)	☐
Einzelkämpfertum (z. B. „Ich muss es allein schaffen.“, „Ich darf keine Hilfe annehmen.“)	☐
Katasthrophisierung (z. B. „Dafür gibt es keine Lösung.“, „Das wird ein Disaster.“)	☐
Aufopferung/Unterordnung (z. B. „Alle anderen sind wichtiger als ich.“, „Ich muss es immer allen recht machen.“)	☐
Antreibung (z. B. „Wenn man etwas wirklich will, dann klappt es auch sicher.“, „Ich muss mich (noch) mehr anstrengen.“)	☐
Entmutigung (z. B. „Das kann ich nicht.“, „Das schaff ich nicht.“, „Das wird nie was.“, „Ich sollte es lieber lassen.“)	☐
Herunterputzen/Selbstvorwürfe (z. B. „Das ist mal wieder typisch für mich.“, „Ich bin echt zu blöd.“, „Ich bin schuld.“, „Ich bin echt nicht lernfähig.“)	☐
Zukunftsgerichtete Sorgen/übermäßige Befürchtungen (z. B. „Ich werde mich blamieren.“, „Das geht bestimmt schief.“, „Die werden mich auslachen.“)	☐

Arbeitsblatt 3 **Verhaltenstherapie – Modul Stressmanagement**

Rangreihe meiner alltäglichen Stressbelastungen

Überlegen Sie jetzt, wie *schwer* die jeweilige Belastung, die Sie im Arbeitsblatt 3 angekreuzt haben, in Ihrem Alltag wiegt und vergeben Sie pro angekreuzte Belastung eine Position. Sie haben *insgesamt zehn Positionen* zur Verfügung, die Sie auf die verschiedenen Belastungen je nach deren Schwere verteilen können:

Der *schwersten* Belastung geben Sie bitte die *Position 1*, der *leichtesten* Belastung die *Position 10.*

Auf diese Weise vergeben Sie die Plätze von 1 (im Verhältnis schwerste Belastung) bis 10 (im Verhältnis leichteste Belastung) und bekommen so eine *Rangreihe* Ihrer alltäglichen Belastungen:

Rangreihe meiner alltäglichen Stressbelastungen

1 ____________________

2 ____________________

3 ____________________

4 ____________________

5 ____________________

6 ____________________

7 ____________________

8 ____________________

9 ____________________

10 ____________________

Arbeitsblatt 4 **Verhaltenstherapie – Modul Stressmanagement**

Meine Stressbelastung

Sie können auf diesem Arbeitsblatt Ihre alltäglichen, d.h. wiederkehrenden *Stressoren* in ein Diagramm einzeichnen:

- indem Sie Ihre verschiedenen Stressoren in den Kreis einzeichnen, so als wären es verschiedene „Tortenstücke" und
- indem Sie den einzelnen Stressoren (= „Tortenstücke") einen prägnanten Namen oder Titel geben.
- Das Ausmaß der Belästigung durch die einzelnen Stressoren können Sie zum Ausdruck bringen, indem Sie diese „Tortenstücke" *unterschiedlich groß* einzeichnen.

Hinweis: Je größer das „Tortenstück", desto größer ist auch ihre *Belastung* durch diesen Stressor.

Sie bekommen so einen *Überblick* und eine *Rangreihe* (= Gewichtung nach Schweregrad) Ihrer alltäglicheren Stressbelastungen

Arbeitsblatt 5 — Verhaltenstherapie – Modul Stressmanagement

Psychobiologie des Stresses – Die allgemeine Aktivierungsreaktion nach Selye

Stressor = Alles, was bei einer Person Stress erzeugt

Stress = Unspezifische Körperreaktion auf jede Form von Beanspruchung

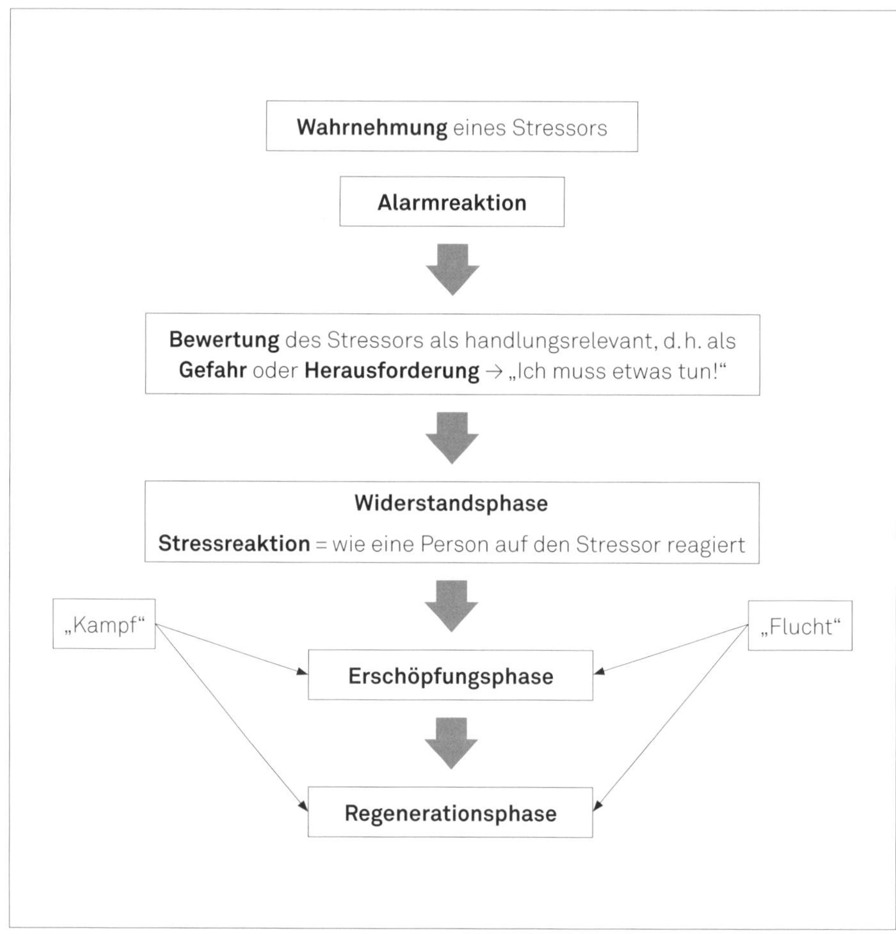

Arbeitsblatt 6 Verhaltenstherapie – Modul Stressmanagement

Das Transaktionale Stressmodell nach Lazarus

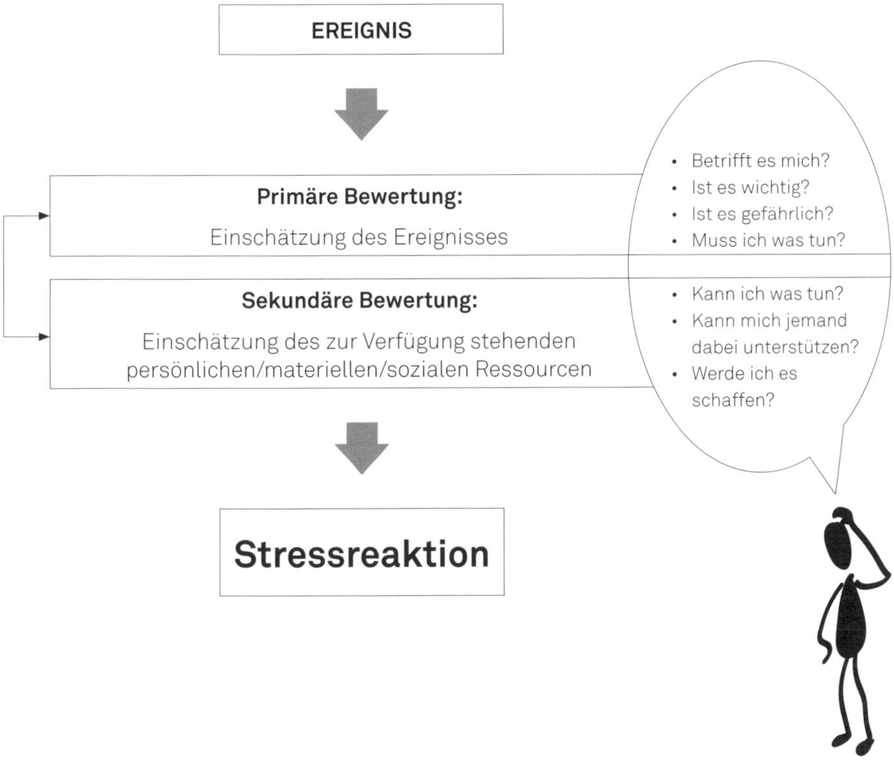

EREIGNIS

Primäre Bewertung:
Einschätzung des Ereignisses

- Betrifft es mich?
- Ist es wichtig?
- Ist es gefährlich?
- Muss ich was tun?

Sekundäre Bewertung:
Einschätzung des zur Verfügung stehenden persönlichen/materiellen/sozialen Ressourcen

- Kann ich was tun?
- Kann mich jemand dabei unterstützen?
- Werde ich es schaffen?

Stressreaktion

Arbeitsblatt 7 Verhaltenstherapie – Modul Stressmanagement

Die Rolle der Aufmerksamkeit

Menschen richten die Aufmerksamkeit auf:

- neue Reize
- wichtige Rieze
- bedeutsame Reize
- Herausforderungen

- **Bedrohungen**
- **Gefahren**

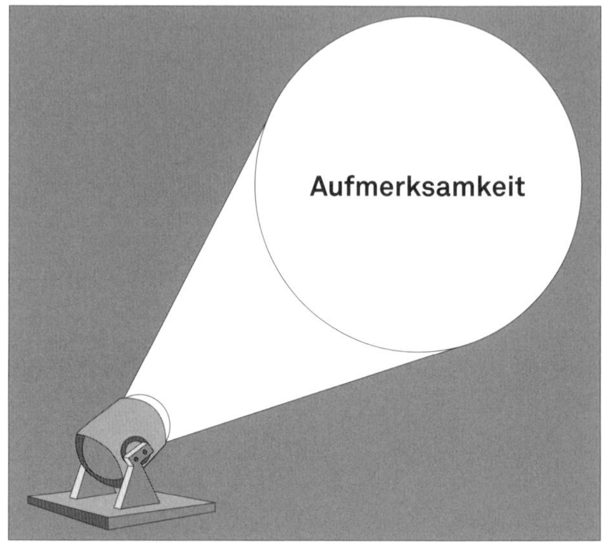

Arbeitsblatt 8 — Verhaltenstherapie – Modul Stressmanagement

Die Rolle der Aufmerksamkeit bei der Belastung durch Tinnitus

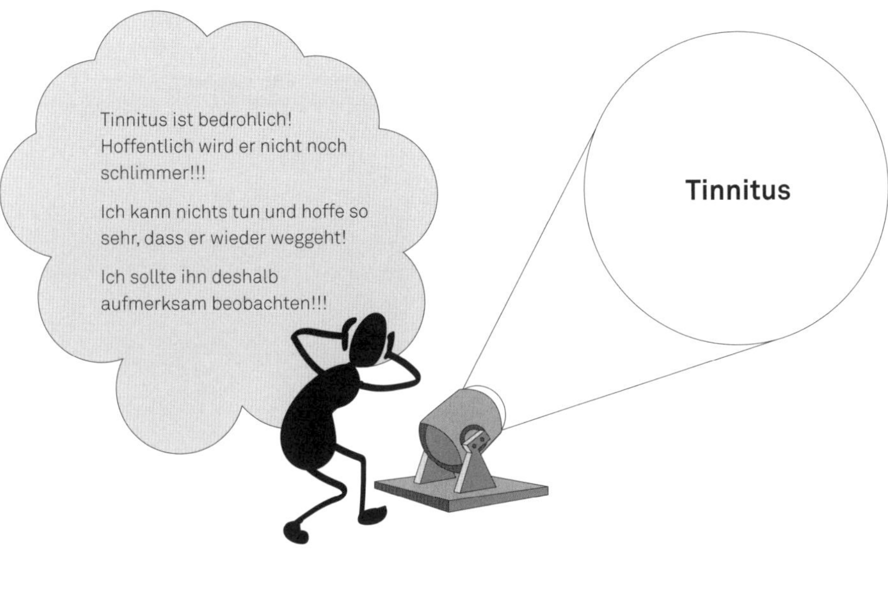

Gegenwart und Zukunft mit Tinnitus werden negativ eingeschätzt

„Negativer Merkzettel“:
Aufmerksamkeit richtet sich mehr und mehr auf den Tinnitus

Tinnitus wird verstärkt wahrgenommen
Keine Gewöhnung an den Tinnitus

Arbeitsblatt 9 — Verhaltenstherapie – Modul Stressmanagement

Meine Stressoren und Stressreaktionen

Was macht mir „Stress"? Notieren Sie Ihre typischen externen und internen Stressoren.

Typische externe Stressoren	Typische interne Stressoren

Wie reagiere ich auf Stress? Notieren Sie Ihre typischen Stressreaktionen.

Typische Gedanken	Typische Gefühle	Typische körperliche Reaktionen	Typische Verhaltensweisen

Arbeitsblatt 10 Verhaltenstherapie – Modul Stressmanagement

Die Belastungs-Entlastungs-Waage

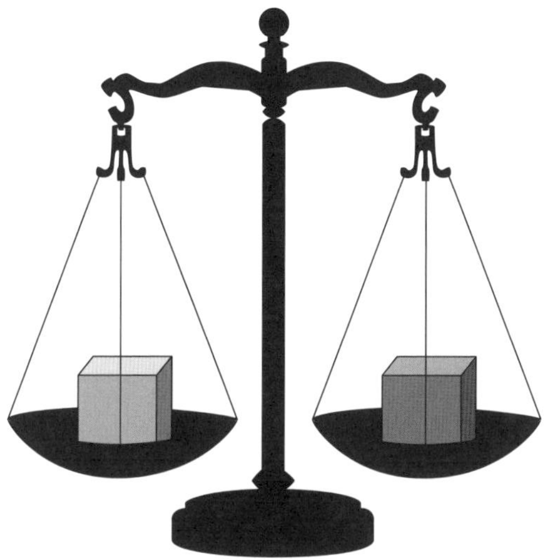

Belastung Anspannung Aktivität	Entlastung Entspannung Pause

Arbeitsblatt 11 Verhaltenstherapie – Modul Stressmanagement

Stress lass nach – Meine Lösungen

Stressor	Meine Lösungen

Arbeitsblatt 12 **Verhaltenstherapie – Modul Stressmanagement**

Unterstützende Gedanken und Selbstverbalisationen

Bitte markieren Sie alle unten genannten Formulierungen, die Ihnen helfen, Ihre alltäglichen Stressbelastungen inklusive Tinnitus besser auszuhalten oder durchzustehen.

☺ Ich schaff das schon.	☐
☺ Ich finde einen Weg.	☐
☺ Ich vertraue auf meine innere Stärke.	☐
☺ Ich habe schon ganz anderes durchgestanden.	☐
☺ Es gibt wichtigeres als den Tinnitus.	☐
☺ Das wird auch wieder besser.	☐
☺ Ich bin gut so wie ich bin.	☐
☺ Der Tinnitus ist nicht mein Feind.	☐
☺ Erst mal durchatmen und dann geht es auch schon weiter.	☐
☺ Auch mit Tinnitus kann ich ein gutes Leben führen.	☐
☺ Es gibt Menschen, die sind viel schlimmer dran.	☐
☺ Sind auch noch so viele Steine, das Wasser findet seinen Weg.	☐
☺ Es gibt mehr zu hören als den Tinnitus.	☐
☺ Ich liebe Herausforderungen.	☐
☺ Alles wird gut.	☐
Weitere unterstützende Gedanken/Selbstverbalisationen	
☺	☐
☺	☐
☺	☐
☺	☐
☺	☐
☺	☐
☺	☐
☺	☐

Arbeitsblatt 13 Verhaltenstherapie – Modul Stressmanagement

Meine Maßnahmen zur Erholung vom Stress

Arbeitsblatt 1 (Seite 1/2) **Verhaltenstherapie – Modul Wohlfühlen**

Mehr Bewegung ins Leben bringen

Teil A: Schreiben Sie bitte Ihre bevorzugten Möglichkeiten auf, wie Sie (wieder mehr) Bewegung in Ihr Leben bringen können.

Was möchte ich tun?	Wann und wo werde ich das tun?	Allein oder in Gesellschaft?

Arbeitsblatt 1 (Seite 2/2) **Verhaltenstherapie – Modul Wohlfühlen**

Mehr Bewegung ins Leben bringen

Teil B: Bitten dokumentieren Sie Ihre täglichen bewegungsbezogenen Aktivitäten in der folgenden Tabelle:

Meine bewegungsbezogenen Aktivitäten		Effekt? ☺ 😐 ☹
Montag		
Dienstag		
Mittwoch		
Donnerstag		
Freitag		
Samstag		
Sonntag		

Arbeitsblatt 2 (Seite 1/3) **Verhaltenstherapie – Modul Wohlfühlen**

Meine positiven Aktivitäten

Kreuzen Sie an, welche der folgenden Aktivitäten und Erlebnisse Sie wie gerne unternehmen bzw. erleben und wie häufig Sie diese in den letzten vier Wochen unternommen bzw. erlebt haben.

Aktivitäten/Erlebnisse	**Wie gerne?**			**Wie häufig?**		
	nicht	etwas	sehr	nie	selten	oft
Kontakt und Geselligkeit						
Mit jemanden zusammen sein, den man mag.						
Mit den Kindern spielen.						
Unternehmungen/Ausflüge mit der Familie.						
Besuche machen/Besuche empfangen.						
Auf Feste gehen/Feiern ausrichten.						
Geschenke machen/bekommen.						
Mit Freunden über ein persönliches Anliegen bzw. Problem reden.						
Mit dem Partner über Organisatorisches sprechen.						
Den eigenen Standpunkt vertreten.						
Kritik äußern/Die Meinung sagen.						
Jemandem helfen.						
Jemanden anlächeln/loben.						
Für jemanden etwas Besonderes tun.						
Einen Vertrauten um Rat/Hilfe bitten.						
Ein Café/Restaurant besuchen.						
In einem Verein mitarbeiten/sich gemeinnützig engagieren.						
Gesellschaftsspiele spielen.						
____________________						
____________________						

Arbeitsblatt 2 (Seite 2/3) **Verhaltenstherapie – Modul Wohlfühlen**

Meine positiven Aktivitäten

Aktivitäten/Erlebnisse	**Wie gerne?**			**Wie häufig?**		
	nicht	etwas	sehr	nie	selten	oft
Für sich sein						
Zeitung/Buch lesen.						
Tagebuch/Briefe schreiben.						
Entspannen/Pause machen.						
Sauna/Massage/ein Bad nehmen.						
Den nächsten Urlaub planen.						
Positive Zukunftspläne schmieden.						
Tagträumen/Meditieren.						
Durch die Stadt bummeln.						
Ein persönliches Problem lösen.						
Ein Nickerchen machen/Ausschlafen.						
Musik hören.						
Sich etwas zum Geschenk machen.						
______________________						
______________________						
Hobbys ausüben						
Sich sportlich betätigen.						
Sportveranstaltungen besuchen.						
Gartenarbeit erledigen.						
Sachen sammeln.						
Basteln/Heimwerken.						
Sich künstlerisch betätigen.						
Einen Kurs bei der VHS besuchen.						
Besuch von Museum/Theater/Kino/ Konzert/Kunstsammlung/Vortrag						
Tanzen gehen.						
______________________						
______________________						

Arbeitsblatt 2 (Seite 3/3) **Verhaltenstherapie – Modul Wohlfühlen**

Meine positiven Aktivitäten

Aktivitäten/Erlebnisse	**Wie gerne?**			**Wie häufig?**		
	nicht	etwas	sehr	nie	selten	oft
Im Freien sein						
Spazierengehen/Wandern.						
Radfahren/Laufen/Schwimmen.						
In der Sonne sitzen.						
Pflanzen pflücken/An Blumen riechen.						
Eine schöne Aussicht genießen.						
Barfuß laufen/Durchs Wasser waten.						
In den Himmel schauen.						
Im Gras liegen.						
Naturgeräuschen zuhören.						
______________________						
______________________						

Arbeitsblatt 3 (Seite 1/3) — Verhaltenstherapie – Modul Wohlfühlen

Mit allen Sinnen genießen

Bitte schreiben Sie auf, was Sie gerne hören bzw. spüren, fühlen, riechen, schmecken und sehen.

Was höre ich gerne?	
Was spüre/ fühle ich gerne?	
Was rieche ich gerne?	
Was schmecke ich gerne?	
Was sehe ich gerne?	

Arbeitsblatt 3 (Seite 2/3) **Verhaltenstherapie – Modul Wohlfühlen**

Mit allen Sinnen genießen

Genuss-Empfehlungen

- **Genehmige und gönne dir Genuss**
  „Auch zum Genießen gehört ein Entschließen" – Sie können evtl. Hemmungen oder schlechtes Gewissen beim Genießen überwinden. Sie haben es sich redlich verdient!

- **Genieße bewusst**
  Schalten Sie evtl. Störungen aus und konzentrieren Sie sich beim Genießen auf wenige Dinge. Lenken Sie Ihre Aufmerksamkeit gezielt auf das, was Sie genießen möchten!

- **Genieße auf deine eigene Art**
  Über Geschmack lässt sich nicht streiten. Über das Genießen auch nicht. Was zählt, ist Ihre persönliche Art und Weise zu genießen. Es kann angenehm spannend sein, dies herauszufinden. Um es dann immer wieder zu tun!

- **Weniger ist oft mehr**
  Genießen lässt sich auch das Kleinste oder Alltäglichste. Für Genuss ist nicht die Menge, sondern allein die Qualität entscheidend. Übersättigen Sie sich nicht mit unnötigen Mengen, und gönnen Sie sich das jeweils für Sie Beste!

- **Übe deine Sinne im Genießen**
  Indem Sie Ihre Aufmerksamkeit ganz und gar auf ein *Sinneserlebnis* konzentrieren, z. B. auf das Schmecken oder Riechen, dabei mehr und mehr Ihre Sinne schärfen und immer wieder neue Nuancen entdecken!

- **Nimm dir Zeit zum Genießen**
  Genuss kann selten unter Zeitdruck erlebt werden. Aber oft genügt ein Augenblick des Genießens!

- **Genuss liegt im Alltäglichen**
  Der erste Blick aus dem Fenster am Morgen, ein Lächeln, der Geruch von frischem Brot, spielende Kinder, Vogelgezwitscher, ein Sonnenstrahl, der die Wolkendecke durchdringt. ... Öffnen Sie Ihre Sinne und der Genuss wird Sie finden – gerade und besonders im Alltag!

Arbeitsblatt 3 (Seite 3/3) **Verhaltenstherapie – Modul Wohlfühlen**

Mit allen Sinnen genießen

Meine persönlichen Genüsse: Was haben Sie jeden Tag die Woche über genossen? Bitten dokumentieren Sie Ihre täglichen Genüsse in der folgenden Tabelle:

Montag	
Dienstag	
Mittwoch	
Donnerstag	
Freitag	
Samstag	
Sonntag	

Arbeitsblatt 4 Verhaltenstherapie – Modul Wohlfühlen

Meine guten sozialen Kontakte

Denken Sie jetzt einmal über Ihre sozialen Kontakte nach:

- Der Kreis in der Mitte sind Sie.
- Zeichnen Sie dann weitere Kreise um Sie herum auf, in diese Kreise tragen Sie bitte die Namen der Menschen ein, zu denen Sie einen „guten Draht" haben. Diese Menschen können beispielsweise aus Ihrer Familie bzw. aus der Verwandtschaft oder der Nachbarschaft kommen oder aus Ihrem Freundes- oder Bekanntenkreis stammen. Denken Sie dabei auch an unterstützende Menschen, die Sie vielleicht nur aus dem Internet kennen, zu denen Sie aber trotzdem regelmäßig Kontakt halten. Oder an die Mitglieder der Tinnitus-Selbsthilfegruppe.
- Überlegen Sie anschließend, zu wem Sie aktuell wenig Kontakt haben, diesen aber in der Zukunft (wieder-)herstellen oder ausbauen möchten, z. B. durch eine Einladung, einen Besuch, einen Brief oder ein Telefonat. Tragen Sie die Namen dieser Personen ebenfalls in Ihr „Soziales Netz" ein, zur besseren Unterscheidung am besten in einer anderen Farbe.

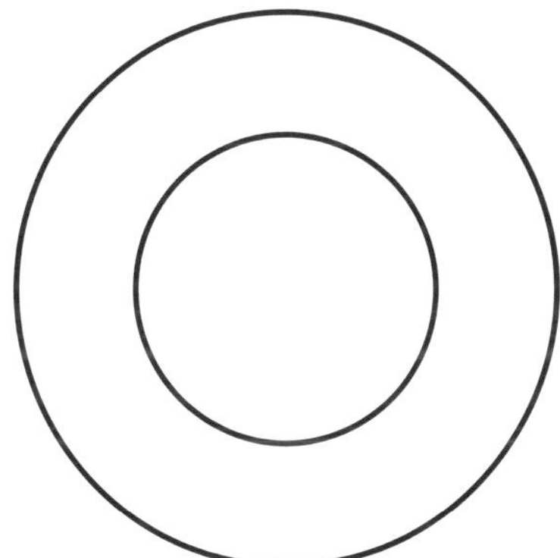

Arbeitsblatt 5

Verhaltenstherapie – Modul Wohlfühlen

Meine Wohlfühlliste

Wie sehr habe ich auf Folgendes geachtet?	Montag	Dienstag	Mittwoch	Donnerstag	Freitag	Samstag	Sonntag
Entspannen/Ausspannen/Ausruhen							
Bewegung/Sport/Tanzen							
Energie loswerden/„Dampf ablassen“							
Genüsse/Schöne Erlebnisse							
Gute Gesellschaft/Schöne Unternehmungen							
Erfolgserlebnisse							

4 Psychodynamische Psychotherapie bei Tinnitus

Helmut Schaaf

4.1 Grundlagen, Diagnostik, Ziele und Therapieplanung

„Frage nicht (nur), welche Krankheit die Person hat, sondern (zumindest auch) welche Person die Krankheit hat.“

(William Osler zugeschrieben)

Psychodynamische Verfahren haben methodisch die Besonderheit, dass sie die Interaktion zwischen Patienten und Therapeuten in das Zentrum der Therapie stellen. Dabei werden bewusst auch nonverbale Beziehungsangebote und -konstellationen mit einbezogen. Die psychotherapeutische Arbeit ist fokussiert auf das Erleben in der Psychotherapiesituation.

Da das Leiden am Tinnitus (nicht die Wahrnehmung eines Ohrgeräusches) aus guten Gründen zu den Somatisierungserkrankungen gezählt werden darf, ergibt sich schon aus der Besonderheit der Erkrankung eine „Beziehungsstörung“ zwischen Patienten und Therapeuten: Der Patient sucht einen Arzt, der seine organische Krankheit behandeln soll, und bekommt einen Psychotherapeuten. So ist man als Psychotherapeut – wenn überhaupt von „Wahl und Freiwilligkeit“ gesprochen werden kann –, oft nur „die zweite“, wenn nicht die „letzte Wahl“ des Tinnitus-Leidenden. Über die der Somatisierungserkrankung innewohnende Abwehr psychischer Anteile geht dem Kontakt zum Psychotherapeuten meist eine persönliche „Kränkung“ beim Patienten (psychisch überhaupt Hilfe zu benötigen) und eine „strukturelle“ Kränkung für die Behandelnden (erst nachrangig gewünscht zu sein) voraus. So können beide – im Laufe der Therapie – von einer entsprechenden Beziehungsklärung zumindest profitieren.

Psychodynamische Ansätze sehen den Menschen in einem ständigen Prozess der interaktionellen Auseinandersetzung der früh mitgegebenen und erworbenen Eigenanteile mit seiner sozialen Umwelt. In der Entwicklung des Menschen spielen körperbezogene Erfahrungen für die Affektregulierung und die Etablierung eines stabilen „Ich-Systems“ eine entscheidende Rolle, so zum Beispiel das Streicheln für Zärtlichkeit und Entspanntheit. So entstehen beziehungsvermittelte, unbewusste, körperliche Reaktionsmuster, die einzelnen Affekten zugeordnet werden. So ist Streicheln mit Wohlfühlen und mit liebevollem Umgang zwischen Mutter und Kind verbunden. Daraus entwickeln sich u. a. die späteren Beziehungs-Repräsentanzen (Ermann, 2004).

Bei einer gelungenen Entwicklung kommt es zu einer Ausdifferenzierung der emotionalen Empfindung: Gefühle von Wohlsein und Lust können sich differenzieren in die Empfindung von Zufriedenheit, Freude, Vertrauen, Glaube, Liebe, Hoffnung, Zärtlichkeit; Unlust differenziert sich in Angst, Furcht, Scham, Schuld, Ekel, Trauer, Hilflosigkeit, Hoffnungslosigkeit (Ahrens & Schneider, 2002). Die seelische und körperliche Seite des Affekterlebens sollten im Laufe der Entwicklung nach und nach voneinander getrennt wahrgenommen werden können. Dann darf die körperliche Seite in der vorbewussten Wahrnehmung verbleiben. Das bedeutet, dass man das körperliche Erleben nicht mehr als solches wahrnimmt, sondern nur noch den zugehörigen Affekt.

Die Resomatisierung und die „Zweiphasige Verdrängung“

Der Prozess der Differenzierung emotionaler Qualitäten kann ins Stocken geraten oder – auf jeder Stufe – stehen bleiben. Daraus können „Entwicklungsmängel“ mit Konsequenzen für die Ausgestaltungsmöglichkeiten der Affekte erwachsen. Dies kann zu Einschränkungen in der emotionalen und sozialen Kompetenz führen. Aber selbst bei gelungener Entwicklung kann die Affektwahrnehmung und -ausgestaltung bei „überflutendem“ Druck, „grenzüberschreitender“ Not oder entsprechender Heftigkeit von Konflikten wieder vermehrt körperlich wahrgenommen werden. Dies kann – für die Betroffenen – unbewusst bleiben und ist dann subjektiv „nicht bewusst steuerbar“. Als Theoriekonstrukt beschrieb dies erstmals der Leibarzt Freuds, Max Schur, als Prozess der De- und Resomatisierung. So kann der Körper zum Projektionsfeld für Missempfindungen und belastende Erlebnisse werden.

In diesem Sinne untersuchte Mitscherlich (1966) Menschen, die über lange Zeit einem unausweichlichen Konflikt ausgesetzt waren. Sie entwickelten zunächst psychische Symptome wie Niedergeschlagenheit, Depressionen oder Ängste. Konnte der zugrunde liegende Konflikt nicht aufgelöst werden, beobachtete er in der Folge körperlich wahrgenommene Beschwerden, wobei die psychischen Symptome – in der Wahrnehmung – zurückgingen. Er wertete den Vorgang, wenn psychogene Prozesse nicht mehr allein mit den Mitteln der Psyche bewältigt und „abgewehrt“ werden müssen, sondern darüber hinaus auch noch die Verdrängung ins Körperliche notwendig wird, als *zweiphasige* Verdrängung.

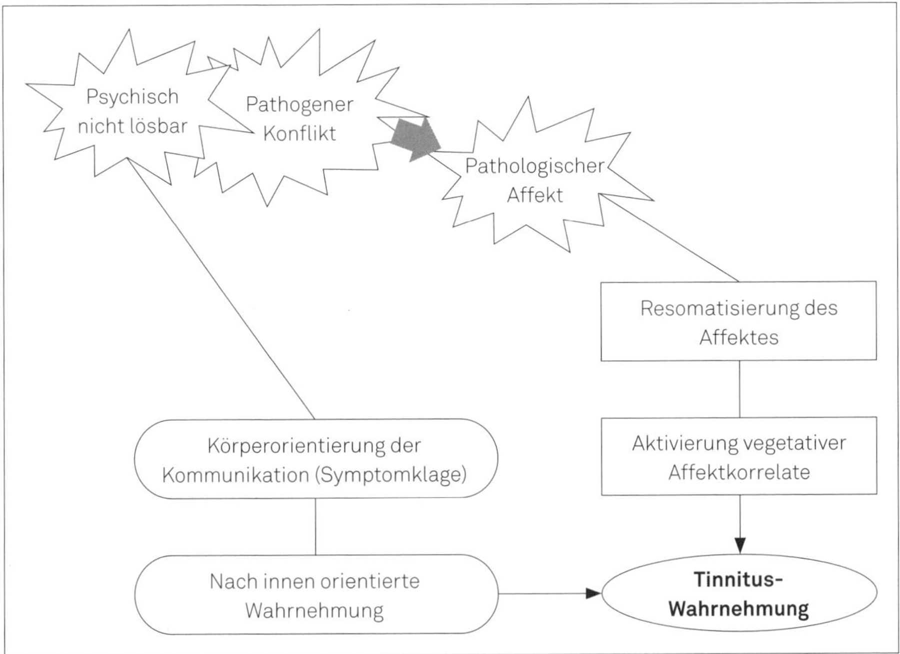

Abbildung 29: Tinnitus-Wahrnehmung aus psychodynamischer Sicht analog Ermann (2004, S. 234)

Damit rückt das körperliche Erleben in das Zentrum der zwischenmenschlichen Kommunikation. In diesem komplexen Ablauf einer „Resomatisierung" sind körperlich-funktionelle und kognitive Vorgänge betroffen (Ermann, 2004, vgl. Abbildung 29).

4.1.1 Wie kann es aus psychodynamischer Sicht zu einem Leiden am Tinnitus kommen?

Das Hören hat sich aus der Früherkennung drohender Gefahren entwickelt. Es ist sinnvoll mit

- „aggressiver Hinwendung" (wenn es geht),
- angstvoller Abwehr (solange es noch geht) und
- erschreckendem Totstellen (wenn nichts mehr geht) verbunden.

Angst wiederum erniedrigt die Hörschwelle und „lässt die Ohren spitzen". Im dunklen Wald kann das Knistern der Zweige wie das Herannahen eines Wolfes empfunden werden. Deshalb sind Menschen mit einer schon vorab erhöhten Angstanfälligkeit (labiler Angstabwehr) gefährdeter, auf einen organisch bedingten Tinnitus mit einer gesteigerten Angst zu reagieren. Da sich aber auch die Psyche in ihrer Not nur somatisch zu äußern vermag, kann die Hörwahrnehmung des eigenen Geräusches auch ein frühes, oft eine Handlung anforderndes Zeichen einer psychischen Notlage sein. Dies ist eng mit Angstgefühlen und -reaktionen verbunden.

Aus psychodynamischer Sicht kann es zu einem Affektausdruck in der – subjektiv nicht mehr beherrschbaren – Tinnitus-Wahrnehmung kommen, wenn innere, bedrohlich erlebte Affekte abgewehrt werden müssen. Dies kann geschehen, wenn die psychischen Regulationsmöglichkeiten überschritten sind, entweder weil sie nicht ausreichend entwickelt werden konnten oder weil sie überfordert sind.

Die Fokussierung auf den Tinnitus dient dann zur Abwehr eines quälenden Affektes, der etwa starke Angst oder Schuldgefühle, aber auch Wut, Scham oder auch Ekelempfindungen ausdrückt. Dann ist das bewusste Erleben der psychische Zusammenhang zwischen der Tinnitus-Wahrnehmung und dem affektverursachenden Auslöser, etwa einem Konflikt, nicht mehr vordringlich. Das wäre der sogenannte „primäre Krankheitsgewinn“.

Dies kann kurzfristig i. S. eines primären Krankheitsgewinns zur Entlastung führen. Es handelt sich hier allerdings – wie bei Neurosen generell – um einen „suboptimalen“ Stabilisationsversuch: Die gewonnene „Entlastung“ kann mit teilweise doch erheblichen Einschränkungen einhergehen. Dies kann sich ungünstig verfestigen, wenn sich der Patient „legitimiert“ durch die „organische“ Erkrankung regressiven Bedürfnissen und Versorgungswünschen hingeben kann (sekundärer Krankheitsgewinn).

Der Tinnitus als Korrelat der Signalangst

Positiv gesehen kann die Wahrnehmung eines nach Auflösung verlangenden Tinnitus ein für den Patienten wahrnehmbares Zeichen einer psychogenen Not sein. Im analytischen Sinne wird damit die Tinnitus-Wahrnehmung (nicht das organisch immer vorhandene Eigengeräusch des Hörsystems) zum Korrelat der „Signalangst“. Der Tinnitus wird damit zum somatischen Kristallisationspunkt des sich darin ausdrückenden seelischen Prozesses. Der Körper äußert sich da, wo die Seele sich nicht verständlich machen kann. Dem Tinnitus kann dabei die ambivalente Aufgabe zukommen, einen – meist großen –Teil der unbewussten Angst im psychogenen Prozess ebenso zu binden wie anzuzeigen.

Der Vorteil dieser Symptombildung ist, dass damit die Angst und der dahinterstehende Konflikt eine Adresse bekommt und nach außen getragen werden kann. Die dem Patienten und natürlich auch dem Umfeld nicht bewusste Gefahr liegt allerdings darin, dass die Suche nach Hilfe auf die somatisierende Komponente beschränkt bleiben kann.

Merke

Typischerweise tritt der Tinnitus meist ohne aktuelle organische Schädigung auf. Dennoch kann schon lange vorher ein Lärmschaden entstanden sein, der aber nicht mit einer quälenden Tinnitus-Wahrnehmung verbunden war.

4.1.2 Ziele tiefenpsychologisch fundierter Psychotherapie beim Leiden unter Tinnitus

Ziel der psychodynamischen Ansätze ist, die im Tinnitus-Leiden ausgedrückte, psychogene Not zu verstehen und zu bearbeiten. Es soll auch zur Symptomminderung und -entlastung kommen. Meist wird erst dann die Abklärung der Dynamik hinter den Tinnitus-Erlebnissen möglich. Das geschieht am besten, wenn die Patienten die befreiende Wirkung in der Therapie spüren (Hoffmann, 2008).

Dabei erwarten Tiefenpsychologen, dass Selbsterkenntnis Veränderung bewirkt. So ist das Minimalziel, das Tinnitus-Leiden in seiner Bedeutung zu verstehen. Meist reicht diese allein aber nicht aus: Das Erkannte muss auch „durchgearbeitet" und in der Praxis angewandt bzw. eingeübt werden. Dadurch eröffnet sich die Möglichkeit, in den entsprechenden Situationen bewusst anders handeln zu können, oder sich ebenso bewusst für einen anderen Umgang zu entscheiden. Dazu bedarf es der aktiven Förderung der vorhandenen Fähigkeiten, die im Idealfall mit einer Realitätskonfrontation einhergehen – zunächst in der Vorstellung, dann gut vorbereitet auch in der Realität (Exposition).

Übergeordnete Ziele psychodynamischer Interventionen bei Tinnitus

1. Bearbeitung der den „Tinnitus" auslösenden bewussten und unbewussten Assoziationen.
2. Aktive Förderung der Entwicklung alternativer Lösungsstrategien.
3. Realitätsbezug: So ist z. B. die Wahrnehmung von Ursache und Wirkung in der Regel anders als gedacht:
   a) Nicht der Tinnitus macht schlaflos, sondern schlaflos erscheint der Tinnitus lauter.
   b) Nicht der Tinnitus macht die Konzentrationsstörung, sondern bei einer Überforderung der Konzentrationsmöglichkeiten scheint der Tinnitus lauter zu werden.
   c) Nicht der Vorgesetze lässt den Tinnitus „explodieren", sondern in der Auseinandersetzung mit dem Vorgesetzten wird der Tinnitus lauter wahrnehmbar, möglicherweise, weil er gefühlsmäßig „verwechselt" wird mit dem ehedem strafenden Vater, dem man wehrlos ausgeliefert war.

4. Aufforderung zur gesteuerten Exposition: So fordert z. B. der Therapeut den Patienten auf, die fantasierte bedrohliche Tinnitus-Lautheit, die objektiv nicht über 15 dB betragen kann, bis zum Ende weiter zu denken, auch um die Gesetze der Wahrnehmung in der Realität kennenzulernen (Ausfantasieren bis zu Tinnitus-Katastrophe).
5. Abbau des (nur vermeintlich symptommindernden) Schon- und Vermeidungsverhaltens.
6. Klärung der verursachenden Konflikte und mangelnden Ausdrucksmöglichkeiten (Defizite), meistens in einer Reihe von Interventionen.
7. Bearbeitung der möglichen unbewussten Funktion des Symptoms – etwa als Rückzugsmöglichkeit oder Aufmerksamkeitsfokus.
8. Förderung der Verinnerlichung der in der Therapie erlebten interaktionellen Möglichkeiten, d. h. der Art und Weise der Problembehandlung und Lösung mit dem Therapeuten („Kompassfunktion").

4.1.3 Tiefenpsychologische tinnitusbezogene Diagnostik

Der organische Anteil des Tinnitus-Leidens sollte vorab ausreichend ärztlich untersucht und eine Schwerhörigkeit ausgeglichen sein. Zumindest sollte klar sein, was von beidem noch aussteht und ggfs. noch zu erwarten ist.

Biografischer und interaktioneller Zusammenhang

Die psychodynamische Diagnostik wird von der Annahme geleitet, dass das Leiden am Tinnitus und die individuelle Tinnitus-Belastung in einem biografischen und interaktionellen Zusammenhang entstanden sind. Grundlage ist dabei eine empathische biografische Exploration, die über die Erfassung der Fakten hinausgeht, und vor allem versucht, die emotionale Tönung der erlebten Lebensereignisse und der Entwicklung wahrzunehmen.

Die Aufmerksamkeit gilt den – dem Tinnitus-Betroffenen bislang unbewussten und daher für ihn auch nicht handhabbaren und nicht angehbaren – Konflikten, Mustern oder auch Überforderungen. Im Fokus der „laufenden" Beobachtung stehen die Wechselbeziehungen zwischen den Symptomen und

- den spontanen Äußerungen über die begleitenden Lebensumstände,
- den früheren Krankheiten,
- der Familie,
- der Arbeitsplatzsituation,
- den zwischenmenschlichen Beziehungen zu Freunden, Bekannten, Kollegen, Vereinsmitgliedern.

Dabei sollen die Angaben, die der Patient bereits verbal macht, genauso beachtet werden wie die nonverbalen Botschaften in seiner Gestik und seiner Körperhaltung (vgl. dazu auch Teil A der Vorlage „Anamnese“ auf Seite 213 und Online-Materialien).

Wie wirkt der Patient auf mich (Gegenübertragung)?

Wenn Menschen miteinander in Kontakt treten, lösen sie bei den anderen Gefühle aus. Diese werden in Millisekunden mit Gefühlen abgeglichen, die früher bei anderen Personen schon erlebt und/oder erlitten wurden. Da Patienten, wenn sie zum Therapeuten kommen, sich in der Regel etwas erhoffen, was sie selbst noch nicht haben, vollziehen sich die ersten „Übertragungsphänomene“ meist wie zu den Eltern und Vorgesetzten. Auch aufseiten des Therapeuten kommt es zu „Gegenübertragungsphänomen“, ausgehend von ihrem bzw. ihren Patienten, wobei die Rollenverteilung zunächst meist komplementär gestaltet ist.

Die dabei zutage tretenden Interaktionsmuster sowie auch die nonverbale Beziehungsgestaltung kann diagnostisch genutzt werden. Die Spezifizierung der Gefühle, Reaktionen und Kognitionen, die der Patient im Therapeuten auslöst, (psychodynamisch: sog. „Gegenübertragung“) kann anhand folgender Fragen an die Eigenwahrnehmung erfolgen (vgl. hierzu auch Teil B der Vorlage „Anamnese“ auf Seite 214 und Online-Materialien):

- Was erzählt mir der Patient (eigentlich)?
- Wie erzählt mir der Patient sein Leiden?
- Wie alt scheint der Patient in dieser speziellen Kommunikation mit mir zu sein?
- Was war für mich im Kontakt auffällig?
- Wie verhält sich der Patient mir gegenüber?
- Welche Gefühle löst er in mir aus?
- Was geht mir durch den Kopf (wenn ich die Augen schließe und zurückdenke)
- Was fühlte ich spontan beim ersten Sehen, Hören usw.
- Welche Rollenerwartung fühle ich an mich gestellt?
- Was tragen die anderen dazu bei, dass die Krankheit erhalten bleibt?

Psychodynamisch arbeitende Therapeuten werden versuchen, im Rahmen ihrer Theorievorstellungen die bevorzugten Bewältigungs-(Abwehr-) Mechanismen (Verdrängung, Rationalisierung, Konversionen, Abspaltungen, Dissoziationen) zu erkennen.

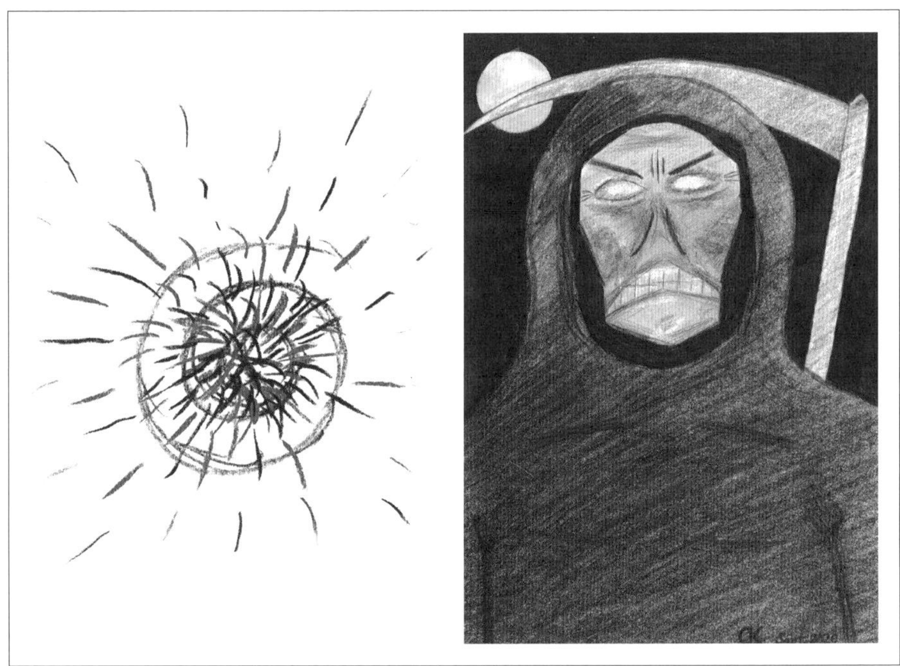

Abbildung 30: Eingangsbilder von Tinnitus-Patienten

Als hilfreich haben sich auch *selbst gemalte Bilder* erwiesen (vgl. Beispiele in Abbildung 30). Dazu werden die Patienten gebeten, ihr *derzeitiges Hauptproblem* zu malen. Die Bilder lassen oft schon vieles des individuellen Dramas erkennen und bieten meist einen guten Einstieg, über die rein faktische Ebene hinaus.

Darüber hinaus empfiehlt es sich, explizit nach den „Lieblings-Befürchtungen“ zum Tinnitus zu fragen, sowohl in Hinsicht auf sonst oft verschwiegene Ängste (z.B. „Ich könnte eine Schizophrenie entwickeln.“) als auch auf die individuelle „Vorliebe“. Auch unrealistische Fantasien sind ernst zu nehmen, da sie sich in den Verzerrungen realer Beziehungen wiederholen können.

Wesentlich ist das Erkennen und später das Bearbeiten von (assoziativen) Verkoppelungen von symptomauslösenden Reizen und pathogen weiterführenden, verursachenden und aufrechterhaltenden Vorstellungen bewusster, aber auch unbewusster Art. Sie sollen ebenso wie die Ebenen aus der Operationalisierten Psychodynamischen Diagnostik (OPD 2; Arbeitskreis OPD, 2006) bei der biografischen Anamnese im Hinterkopf beachtet werden (vgl. hierzu auch die Auflistung am Beginn der Vorlage „Anamnese“ auf Seite 213 und Online-Materialien).

Mögliche Konfliktebenen nach OPD 2 (Arbeitskreis OPD, 2006)

- Abhängigkeit vs. Autonomie.
- Unterwerfung vs. Kontrolle.
- Versorgung vs. Autarkie.
- Selbstwertkonflikte.
- Über-Ich und Schuldkonflikte.
- Ödipal-sexuelle Konflikte.
- Identitätskonflikte.
- Mangelhafte Konfliktwahrnehmung.
- Konflikthafte äußere Lebensbelastung.

Die Beschreibung der Grundkonflikte und ihrer Verarbeitungsformen geschieht in der OPD in Bezug auf zentrale Lebensbereiche wie Partnerbeziehung, Herkunftsfamilie, Berufsleben, Besitzverhalten, Gruppenverhalten und Krankheitserleben.

Was bringt (verhilft) dem Tinnitus in die Wahrnehmung des Patienten?

Am Ende des Erstinterviews sollte erkennbarer werden, was dem Tinnitus dazu verhilft, vom Patienten so wahrgenommen zu werden (vgl. dazu Teil 3C der Vorlage „Anamnese" auf Seite 215 und Online-Materialien). Es geht darum, den Tinnitus hinsichtlich seiner organischen Anteile (akut vs. Chronisch, mit oder ohne Hörverlust, Hörgerät pflichtig, versorgt oder unversorgt?), in seinen erlebten, bewussten Anteilen und in seinen unbewussten Anteilen einzuschätzen. Weiterhin geht es darum, zu klären, wovor der Patient Angst hat und warum er mit Depressionssymptomen reagiert. Zudem stellt sich die Frage, ob die Symptomatik einem der OPD-Konflikte zugeordnet werden kann und ob ein Entwicklungsdefizit vorliegt.

Schließlich geht es noch darum, zu erfassen, was der Patient macht, wenn er den Tinnitus erlebt und zu klären, was die ausgesprochenen und die vermuteten Wünsche des Patienten sind (vgl. dazu Teil 3C der Vorlage „Anamnese" auf Seite 215 und Online-Materialien). So sollte eine Konzeptbildung hinsichtlich der strukturellen und der konflikthaften Anteile der Erkrankung am Beginn nach den ersten Vorgesprächen möglich sein. Im Idealfall lässt sich auch ein Fokus für hypothesengenerierende Thesen des strukturellen Defizits oder der Konfliktebene formulieren.

Dennoch erschließt sich das assoziative Umfeld bzw. die Verknüpfung mit unbewussten Konflikten möglicherweise erst deutlich im Laufe der Behandlung. Die Erkenntnis der pathologischen Angstabwehr, vor allem des Verstärker- und Vermeidungsverhaltens, verdeutlicht sich meistens beim Durcharbeiten.

4.1.4 Psychodynamische Therapieplanung

Der Patient soll zum Therapeuten Vertrauen fassen können und spüren, dass der Therapeut an seiner Krankheit *und* an seiner Person interessiert ist. Ausgangspunkt könnte die Frage sein, warum und in welchem Zusammenhang das Symptom Tinnitus „gerade jetzt“ aufgetreten und handlungsanfordernd geworden ist.

Die Besonderheit psychodynamischer („tiefenpsychologisch fundierter“) Verfahren ist in Abgrenzung zur klassisch verstandenen Psychoanalyse, dass der Fokus für die Arbeit mit dem Unbewussten und den seelischen Regulationsleistungen (der Abwehr) im „Hier und Jetzt“ der Gegenwart steht.

Speziell bei Somatisierungserkrankungen spielen Übertragungen im Beziehungsgefüge eine wichtige Grundlage. Sie sollen aber in den Interventionen nur angesprochen werden, wenn dies produktiv erscheint – und wenn dies mit einer positiven Intervention verbunden werden kann. Beispiele für mögliche Interventionen finden sich im Abschnitt „Eröffnung und möglicher Verlauf einer psychodynamischen Gesprächsführung“ (siehe unten).

Zu beachten ist dabei, dass beim Leiden am Tinnitus, verstanden als Somatisierungserkrankung, die Kommunikation mit dem Patienten oft nur „über den Tinnitus“ möglich ist (vgl. Abbildung 31). Das heißt, dass man für sich und später gemeinsam mit dem Patienten übersetzen muss, was im Tinnitus-Leiden ausgedrückt sein könnte.

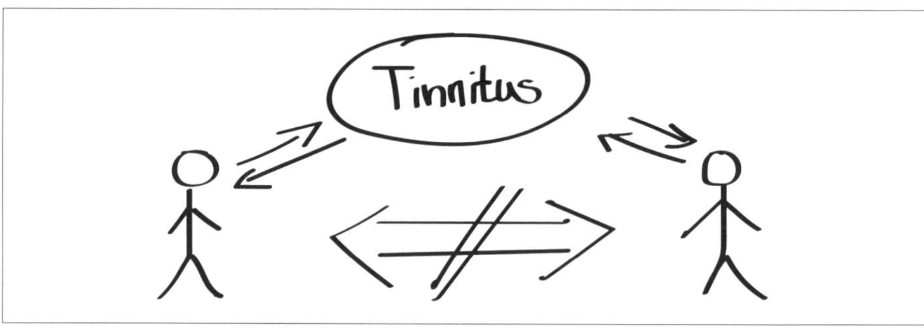

Abbildung 31: Der Tinnitus kann lange zwischen der therapeutischen Beziehung stehen

Auch deswegen muss man sich für die konkrete Tinnitus-Genese und die basalen neurootologischen Grundlagen (insbesondere den Hörbefund und das Hörverhalten) interessieren – und diese meistens auch immer wieder mit dem Patienten besprechen. Ebenso sollten auch im Rahmen psychodynamischer Therapien supportive und übende Elemente, wie sie effizient in der kognitiven Verhaltenstherapie entwickelt wurden (Kröner-Herwig, Goebel und Jäger, 2011; Delb et al., 2002a; vgl. hierzu auch Kapitel 3 in diesem Band), eingesetzt werden. Dies hilft über die erlebte Symptomlinderung den Blick auf die möglicherweise bedeutende Beziehungsarbeit freier werden zu lassen. Dabei auftretende, häufige Stolpersteine sind in Kapitel 4.2.1 (Modul Beziehungsgestaltung) exemplarisch aufgeführt.

Wenn allerdings anhaltend verschwiegene, intensive Übertragungsgefühle das angestrebte Bewältigungsverhalten nachhaltig verhindern, sollen diese auch angemessen angesprochen und bearbeitet werden. Dies ist ein wesentlicher Bestandteil der psychodynamischen Psychotherapie, dass diese „versteckten" und oft schambesetzten Anteile verbalisierbar werden, da diese dem rein kognitiven bewussten Erleben nicht zugänglich sind.

4.2 Psychodynamische Behandlungsmodule

4.2.1 Modul Beziehungsgestaltung – Der Tinnitus in der therapeutischen Beziehung

Seele und Körper gehen zum Arzt.
Sagt die Seele zum Körper:
Geh du vor, dich kennt er besser.

Für die Durchführung des Moduls Beziehungsgestaltung können folgende Materialien genutzt werden:

Beziehungsgestaltung – Materialien (vgl. Online-Materialien)

- Arbeitsblatt 1: Beziehungsklärung im Behandlungsteam
- Arbeitsblatt 2: Fragen zur Tinnitus-Situation
- Arbeitsblatt 3: Wie wirkt die Patientin/der Patient auf mich (Gegenübertragung)?

4.2.1.1 Einleitung

Menschen leben in aller Regel in Beziehungen, sei es in der Partnerschaft, im beruflichen oder sozialen Umfeld. Für den Fall, dass man sich keine existenziellen Sorgen um Essen, Trinken und ein Dach über dem Kopf machen muss (was für 80 % der Menschheit ein reales Problem ist), scheinen vier bis fünf Säulen die Grundlagen der seelischen Gesundheit zu bilden. Dazu gehören:

1. Ein (zufriedenstellender) Beruf oder gar eine Berufung mit ausreichender materieller Absicherung,
2. Partnerschaft (Ehe) und/oder Familie,
3. (Nicht geschlechtliche, wirkliche) Freunde
4. Körperliche Gesundheit

Für manche kommt – über allem stehend – noch eine fünfte Säule hinzu, nämlich die Religion, Ideale oder – i.S. des Glücksgefühls – möglichst nicht erfüllbare Visionen (vgl. hierzu auch Kapitel 2).

Im Laufe der Entwicklung von Beziehungsmustern können – meist in typischen Lebensabschnitten (Pubertät, Mitte des Lebens, Verlust des Partners, Auszug der Kinder, Pflege der Angehörigen, Rente oder Arbeitsplatzverlust) die seelischen Regulationsmechanismen (Abwehrleistungen) nicht mehr ausreichen. Sie können sich aber auch im Verlauf des Älterwerdens erschöpfen oder durch eine veränderte Umwelt in Frage gestellt werden. Dann kann der Tinnitus zum hörbaren Zeichen werden, dass etwas aus dem Lot gekommen ist, was der Anpassung oder der Veränderung bedarf. Man kann dies deuten als „Korrelat der Signalangst" (vgl. Kapitel 4.1.1).

Meist findet sich kein *akuter* Hörverlust. Das heißt, entweder ist der Patient – immer noch – gut hörend oder ein „schon immer" im Hintergrund wahrnehmbarer Tinnitus bei einer vorbestehenden Hörstörung wird ohne – für den Patienten – erkennbaren Grund lauter wahrgenommen (vgl. Kapitel 1). Natürlich gibt es auch hier Verläufe, die initial mit einem Hörverlust beginnen können. So ist es – nach Abklärung der Organik und einer für die Patienten verstehbaren Aufklärung – oft sinnvoll, die für den Betroffenen häufig beim Leiden am Tinnitus verdeckten Beziehungs- und Verarbeitungsmuster in die therapeutische Arbeit aufzunehmen.

4.2.1.2 Vorgehen

Wie in Kapitel 4.1.4 bereits erwähnt, ist es wichtig, zu beachten, dass die Kommunikation mit dem Patienten oft nur „über den Tinnitus" möglich ist. Es geht um eine „Übersetzung" dessen, was im Tinnitus-Leiden ausgedrückt sein könnte. Der Patient sollte über die konkrete Tinnitus-Genese und die basalen neurootologischen Grundlagen (Hörbefund und Hörverhalten) in verständlicher Form aufgeklärt werden. Für die Aufklärung und Schulung ist es meist sinnvoll, einen Psychotherapeuten hinzuzuziehen, und den Patienten immer wieder für weitere Erläuterungen zum HNO-Arzt zu schicken.

Mögliche Stolpersteine zwischen Tinnitus-Patienten und Therapeuten

Es gibt gute Gründe für Therapiemodule, die Stunde auf Stunde aufbauen und ebenso gute Gründe, weswegen dieses Vorgehen der Ergänzung bedarf oder scheitern kann. Den möglichen Verlauf einer Beziehungsdynamik zwischen Therapeuten und Patienten mit Somatisierungsstörungen hat Rudolf (2000) so anschaulich beschrieben, dass dies auf den Tinnitus modifiziert wiedergegeben werden soll.

Stolperstein I: Der Tinnitus und der aussichtslose Kampf gegen den Tinnitus. Der Patient ist fixiert auf den – wegen der Wahrnehmungsgesetze notwendigerweise frustrierenden – Kampf gegen den Tinnitus. Dabei erlebt der Therapeut meist ein hohes Zuwendungsbedürfnis des Patienten in seiner dröhnenden Not, obwohl er in der Regel nicht der erste Ansprechpartner in der Not des Patienten ist, sondern sich meist verwiesen und missverstanden fühlt. Dabei kommt es nicht selten – durchaus auch als Indikator für das Beziehungssystem – zu ärgerlich gefärbten (Gegenübertragungs-) Reaktionen.

Stolperstein II: Die enttäuschenden Helfer und Angehörigen. Ausgehend von der Klage über den Tinnitus, verschiebt sich dann oft die Klage des Patienten auf die Behandlungsmaßnahmen. Dabei wechselt die Stimmung regelhaft von Hoffnung zu Enttäuschung. Therapeutisch stimmig verschiebt sich der Fokus psychodynamisch vom negativen inneren Objekt zum – enttäuschenden – äußeren Objekt. Hilfreich ist das tiefenpsychologische Verständnis, das in den Beziehungs-„Objekten" die Projektionsfläche sieht, in dem das Unangenehme und Gefährliche vermutet wird, dem man sich – konkret auch über die Steigerung des Symptoms – zur Wehr setzt. Im günstigen Fall lässt sich über dieses ständig sich wiederholende Geschehen eine Struktur des Erlebens und Verhaltens herausarbeiten und für den Patienten sichtbar machen.

Stolperstein III: Der enttäuschende Therapeut. Ein oft schwierige, aber unerlässlicher und wichtiger Schritt der Behandlung ist es, wenn der Patient die Hoffnung auf das Gute, die Angst vor dem Bösen und die Enttäuschung auch am Therapeuten erlebt. Dann ist das zentrale Thema in die therapeutische Beziehung gelangt, wobei insbesondere bei somatisierenden Patienten oft eine Erlaubnis dazu vom Therapeuten kommen muss, dieses Thema auch deutlich und aktiv anzusprechen. Hilfreich könnte es sein, sich vor Augen zu führen, dass kleine Kinder sich bei den eigenen Eltern sehr viel mehr „trauen" dürfen als anderswo, gerade weil das Vertrauen da sein darf, dafür nicht grundsätzliche Ablehnung zu riskieren. Wenn das Beziehungsthema so – hinter dem Tinnitus-Leiden – sichtbar und spürbar geworden ist, kann es auch bearbeitet werden. Dann darf die tragende Beziehung mit dem ehedem idealisierten und dann entwerteten Therapeuten spürbar werden, der sich – so weit wie möglich – als ein belastungsfähiges und realistisches Gegenüber erweist.

Besonderheiten bei Entwicklungsstörungen

Liegt bei dem Tinnitus-Patienten eine vorbestehende und anhaltende Entwicklungsstörung i. S. der primär mangelnden Ausdifferenzierung der Affekt-Entwicklung und Interaktionsmöglichkeiten vor, ergeben sich weitere therapeutische Besonderheiten. Wenn diese Patienten im Leiden am Tinnitus ihre Entwicklungsmängel erneut erleben und darstellen, können Behandlungsphasen eintreten, in denen die Patienten ihre Eigenständigkeit aufgeben und den Kontakt zum Therapeuten auf der Ebene der Erwachsenenkommunikation einschränken. Dabei kann der Tinnitus in und „durch" die Behandlung exazerbieren mit der Klage, dass er jetzt doch lauter als 15 dB und sicher mit einem organischen Schaden verbunden sein muss. Ausgesprochen oder unausgesprochen kann dabei der Vorwurf im Raum stehen, dass dafür der Therapeut durch seine Interventionen oder sein Nicht-Handeln verantwortlich sein könnte.

Dies kann die therapeutische Situation stark belasten, was zu Resignation oder aggressiv-gereizter Ablehnung führen kann. Bei diesen beiden sicher bekannten und verständlichen, aber ungünstigen Gegenübertragungsreaktionen zeigt sich regelhaft ein Wiederholungsaspekt. So finden sich eben solche Erfahrungen dieser Patienten bei den Begegnungen mit somatisch tätigen Ärzten, nicht selten aber auch in ihrer Biografie. Hilfreich ist dann, wenn die körperlichen Signale als Spuren im biografischen Erlebniskontext als sprachloser, oft nur vom Tinnitus ausgefüllten Ausdruck der erlebten Not verstanden werden können.

Beziehungskonstellationen im Behandlungsteam

Die Beziehungsdynamik mit Tinnitus-Patienten wiederholt sich meist auch bei der Zusammenarbeit in einem Team, wobei es in Kliniken offensichtlicher wird als meist Nebeneinander im ambulanten Setting. Als Psychotherapeut ist man – wenn überhaupt von „Wahl und Freiwilligkeit" gesprochen werden kann–, oft nur „die zweite", wenn nicht die „letzte Wahl" des Tinnitus-Leidenden. Dabei darf sich der ärztliche Psychotherapeut in der Anfangsphase noch eines gewissen Vertrauensvorschusses erfreuen. Aber auch diese erfahren meist schnell die Enttäuschung des Patienten. Psychologische Psychotherapeuten werden meist von Anfang an sehr offen mit allen Zweifeln, Fragen und Rückzugstendenzen konfrontiert.

Dort wo (HNO-)Ärzte und Psychotherapeuten zusammenkommen, stehen sich zwei für ihre Bereiche gleichberechtigte, sich gegenseitig benötigende, aber auch sehr unterschiedlich arbeitende Professionen gegenüber. Dies eröffnet viele Möglichkeiten, stellt aber auch Anforderungen an die Zusammenarbeit. Diese ist oft ungeklärt und darüber hinaus nicht selten mit vielen Vorurteilen verbunden. So werden wohl nur die wenigsten HNO-Ärzte, wenn sie nicht eigene Erfahrungen haben, sich *wirklich* in ihrem Innersten – nicht nur verbal – sicher sein, dass ihr Patient tatsächlich beim Psychotherapeuten richtig ist. Noch ungünstiger kann aber sein, wenn sie sich sicher sind, dass ihr Patient so „funktionell überlagert", „verkorkst, hysterisch, depressiv oder gar ‚psychogen' ist", sodass sie ihn an den Psychotherapeuten verweisen, der dann „mal machen soll". Dabei fehlt dann oft – ebenso wie bei den Patienten – das Wissen und die Wichtigkeit der eigenen Motivation zu Veränderungen als notwendigem Bestandteil der Psychotherapie.

Vorurteile bestehen aber nicht nur auf Seiten der HNO-Ärzte. So vermuten und befürchten Psychotherapeuten oft und nicht selten zu Recht, dass der Arzt sich drängen lässt, organisch zu behandeln, auch wenn die seelische Not „durch den

Tinnitus zum Himmel schreit". Der Psychotherapeut erfährt immer wieder die kränkende Situation, dass er nicht wirklich selbst gewählt wurde und im Zweifel auch immer die Rückversicherung über den organisch behandelnden Arzt erfolgen muss.

Problematisch kann es für die Zusammenarbeit im Team werden, wenn sich ein Therapeut aus bewussten oder unbewussten Motiven mit dem Patienten und seiner Abwehr gegen den oder die anderen verbündet. Das findet oft seinen Ausdruck auf der Oberfläche in der Infragestellung der jeweiligen Kompetenz der anderen und in zunehmenden Anklagen, dass dem Patienten „nicht genug" geholfen wird.

Die Spannung lässt sich oft besser überwinden, wenn man sich den unterschiedlichen Rollenerwartungen bewusst wird. Dann können die unterschiedlichen Stärken genutzt und die auf der Patientendynamik herrührenden Schwierigkeiten nicht als persönliche Kränkungen verstanden werden. Psychotherapeuten dürfen dabei das Bewusstsein haben, dass sie real beim Leiden am Tinnitus helfen können und dafür auch die entsprechenden Instrumentarien zur Verfügung haben. Dennoch brauchen Psychotherapeuten die ärztliche Absicherung sowohl beim Brückenbau als auch als Rückendeckung dafür, dass der vom Patienten primär nicht gesuchte Weg immer wieder abgesichert wird. Benötigt wird die Kooperation umso notwendiger, wenn Symptomverschiebungen eintreten oder etwa eine antidepressive Medikation notwendig wird.

Im günstigsten Fall gelingt dieses Bündnis zwischen Arzt und Psychotherapeut. Je besser sich die Einzelnen im Team kennen, sich gegenseitig schätzen und sich auf die Kompetenz und Persönlichkeit des anderen verlassen können, desto größer ist die Chance für eine optimale Zusammenarbeit. Ein Weg dazu ist, den oder die Partner im Team in ihrer Kompetenz und Differenz kennenzulernen. Dazu kann die Beantwortung der folgenden Fragen (vgl. auch „Arbeitsblatt 1: Beziehungsklärung im Behandlungsteam" auf Seite 216 und Online-Materialien) hilfreich sein:

Beziehungsklärung im Behandlungsteam

Themenkomplex 1

1. Was erwarten Sie von Ihrem Partner im Team?
2. Welche seiner Qualifikationen kennen Sie?
3. Was schätzen Sie an ihm?
4. Haben Sie Erfahrungen aus der Zusammenarbeit?
5. Haben Sie Rückmeldungen von Patienten?
6. Wie sehr haben Sie diese Rückmeldungen von Patienten in Ihren eigenen Erwartungen beeinflusst oder „korrigiert"?
7. Wie haben Sie sich Ihren eigenen Eindruck verschafft?

Themenkomplex 2
1. Was befürchten Sie von Ihrem Partner im Team?
2. Welche Eigenschaften finden Sie eher schwierig oder gar bedenklich?
3. Gibt es Punkte, die Sie in der professionellen Zusammenarbeit mit ihm ablehnen?
4. Gibt es schon Erfahrungen dazu?

Themenkomplex 3
1. Wie sicher können Sie sich sein, dass Ihr Partner Ihre Arbeit schätzt?
2. Welche Rückmeldung Ihres Partners können Sie für sich verwerten, welche lehnen Sie ab?
3. Was könnte die Zusammenarbeit sprengen?
4. Was bedarf es, um miteinander in Kommunikation zu bleiben oder zu kommen?

Darüber hinaus benötigen Therapeuten im Team Teambesprechungen, Supervision und Balintgruppen – zum Nutzen der Patienten und der eigenen seelischen Gesundheit.

Eröffnung und möglicher Verlauf einer psychodynamischen Gesprächsführung

Im Vordergrund dieser Einheit steht (für den Therapeuten!) die Frage, die nicht ausgesprochen werden muss: „In welchem biografischen Zusammenhang – und warum gerade jetzt – begann die Symptomatik?"

Dazu ist es hilfreich, ob biografisch oder lerngeschichtlich, zu erkunden:
- Wo kommt der Patient her,
- welchen Weg hat er genommen,
- welche Einstellung und Umgangsweisen hat er (meist lange ausreichend erfolgreich) daraus entwickelt,
- und über was ist er gestolpert bzw. was hat den Tinnitus ausgelöst?

Dann kann „offen" nach der Situation, als der Tinnitus begann, gefragt werden (vgl. auch „Arbeitsblatt 2: Fragen zur Tinnitus-Situation" auf Seite 217 und Online-Materialien):

- Wie erleben Sie Ihre Situation zu Hause?
- Wie erleben Sie den Tinnitus im Umgang mit den Kollegen, dem Vorgesetzten, den Mitarbeitern?
- Wie geht es Ihnen mit Ihren Freunden?
- Wie macht sich der Tinnitus in anderen sozialen Zusammenhängen bemerkbar?

- War der Umgang mit Ihnen verständnisvoll? War das hilfreich?
- Wie geht es Ihnen mit uns hier und jetzt?

Das Leiden am Tinnitus hat mehr als nur eine „Ohrenkomponente“. Meistens wird aufgrund der Fragen deutlich oder zumindest erahnbar, welche Veränderung bei der Arbeit oder zu Hause angesprochen werden könnte.

Das therapeutische Mmmh. Vertrauensfördernd ist meist ein bestätigendes Verstehen. Dabei hat auch ein emotional angemessenes „Mmmh“ durchaus eine Funktion, die Verständnis, Zustimmung oder Unterstützung signalisieren kann, Zeit zum Nachdenken auch für den Therapeuten schafft und den Prozess weiter offenhält. Wichtig ist, dass auch ein „Mmmh“ mit einer – für den Patienten zu verstehenden – positiven Botschaft und oder einer konkreten (kognitiven) Hilfestellung verbunden wird – und nicht etwa mit dem Ausdruck von „Na siehst du!“

Beispiele für hilfreiche Interventionen im Verlauf der psychodynamischen Gesprächsführung können sein:

- *Schaffung eines subjektiven Sinngefüges:* „Ich kann gut verstehen, dass Sie bei der von Ihnen geschilderten Situation zu Hause und/oder am Arbeitsplatz von Ihrem Tinnitus erinnert werden, dass (in der letzten Zeit/im Lauf der Jahre) einiges zu viel geworden ist. Wer könnte Sie unterstützen, diese Belastungen einzugrenzen oder Ihre Kapazitäten (Bewältigungsmöglichkeiten) zu verbessern?“ (vgl. auch Kapitel 3.2.3 Modul Innere Ressourcen).
- *Konfliktzentrierte Intervention:* „Erst fühlen Sie sich bei der Arbeit und oder zu Hause überfordert, dann erleben Sie eine Tinnitus-Verstärkung. Diese lösen das Gefühl aus, den Anforderungen wegen des lauter werdenden (erscheinenden) Tinnitus nicht mehr gerecht werden zu können. Lassen Sie uns überlegen, wer Sie unterstützen könnte.“ (vgl. auch Kapitel 3.2.4 Modul Stressmanagement).
- *Strukturbezogene Intervention:* „Sie fühlen sich überfordert, der Tinnitus verstärkt sich in der Wahrnehmung [ohne „objektiv“ lauter werden zu können]. Es kommen nun also auch noch Angst- und Ohnmachtsgefühle hinzu, die Sie als „durch den Tinnitus“ ausgelöst empfinden. Wollen wir uns gemeinsam anschauen, wer welches Stopp-Zeichen vor der Überforderung setzen darf?“ [oder: Wollen wir uns gemeinsam anschauen, mit wem Sie die drohende Überforderung auch anders erkennen könnten, solange noch ein Stopp-Zeichen gesetzt werden kann?] (vgl. auch Kapitel 3.2.2 Modul Kognitionen und Selbstverbalisationen).

Beziehungswahrnehmung. Unausweichlich werden sich in der Therapiestunde Interaktionen zwischen dem Therapeuten und dem Patienten einstellen. Die Spezifizierung der Gefühle, Reaktionen und Kognitionen, die der Patient im Therapeuten auslöst (psychodynamisch: sog. „Gegenübertragung“), kann – wie schon oben bei der Diagnostik beschrieben – anhand folgender Fragen an die Eigenwahrnehmung erfolgen (vgl. Vorlage „Anamnese" sowie „Arbeitsblatt 3: Wie wirkt die Patienten/der Patient auf mich (Gegenübertragung)?" auf Seite 218 und Online-Materialien):

- Was erzählt mir der Patient (eigentlich)?
- Wie erzählt mir der Patient sein Leiden?
- Wie alt scheint mir der Patient in dieser speziellen Kommunikation mit mir zu sein?
- Was war für mich im Kontakt auffällig?
- Wie verhält sich der Patient mir gegenüber?
- Sind bestimmte Haltungen, Erwartungen, Interaktionen mit mir – oder mit anderen Personen – erkennbar?
- Welche Rollenerwartung fühle ich an mich gestellt?
- Welche Gefühle löst er in mir aus?
- Was geht mir durch den Kopf, wenn ich die Augen schließe?
- Wie geht es wohl ihm hier mit mir?
- Was tragen andere dazu bei, dass die Krankheit erhalten bleibt?

Ein wichtiger Teil der weiterführenden Therapie ist die Wahrnehmung und Bearbeitung der Interaktionsmuster zwischen Patient und Therapeut, indem sich der Therapeut als „Stellvertreter", manchmal gefühlt als „Sparringpartner" zur Verfügung stellt. Dabei werden bewusst auch nonverbale Beziehungsangebote und -konstellationen mit einbezogen.

Erkennbar soll in der so ständig verfeinerten Diagnostik werden:

- Was macht dem Patienten auch innerlich zu schaffen?
- Welche Wünsche hat der Patient und welche davon sind bewusst, welche unbewusst?
- Welche Ängste hat der Patient und welche davon sind bewusst, welche unbewusst?

Ein wichtiger Schritt ist, die durch und hinter der Somatisierung versperrten Bewältigungsmöglichkeiten (neurotischen Einengungen, strukturellen Schwachstellen) mit dem Patienten zu erkennen und auf ihre Notwendigkeit zu hinterfragen (vgl. auch „Ökologiecheck" im Kapitel 5).

So sehr dabei die Fantasie des Therapeuten angeregt werden darf, so verantwortlich, empathisch, wertschätzend und zugewandt wird der Therapeut mit seinem – für sich – gewonnenen Bild und mit dem durch den Tinnitus in der Wahrnehmung beeinträchtigten Patienten umgehen.

Merke

Es geht *nicht* darum, alles auszusprechen oder anzusprechen, was dem Therapeuten auffällt!

Dies gilt insbesondere, wenn es im Laufe der Therapie zur Resignation oder zu aggressiv-gereizter (Gegenübertragungs-) Ablehnung kommt. Dann besteht die Gefahr, dass man dem Patienten die psychischen Hintergründe oder den affektiven Gehalt der vorgetragenen Symptomatik „beweisen“ will, was meistens noch mehr Abwehr herruft. Hilfreich ist dann, mit Abstand und in der Eigenreflexion sowie ggf. in der Supervision die primär als negativ empfundenen Emotionen als „sprachloser“ Ausdruck der im Tinnitus gebündelten Not zu verstehen und als „Angebot“ zur Bearbeitung der psychogenen Not oder Krise aufzugreifen.

Arbeiten im Hier und Jetzt

Wenn es möglich ist, oder sich „gar nichts“ an Interaktion einstellt, ist es ebenso weiterführend wie spannend, das konkrete Miteinander im „Hier und jetzt“ in der Therapiestunde zu thematisieren (im Einzel- oder auch im Gruppensetting):

Direkt fragen kann man als Beziehungsangebot:

- Wie geht es Ihnen hier mit mir?
- Wie geht es Ihnen hier in der Gruppe?
- Was haben Sie erwartet?
- Was haben Sie sich gewünscht?
- Was fehlt Ihnen jetzt?
- Ich erlebe Sie ...

Ziel ist immer wieder, Lösungsansätze zu erkennen und zu fördern.

Fallbeispiele – Tinnitus in der therapeutischen Beziehung

Fallbeispiel: Der Tinnitus „dröhnt“ vor Erschöpfung (um Ruhe)

Ein 57-jähriger Lehrer litt quälend an Tinnitus, ohne dass ein akuter Hörverlust eingetreten war. Sehr wohl wies er „schon lange“ beidseitige Hochtoneinbuße auf, die durchaus von einer Hörgerätversorgung profitieren würde (vgl. Abbildung 32).

Er war seit 28 Jahren Lehrer an einem Gymnasium in einer Kleinstadt und zusätzlich als Studiendirektor für Referendare in der benachbarten Großstadt tätig. Im Vordergrund seiner Beschwerden standen Schlafstörungen, die er auf seinen beidseitigen Tinnitus zurückführte. Da der Schlaf unbefriedigend sei, sei er tagsüber erschöpft, was er daran merke, dass er insbesondere bei der Arbeit einen Leistungsabfall erlebe und immer mehr Kraft aufwenden müsse, um die Arbeit zu bewältigen. Er erschien in der Stimmung und im Affekt niedergeschlagen, obwohl er immer wieder witzig sein wollte.

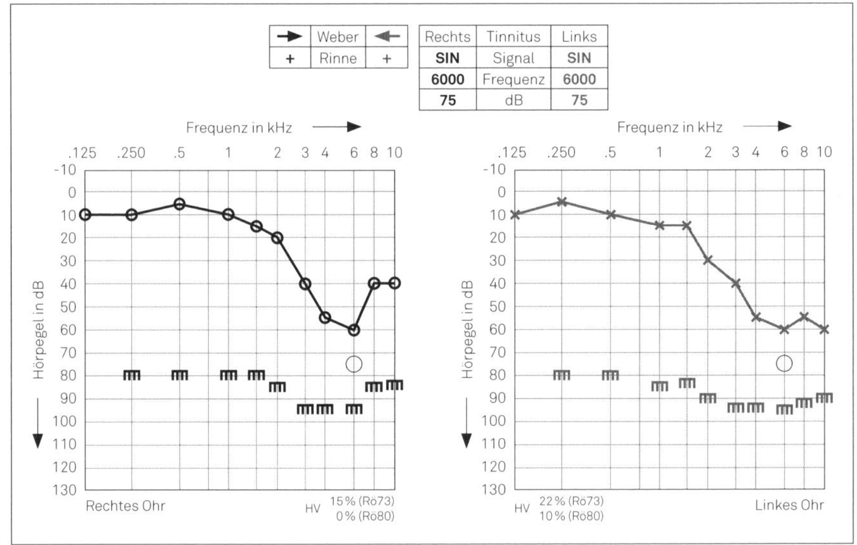

Abbildung 32: Beidseitige Hochtonsenke mit einem beidseitigen Hochton-Tinnitus, der schwellennah (15 dB über der Hörschwelle) verdeckbar ist.

In meiner Wahrnehmung („Gegenübertragung") wirkte der etwas grauhaarige, kleine, kräftige, sportlich und salopp gekleidete Patient auf mich angenehm und offen. Mir imponierte, wie wortgewandt er die Ausprägungen und Auswirkungen seiner Beschwerden schilderte. Dann aber bekam ich zunehmend das Gefühl, dass er mir auch angenehm und unterhaltend vorkommen wollte. Mir fiel es teilweise schwer, die Not, die er schilderte, nachfühlen zu können. Die Stimmung kippte und schlug ins Traurige um, als unser Erstgespräch „eigentlich" zu Ende ging. Jetzt zeigte er sich erschöpft und niedergeschlagen und es blieb nur noch ein fader Galgenhumor.

Biografisch erfuhr ich, dass der Patient in der Nachkriegszeit unter doppelt unsicheren Bedingungen aufwuchs. Zum einen bot der freischaffende Beruf des Vaters wenig materielle Sicherheit und wenig emotionale Erreichbarkeit. Zum anderen erlaubte die manisch-depressive Erkrankung der Mutter wenig emotionale Zuverlässigkeit. Es wurde deutlich, dass die emotionale Zuwendung der Mutter in großen Teilen an die Aufheiterung und Tröstung durch das Kind gebunden war. Diese emotionale Zuarbeit für die Mutter wurde über weite Phasen umso mehr angefordert als sich der Vater, möglicherweise aufgrund der beruflichen Umstände, aber wohl auch wegen der ihn überfordernden Erkrankung der Mutter, immer mehr zurückzog. Eine Zuwendung des Vaters gab es dann nur noch aufgrund seiner kognitiven Fähigkeiten. So konnte der Patient die Zuwendung beider Elternteile sichern, allerdings mit emotionaler Schwerstarbeit für ihn.

Sich selbst schützende oder abgrenzende aggressive Anteile wurden erst später in der überwiegend als symbiotisch erlebten eigenen Ehe erprobt. Die sich anschließende Karriere und das berufliche Engagement konnten in diesem Sinne als Ablösungsversuch verstanden werden, um Anerkennung und Erfolg im Außen zu erlangen.

Gefragt habe ich mich u. a.: Welche Wünsche hat der Patient, welche davon sind ihm bewusst, welche unbewusst? Welche Ängste hat er, welche davon sind ihm bewusst, welche unbewusst? Der offensichtliche und auch offen geäußerte Wunsch ist der nach besserem Schlaf und „Ruhigstellung" des Tinnitus. Der halbbewusste Wunsch scheint zu sein, es möge ihm schon „jemand" den Tinnitus wegmachen, damit dann der Schlaf komme und sich seine Probleme lösten. Der unbewusste Wunsch scheint „spürbar in der Luft zu liegen": Er möchte entlastet werden, ohne in seinem Selbstbild vom leistungsfähigen Lehrer infrage gestellt zu werden. Deutlich wird dabei die Angst um die Funktionsfähigkeit in seinen vielfältigen Aufgaben und auch die Angst um die Selbstwertstabilisierung, die von hohen kognitiven Leistungen (für die Vorgesetzen und die Institution) und die emotionale Aufrechterhaltung der Ehe abhängig erscheinen könnte.

Die Symptomatik mit dem Leiden am Tinnitus schien mir überwiegend durch eine Erschöpfung nach Übererbringung von Leistung im beruflichen Bereich bedingt zu sein. Das Symptom der Schlafstörung kann als Folge, der tagsüber nicht mehr erfüllbaren Aufgaben gesehen werden.

Der Selbstwertkonflikt könnte auch darin bestehen, mit dem Vorgesetzen nicht in eine Auseinandersetzung um die verbliebenen Möglichkeiten zu gehen. Möglicherweise könnte es auch eine Rolle spielen, nicht mehr die emotionale Zuarbeit für die Kollegen leisten zu können.

Dabei war neurootologisch anzunehmen, dass bei vorbestehender Hochtonsenke beidseits ohne akuten Hörverlust aktuell zentrale Hörfilter in ihrer Funktion geschwächt wurden. So konnte der schon länger bestehende Tinnitus-Eindruck bei der vorbestehenden Höreinbuße in die Wahrnehmung gelangen und dort – als Bote seiner erschöpften seelischen Ressourcen – in der als quälend empfundenen Lautheit empfunden werden.

Durch das mangelnde Wissen um die Grundlagen der Tinnitus-Wahrnehmung und die ängstlich besetzte emotionale Angespanntheit verstärkte sich die Konzentration auf den Tinnitus mit zunehmender Unruhe, Nervosität, Schlaflosigkeit, Konzentrationsstörungen und weiterem Leistungsabfall. Dabei vermied der Patient die Auseinandersetzung mit seinen Ängsten beziehungsweise bündelt sie an den somatisch empfundenen Tinnitus. Das ist der „primäre" Krankheitsgewinn – auf Kosten des Leidens am Tinnitus.

Seine „Abwehrmechanismen" gegen die subjektiv unerträgliche Angst vor Gesichtsverlust und Verlust des Selbstwertes für ihn und für seine Frau können überwiegend in der Verdrängung, der Rationalisierung und der Somatisierung in der Krankheit vermutet werden.

Hinsichtlich seines Umfeldes verhilft ihm die Erkrankung zur vermehrten Sorge und nachlassender Anforderung seiner Ehefrau und seines Kollegiums. Jetzt „endlich“ sehen sie seine Bemühungen, wenn auch erst im Zusammenbruch, und unterstützen ihn – zumindest kurzfristig. Das ist der „sekundäre“ Krankheitsgewinn.

Schwierig war, dass er gleichzeitig an die Rente dachte, „wenn es so nicht mehr gehe“. Im Verlauf halfen das umfängliche und wiederholte Counseling, eine beidseitige Hörgeräteversorgung und eine ambulante, tiefenpsychologische, fundierte Psychotherapie von 25 Stunden. Parallel erlernte er die Progressive Muskelrelaxation.

Unter Würdigung des Bestehenden lag der Fokus in der Psychotherapie auf den Grundlagen seiner Beziehungskonstellationen zu seiner Frau und den Kollegen. Darüber war es möglich, die ihm bis dahin unbewussten „Triebkräfte“ seiner Überforderung im beruflichen Bereich zu thematisieren und dadurch ein bewussteres Umgehen mit der Problematik zu ermöglichen. Dabei war immer wieder das neurootologische Counseling bzw. die tinnitusspezifische Psychoedukation notwendig, um dem Patienten auch hinsichtlich seines körperlich empfundenen Leidens entsprechen zu können.

Dadurch kam es letztlich zu einer Reduktion des Leidens am Tinnitus und zu einer Besserung des Schlafes. Das hatte auch zur Konsequenz, dass die ursprüngliche Berentungsidee hinterfragt werden konnte. Resultat war ein Arbeitseinstieg mit zunächst verminderter Stundenzahl und dem Vorsatz, nun auf Übererbringung von Leistung zu achten und Schutzmechanismen aufzubauen.

Fallbeispiel: „Krachende“ Beziehungen – kein Märchen

Dramatisch stellte sich eine Patientin dar, die stationär in die Tinnitus-Klinik gekommen war. Stechend im Blick wie ein Tiger – auf der Lauer vor der Beute oder in der Furcht vor dem Angriff – sitzt die etwa 40-jährige Frau hochgradig angespannt vor mir, wobei ich merke, wie ich selbst anfange, mich zurückrückend anzuspannen. Gequält und im Stakkato klagt sie,

- dass ihr der Tinnitus um die Ohren pfeife,
- und sie „das Gras wachsen hören“ könne,
- und Schlaf kaum möglich sei.

Mehr könne sie mir jetzt nicht sagen, was meine Neugierde schlagartig ansteigen lässt und mich ein Stückchen aus dem inzwischen eingenommenen Abstand wieder zurückkommen lässt. Ob sie sich denn jetzt bei uns aushalte, frage ich sie. Die Patienten äußerst sich nicht. Also gehe ich, in dem Versuch, Normalität einkehren zu lassen, für sie und mit ihr die Hörbefunde durch (vgl. Abbildung 33). Dabei zeigt sich ein so gutes Hörvermögen, das es einer 16-Jährigen alle Ehre machen würde. Dafür liegt jedoch eine deutlich erniedrigte Empfindlichkeitsschwelle vor.

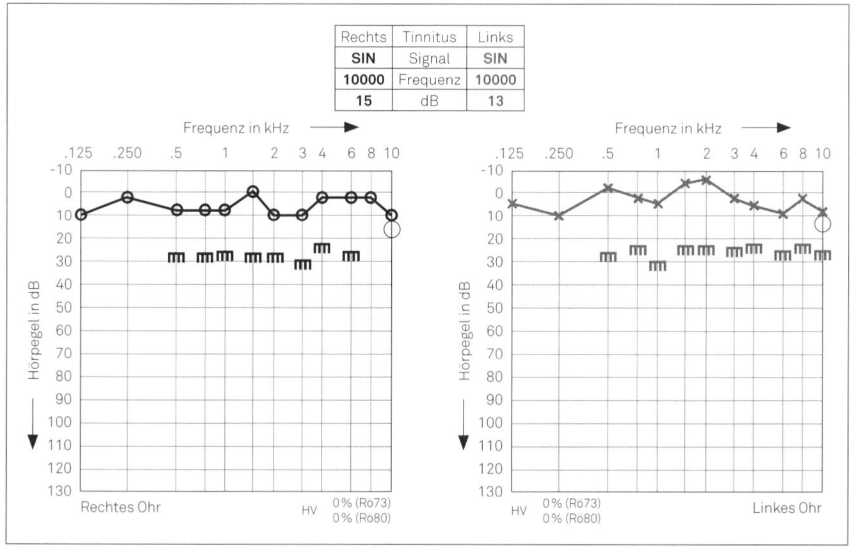

Abbildung 33: Normakusis (Normalhörigkeit) mit einer deutlich erniedrigten Unbehaglichkeitsschwelle um die 30 dB.

Obwohl wir beim Durchschauen der Befunde an einem Tisch sitzen, scheint mir die Patientin unendlich weit weg zu sein, wobei ich mich bemühe, meine Worte zwischen ihre abgeblockte Aufmerksamkeit und meine zerrissene Neugierde zu platzieren. Dabei werde ich selbst immer empfindlicher gegen „Geräusche" von draußen auf dem Flur, von denen ich uns nicht stören lassen will.

Angespannt macht sie auf mich – dennoch – einen attraktiven Eindruck, wobei sie zu sehr nach Zigaretten riecht. Wenn ihre Anspannung für Millisekunden ein wenig nachlässt, wirkt sie alt, verbraucht und niedergeschlagen. Sobald sie dies zu „merken" scheint, fängt sie sich aber wieder sofort.

Nach 50 Minuten gehen wir auseinander, wobei ich selbst durchgeschwitzt bin wie nach einem Langlauf. Das Knistern aber lässt langsam nach, als die Tür zu ist.

Nachdem, was ich heute gehört habe, kann ich das Problem nicht wirklich fassen. Sie arbeitet zwar in einem anstrengenden Beruf, spricht aber auch über viel Ausgleich im sportlichen Bereich. Sie ist kinderlos, 40 Jahre alt, und sei, wie sie sagt, „gut verheiratet". Ihre familiäre Sozialisation hat sie als sehr „normal" und unauffällig geschildert. Sie wurde als einzige Tochter einer mittelständigen Familie geboren, wobei sie „Vaters Liebling" gewesen sei, ohne dass die Mutter sie vernachlässigt habe. Ihre schulische Entwicklung sei vollkommen normal gewesen und so habe sie schließlich Abitur gemacht und studiert, ehe sie ihren jetzigen Beruf ergriffen habe.

Ihren acht Jahre älteren Mann habe sie mit 24 kennengelernt und sei nun seit über 15 Jahren verheiratet. Die Männer davor wären „nichts Rechtes gewesen", die hätten immer etwas anderes gewollt als sie, was nie lange gehalten habe. Auf die Frage, worin denn nun das Besondere bei ihrem jetzigen Mann liege, kam eher eine abwertend empfundene Geste als eine verständliche Antwort.

Gefragt habe ich mich u. a.:
- Welche Wünsche könnte die Patientin haben?
- Welche davon sind ihr bewusst, welche sind unbewusst?
- Welche Ängste hat sie, welche davon sind ihr bewusst, welche sind unbewusst?

Trotz angestrengten Bemühens war ich blockiert, die obigen „Standardfragen" zu beantworten. Diese Blockade festzustellen, war mir „dennoch" diagnostisch wichtig und bietet zumindest eine Ausgangslage. Der dabei mir spürbare Wunsch an mich war so zwiespältig wie widersprüchlich: Ich solle sie bloß in Ruhe lassen *und* ihr helfen, wobei sie die Beziehung zwischen uns durchaus spannend gestaltete mit all dem, worüber sie *nicht* reden wollte.

Die Angst war jedenfalls deutlich zu spüren, wovor auch immer, auch wenn nur der Tinnitus und die Geräuschempfindlichkeit als Ursache benannt wurden. Die weiteren Bemühungen konzentrierten sich – wie von der Patientin eingefordert – um das große Rätsel ihrer Symptomatik – und dies oft genug im Kreise. Dennoch zeigten sich nach zwei Wochen vorsichtige Fortschritte, vor allem in der Hörtherapie.

Auch schien die Patientin nach ihrem initialen Durcheinanderkommen nun doch zunehmend mehr zu schlafen und auch ausgeruhter zu wirken. Dazu schien auch beigetragen zu haben, dass sie nach 22:00 Uhr ihren Telefonstecker aus der Wand zog, um nicht „möglicherweise" gestört zu werden. Auch fiel auf, wie wenig sie, ganz anders als viele andere Patienten, Interesse zeigte, ihren Ehepartner entweder zu besuchen oder zu empfangen. Sie brauche „ihre Ruhe" – und das klang auch personenabhängig.

In der Einzeltherapie ging es – soweit möglich – um die Fragen des Selbstwertes. Dabei fiel auf, dass trotz einer schon kaum glaubhaften Symptomverbesserung die Patientin darauf bestand, statt der zunächst bewilligten vier Wochen mindestens sechs Wochen in der Klinik zu bleiben. Letztlich schien aber alles „gut zu werden", was sich auch in der deutlichen Absenkung der Geräuschempfindlichkeitsschwelle zeigte.

Kurz vor der geplanten Abreise kam es relativ unvermittelt zu einem jähen Einbruch. Schlagartig tauchten alle Symptome fast wie am Anfang auf, begleitet von einer exzessiven Panikattacke über zwei Stunden. In dieser breitete sich dann, wie eine Lawine „das ganze Drama" der Patientin aus. Es zeigte sich, nachdem sich die Panikattacke aufgelöst hatte, dass die Situation zu Hause alles andere als entspannt war. Die Patientin hatte ihren Lebensalltag so organisiert, dass sie erst spät nach der Arbeit nach Hause kam, sodass sie möglichst wenig Berührungsfläche mit ihrem Ehemann hatte.

Sie berichtete, dass sie es nicht wage, auf eine eigene Schlafstätte zu bestehen, obwohl sie nachts Angst habe, dass er „über sie herfalle" – dies sei real so jedoch noch nie passiert. Da sie sich „keine Blöße geben" wolle, könne sie das ihrem Mann auch nicht sagen. So müsse sie eben nachts auch im Schlaf auf der Lauer sein, dass er sie ja „in Ruhe lasse".

Auf die Frage, was sie denn daran hindere, *für mehr räumliche Trennung, klarere Strukturen oder gar separate Wege zu sorgen, erwiderte sie* tränenüberströmt, dass sie nicht noch einen – und schon gar nicht diesen – Mann „in die Wüste schicken" wolle. Bei diesem habe sie sich vorgenommen, „bis dass der Tod" sie scheide zusammenzubleiben, auch um es allen zu zeigen, die nicht mehr daran geglaubt haben, dass sie je überhaupt in einer Beziehung leben könne. Mit allen Männern vor ihm sei es schiefgegangen. Auch bemühe er sich doch, auch wenn sie ihn oft eigentlich nicht mehr sehen und schon gar nicht mehr spüren wolle.

Biografisch stellte sich dann auch heraus, dass auch die Familienatmosphäre so harmonisch gar nicht war, wie anfangs erzählt und wahrscheinlich „insgeheim" gewünscht. So hätten die Eltern nur geheiratet, weil sie „unterwegs gewesen sei". Man hätte sich damals verpflichtet gesehen, nicht nur zu heiraten, sondern auch zusammenzubleiben, „koste es was es wolle". Trotzdem hätten sich die Eltern getrennt, nach dem sie ausgezogen war. Den Auszug habe sie allerdings „mit einigem Aufstand" und „Männer verbrauchend" gemacht, sehr zum Leidwesen ihrer Eltern und unter der meist entsetzten Anteilnahme des ganzen Dorfes, erzählt sie, wieder Kontur und Fassung gewinnend, fast schon stolz.

Psychodynamisch könnte man einen „schizoiden Grundkonflikt" mit einer Ambivalenz zwischen dem Wunsch nach absoluter Nähe und einem absoluten Autonomiebedürfnis vermuten. Teilweise ausgeglichen hat die Patientin dies durch eine hysterische Verarbeitung. Diese hat dazu beigetragen, die tiefe Abgespaltetheit ein Stück anders zu leben. In der Ambivalenz zwischen ihrer Ausstrahlung und großen Attraktivität und dem aber Nicht-Zulassen-können eines vertrauensvollen Miteinanders, hat sich tragischerweise eine Beziehungsunfähigkeit verfestigt.

Ausgeglichen wurde dieses innere Drama lange Zeit über ein gutes „Funktionieren im Außen", teilweise über eine „ordentliche Leistungserbringung". Dies hat der Patientin dann auch zunehmend zum beruflichen Weiterkommen genutzt. Benutzt hat sie dies, um von ihrem immer schwieriger gewordenen Umfeld Abstand zu bekommen. So war die Patientin in der Übererbringung dieser nicht bewusst steuerbaren „Abwehr"-Leistungen am Ende so entnervt, dass dadurch neben dem pfeifenden Tinnitus – durchaus verstehbar als Korrelat der Signalangst (vgl. Kapitel 4.1.1) – auch das Symptom der Geräuschüberempfindlichkeit erklärbar ist. Dies musste aus dieser Logik in der Diagnostik averbal bleiben, wenn auch der emotionale Affekt i.S. einer „agitierten Depression“ deutlich erkennbar war. So war das stationäre Setting allein schon deswegen notwendig, um das für die Patientin – im Nachhinein! – auch benennbare, für sie pathogene Milieu zu verlassen.

Typisch wiederrum war, dass die krisenhafte Zuspitzung bei einer – bis dahin nur unvollständig möglichen – Bewältigung erst vor dem Wiedereintritt in das normale Leben auftrat. Diese „darf“ aber nur stattfinden, wenn zu den Therapeuten bis dahin so viel Vertrauen aufgebaut wurde, dass all das offenbart werden kann, was nötig ist.

So wurde noch ein Paargespräch in der Klinik möglich. Der Ehepartner zeigte sich als ein hochgradig sensibler, depressiver, aber auch enttäuschter und teilweise in dieser Enttäuschung ärgerlich gewordener Ehemann. Ebenfalls unverdrossen wie die Patientin, wenn auch aus einer ganz anderen Motivation, rang er um den Fortbestand der Ehe.

In dieser Version zeigte sich das nächtliche Drama mehr als „ein vorsichtiges Herankuscheln“, dann, wenn seine Frau für ihn überhaupt einmal „greifbar“ wurde. So zeigte sich, dass ein großer Teil der von der Patientin befürchteten Belagerung überwiegend in der Fantasie stattfand und überwiegend durch die früh erlebte Grundangst erklärt wurde.

So konnte im Lauf des Klinikaufenthaltes immerhin ein Einstieg zur Abmilderung des Symptoms, zu einem veränderten Erleben und im Ansatz auch zu einem anderen Verhalten geschaffen werden, mit der Chance der erweiterten Möglichkeiten.

4.2.2 Modul Biografische Fragen – Wo komme ich her? Wo stehe ich? Wohin gehe ich?

Für die Durchführung des Moduls Biografische Fragen können folgende Materialien genutzt werden:

Biografische Fragen – Materialien (vgl. Online-Materialien)

- Arbeitsblatt 4: Wo komme ich her?
- Arbeitsblatt 5: Wo stehe ich?
- Arbeitsblatt 6: Wohin gehe ich?
- Arbeitsblatt 7: Was brauche ich dazu?

4.2.2.1 Einleitung

Die Verarbeitung des Leidens am Tinnitus ist ein Prozess. Neben kognitiven Anteilen, ungünstigen Grundannahmen sowie systematischen Denkfehlern und Verzerrungen sind dabei auch schon früh mitgegebene und erworbene Eigenanteile in der Interaktion mit dem sozialen Umfeld bedeutend. Dabei geht es auch in der „Analyse" primär um das Auffinden von Lösungen und nicht von Defiziten.

Hilfreich ist, mit dem Patienten zu erkunden,
- wie er bisher mit den Herausforderungen des Lebens umgegangen ist (Wo kommt der Patient her?),
- welche – bis zum Tinnitus-Leiden erfolgreichen – Fähigkeiten und Umgangsweisen er dazu entwickelt hat,
- über was er gestolpert ist bzw. was ihm den Tinnitus gebracht hat (Wo steht der Patient?),
- und wie und wohin es weitergehen soll (Wo will der Patient hin?).

Die – nach psychodynamisch angenommenen – „inneren Repräsentanzen" für die Beziehungsgestaltung und die Bewältigung alter und neuer Aufgaben sind nicht unbedingt sprachlich zugänglich. Oft hilft aber ein erweiterter Zugang über selbstgemalte Bilder, wie im Kapitel 4.1 angerissen, oder – wie hier vorgeschlagen – über symbolische Darstellungen.

Dieses Modul soll es dem Therapeuten und den Patienten ermöglichen, auf einer nichtsprachlichen Ebene einen Zugang zu ihrem derzeitigen Erleben, der bisherigen Lebens- und Bewältigungsleistung zu bekommen und eine Idee zum Weiterkommen zu entwickeln. In diesem Rahmen kommt der Nutzung von Symbolen die Besonderheit zu, dass mehr als eine Interpretationsmöglichkeit besteht. In diesem Sinne kann den – von den Patienten dann aufgesuchten – Symbolen ein Bedeutungsüberschuss zukommen. Ebenso können sie im Rahmen der Therapie als Schnittstellenphänomene zwischen Bewusstem und Unbewusstem gedeutet und genutzt werden.

4.2.2.2 Vorgehen

Der Therapeut führt in die Stunde ein, indem er zu bedenken gibt, dass es ein „vor dem Tinnitus-Leiden" gegeben hat und es ein „nach dem Tinnitus-Leiden" geben wird. Dazu werden die Patienten zu einer besonderen Aufgabe eingeladen.

Zunächst breitet der Therapeut die folgenden drei Fragen, die sich auf den Arbeitsblättern 1 bis 3 befinden, deutlich sichtbar auf dem Boden aus:
- Arbeitsblatt 4: Wo komme ich her? (vgl. Seite 219 und Online-Materialien)
- Arbeitsblatt 5: Wo stehe ich? (vgl. Seite 220 und Online-Materialien)
- Arbeitsblatt 6: Wohin gehe ich? (vgl. Seite 221 und Online-Materialien)

Dann bittet der Therapeut die Patienten, wenn im Gruppensetting gearbeitet wird, je nach zur Verfügung stehender Zeit, einen 15- oder besser 30-minütigen Spaziergang in der Umgebung oder einen Gang durch die Klinik zu machen. Eine mögliche Variante in der Einzeltherapie besteht auch darin, diese Aufgabe am Ende einer Therapiestunde zu stellen und als Aufgabe für die nächste Sitzung mitzugeben.

Die Aufgabe besteht darin, dass die Patienten während ihres Rundgangs danach Ausschau halten sollen, *symbolische Gegenstände* zu den einzelnen Fragen zu finden und diese dann mit in die Sitzung zu bringen. Es geht also um Gegenstände, die die Patienten in Bezug zu diesen Fragen bringen können.

Merke

Gewünscht ist, dass für jede Frage eine symbolische Antwort mitgebracht wird und dass alle pünktlich nach 15 oder 30 Minuten mit ihren Symbolen in den (Gruppen-) Raum zurückkehren.

In der Gruppentherapie werden die Patienten gebeten,
- unabhängig von den anderen Teilnehmern zu arbeiten,
- sich nicht gegenseitig abzulenken,
- und sich nicht bei ihren Überlegungen gegenseitig zu stören.

In der Regel gelingt es den Patienten, zu jeder Frage eine symbolische Antwort zu finden. Oft sind dies Pflanzen, Schmuckgegenstände, Blätter, Wurzeln, Äste oder (Stoff)-Tiere. Manchmal fallen die Symbole auf den ersten Blick sehr karg (Papierschnipsel, im Zweifel ein leeres Blatt) oder wunderlich aus (ein Stuhl, Straßenschild).

Die Patienten sollen dann – in der Gruppe nacheinander – ihre Symbole neben jede Frage legen. Dann werden die Patienten nacheinander gebeten, das Mitgebrachte in seiner Bedeutung für sich selbst in Bezug zu den drei Fragen zu erläutern.

Wenn man als Therapeut das Gefühl hat, dass die Gruppe den Prozess und den jeweiligen Vortragenden wertschätzend unterstützt, besteht eine Variante des Vorgehens darin, den Vortragen die Erstinitiative für Rückmeldungen zu überlassen. Er kann dann selbst einen oder mehrere Mitpatienten aussuchen, von dem oder denen er ein Feedback bekommen möchte.

Der Therapeut unterstützt den angesprochenen Mitpatienten dabei, einerseits frei fantasierend, anderseits wohlwollend und wertschätzend, dem Therapeuten (!) seinen Eindruck zu der Arbeit des Vortragenden mitzuteilen. Dieser Umweg über den Therapeuten ermöglicht, dass dieser die Deutung des Mitpatienten ggf. kommentieren, „in Beziehung" setzen oder notfalls „ergänzend" umdeuten kann. So bleibt bei einer – vielleicht ungewollten – Kränkung des vorstellenden Patienten eine Korrektur oder Zusatzdeutung möglich.

In länger bestehenden Gruppen nehmen die Patienten meist Bezug zur Biografie des vorstellenden Patienten. Dieses Vorgehen mit der Auswahl des oder der Mitpatienten und der Reflexion durch die Gruppe akzentuiert noch einmal die interaktionelle Arbeit.

Sowohl im Einzelsetting als auch im Gruppensetting unterstützt der Therapeut die Patienten dabei emphatisch. Dies kann durch wertschätzende Hilfestellungen geschehen. Bei Patienten mit „Entwicklungsdefiziten" (vgl. Kapitel 4.1) sind oft verbale und emotionale Unterstützungsangebote seitens des Therapeuten oder der Mitpatienten nötig. Dies kann gelingen durch:

- interessiertes Nachfragen (z. B. „Was fällt Ihnen noch dazu ein?", „Wie fühlen Sie sich jetzt (in der Betrachtung) dabei?", „Wie geht es Ihnen mit dieser Aufgabe bei mir/in dieser Gruppe?")
- Zusammenfassungen des Verstandenen (z. B. „Jetzt kann ich gut verstehen ...")
- die Schaffung eines subjektiven Sinngefüges.

Konfliktzentrierte Deutungen oder Interventionen sollten möglichst nur dann eingesetzt werden, wenn sie mit einem hilfreichen Angebot verbunden werden können. Ein solches Angebot könnte sein:

- „Lassen Sie uns überlegen, wie Sie Unterstützung bekommen können!" (vgl. auch Modul Innere Ressourcen in Kapitel 3.2.3)
- „Wäre es hilfreich, wenn ..."
- Wollen wir uns gemeinsam anschauen, ob Sie ein anderes Stopp-Zeichen (als den Tinnitus/die Tinnitus-Lautheit) setzen können?

Wenn eine – biografische – Standortbestimmung für den Patienten erkennbar geworden ist, folgt ein weiterer, für die Bearbeitung wichtiger Schritt: Der Therapeut legt dafür das „Arbeitsblatt 7: Was brauche ich dazu" (vgl. Seite 222 und Online-Materialien) zwischen den „Standort" (also „Arbeitsblatt 5: Wo stehe ich") und das „Ziel" (also „Arbeitsblatt 6: Wohin gehe ich?") auf den Boden oder einen Tisch.

Der Therapeut fragt:

Was brauchen Sie dazu, um von der Situation/dem Zustand/dem Leiden am Tinnitus jetzt zu Ihrem (Wunsch-)Ziel kommen zu können?

Auch hier unterstützt der Therapeut die Patienten emphatisch mit Worten, aber auch mit wohlwollenden Gesten. So könnte

- eine Blume Wasser und eine Wurzel Erde gebrauchen,
- ein leerer Stuhl einen Menschen, der darauf sitzen kann,
- ein bunter Vogel eine für ihn passende Umgebung, damit er sich wohlfühlen kann.

In der Gruppentherapie sollten wieder die anderen Gruppenteilnehmer – je nach Zeitverlauf – einbezogen und ermuntert werden, sich durch Rückmeldungen zu beteiligen. Je nach therapeutischer Situation können weitere in diesem Band beschriebene Module genutzt werden (z. B. das Modul Innere Ressourcen, vgl. Kapitel 3.2.3, sowie das Modul Reframing, vgl. Kapitel 5.2.2.4).

Wenn es sinnvoll ist, darf der Therapeut auch den Tinnitus einladen, die Bühne zu betreten und seinen Platz finden

- in der Vergangenheit.
- in der Gegenwart.
- und auf dem Weg der Veränderung.

Dabei darf auch der Tinnitus – *symbolisch* – gefragt werden, was er zur Veränderung braucht.

Hinweis

Gut wäre es, wenn in einer fortlaufenden Gruppetherapie jeder Patient seine Symbole vorstellen könnte. Sollte dies zeitlich nicht möglich sein, kann ggf. in Absprache mit dem Einzeltherapeuten die Aufgabe und Nachbesprechung dann im Einzelsetting erfolgen.

Am Ende der Sitzung sollen die Patienten die Symbole mitnehmen, auch weil die Symbole einer Verankerung dienen, die über das sprachliche hinausgeht. Sinnvoll ist es, die Patienten vorher noch mithilfe ihrer Smartphones zur Erinnerung ein Abschlussfoto mit allen Symbolen erstellen zu lassen. Mit Einverständnis des jeweiligen Patienten kann dieses Abschlussfoto auch den Therapeuten der Einzeltherapien zur Verfügung gestellt werden.

4.3 Arbeitsmaterialien

Anamnese **Psychodynamische Therapie**

Teil A – Biografischer und interaktioneller Zusammenhang

Die anamnestische Erhebung orientiert sich an der OPD 2-Diagnostik (Arbeitskreis OPD, 2006). Erfasst werden (a) konflikthafte äußere Lebensbelastungen, insbesondere Verluste in Beziehungen und Krisen, (b) fehlende Konflikt- und Gefühlswahrnehmung, (c) Abhängigkeitsentwicklungen im Widerspruch mit Selbstständigkeitswünschen, die typischerweise bei der Ablösung von den Eltern, aber auch von Vertrauten und „Heimatlichem" gesehen werden kann, (d) tatsächliche Unterwerfung im Widerspruch mit dem Wunsch nach Kontrolle, (e) Versorgungswünsche im Widerspruch zu Selbstständigkeitsbestrebungen, (f) Selbstwertkonflikte, Gewissens- und Schuldkonflikte und (g) sexuelle Konflikte und Identitätskonflikte.

Biografie (keine bloße Reihung von Fakten)	Tinnitus-Auftreten und -erleben

Anamnese **Psychodynamische Therapie**

Teil B – Wie wirkt der Patient auf mich (Gegenübertragung)?

Was erzählt mir die Patientin/ der Patient (eigentlich)?	
Wie erzählt mir die Patientin/der Patient ihr/sein Leiden?	
Wie alt scheint die Patientin/der Patient in dieser speziellen Kommunikation mit mir zu sein?	
Was war für mich im Kontakt auffällig?	
Wie verhält sich die Patientin/ der Patient mir gegenüber?	
Welche Gefühle löst sie/er in mir aus?	
Was geht mir durch den Kopf (wenn ich die Augen schließe und zurückdenke)?	
Was fühlte ich spontan beim ersten Sehen, Hören usw.?	
Sind bestimmte Haltungen, Erwartungen, Interaktionen mit mir oder mit anderen Personen erkennbar?	
Welche Rollenerwartung fühle ich an mich gestellt?	
Was tragen andere dazu bei, dass die Krankheit erhalten bleibt?	

Anamnese **Psychodynamische Therapie**

Teil C – Was bringt (verhilft) dem Tinnitus in die Wahrnehmung der Patientin/des Patienten?

• Organisch (akut versus chronisch)? • Mit oder ohne Verlust? • Hörgerätpflichtig und versorgt oder unversorgt?	
Erlebte, bewusste Anteile?	
Unbewusste Anteile?	
Wovor hat die Patientin/der Patient Angst? Was lässt ihr/ihn Symptome entwickeln?	
Was fehlt?	
Analyse der Symptomatik der tinnitus auslösenden Situationen bzw. der Situationen, in der der Tinnitus aversiv wahrgenommen wird	
Verbindung mit den bewussten *und* unbewussten Fantasien der Patientin/des Patienten	
Ist die Symptomatik einem der OPD-Konflikte (siehe oben) zuordnungsfähig?	
Liegt ein Entwicklungsdefizit vor?	
Wenn sie/er den Tinnitus erlebt, was macht sie/er dann?	
Was sind die ausgesprochenen und die vermuteten Wünsche der Patientin/des Patienten?	

Arbeitsblatt 1 Psychodynamische Therapie

Beziehungsklärung im Behandlungsteam

Themenkomplex 1

1. Was erwarten Sie von Ihrer Partnerin/Ihrem Partner im Team?
2. Welche ihrer/seiner Qualifikationen kennen Sie?
3. Was schätzen Sie an ihr/ihm?
4. Haben Sie Erfahrungen aus der Zusammenarbeit?
5. Haben Sie Rückmeldungen von Patientinnen und Patienten?
6. Wie sehr haben Sie diese Rückmeldung von Patientinnen und Patienten in Ihren eigenen Erwartungen beeinflusst oder „korrigiert"?
7. Wie haben Sie sich Ihren eigenen Eindruck verschafft?

Themenkomplex 2

1. Was befürchten Sie von Ihrer Partnerin/Ihrem Partner im Team?
2. Welche Eigenschaften finden Sie eher schwierig oder gar bedenklich?
3. Gibt es Punkte, die Sie in der professionellen Zusammenarbeit mit ihr/ihm ablehnen?
4. Gibt es schon Erfahrungen dazu?

Themenkomplex 3

1. Wie sicher können Sie sich sein, dass Ihre Partnerin/Ihr Partner Ihre Arbeit schätzt?
2. Welche Rückmeldung Ihrer Partnerin/Ihres Partners können Sie für sich verwerten, welche lehnen Sie ab?
3. Was könnte die Zusammenarbeit sprengen?
4. Was bedarf es, um miteinander in Kommunikation zu bleiben oder zu kommen?

Arbeitsblatt 2 — Psychodynamische Therapie

Fragen zur Tinnitus-Situation

Wie erleben Sie Ihre Situation zu Hause?

____

____

____

Wie erleben Sie den Tinnitus im Umgang mit Kolleginnen und Kollegen, Ihrer Vorgesetzten/Ihrem Vorgesetzten oder mit Mitarbeiterinnen und Mitarbeitern?

____

____

____

Wie geht es Ihnen mit Ihren Freundinnen und Freunden?

____

____

____

Wie macht sich der Tinnitus in anderen sozialen Zusammenhängen bemerkbar?

____

____

____

War der Umgang mit Ihnen verständnisvoll? War das hilfreich?

____

____

____

Wie geht es Ihnen mit uns hier und jetzt?

____

____

____

Arbeitsblatt 3 Psychodynamische Therapie

Wie wirkt die Patientin/der Patient auf mich (Gegenübertragung)?

Was erzählt mir die Patientin/der Patient (eigentlich)?

Wie erzählt mir die Patientin/der Patient ihr/sein Leiden?

Wie alt scheint mir die Patientin/der Patient in dieser speziellen Kommunikation mit mir zu sein?

Was war für mich im Kontakt auffällig?

Wie verhält sich die Patientin/der Patient mir gegenüber?

Sind bestimmte Haltungen, Erwartungen, Interaktionen mit mir – oder mit anderen Teilnehmenden im Gruppensetting – erkennbar?

Welche Rollenerwartung fühle ich an mich gestellt?

Welche Gefühle löst sie/er in mir aus?

Was geht mir durch den Kopf, wenn ich die Augen schließe?

Wie geht es wohl ihr/ihm hier mit mir?

Was tragen andere dazu bei, dass die Krankheit erhalten bleibt?

Arbeitsblatt 4 Psychodynamische Therapie

Wo komme ich her?

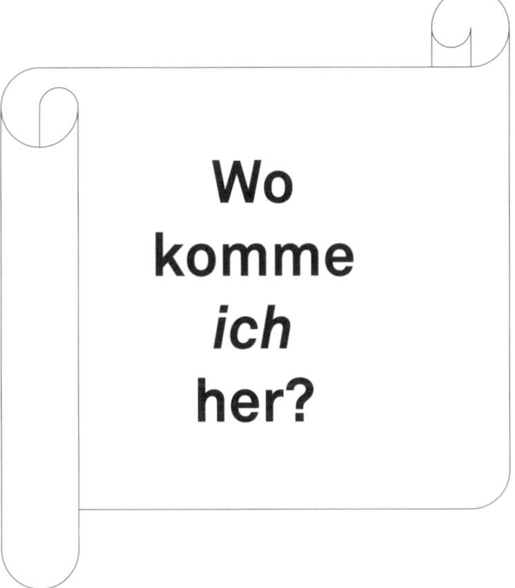

Arbeitsblatt 5 Psychodynamische Therapie

Wo stehe ich?

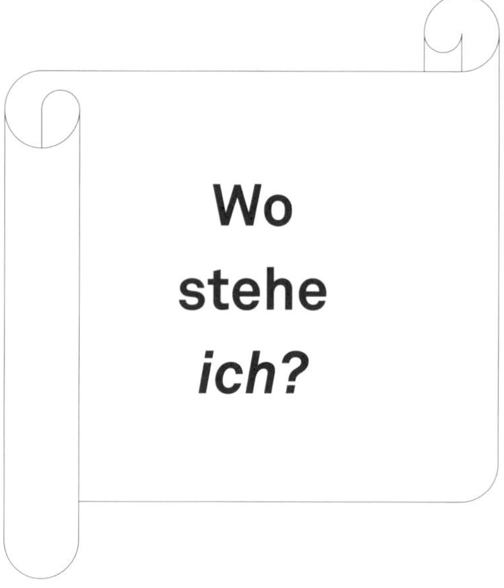

Arbeitsblatt 6 Psychodynamische Therapie

Wohin gehe ich?

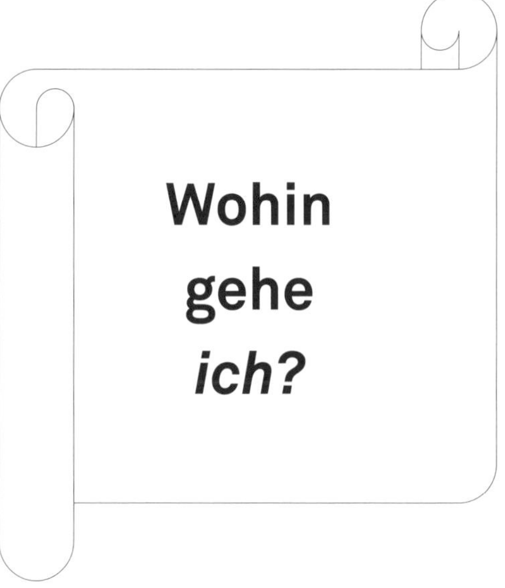

Arbeitsblatt 7 Psychodynamische Therapie

Was brauche ich dazu?

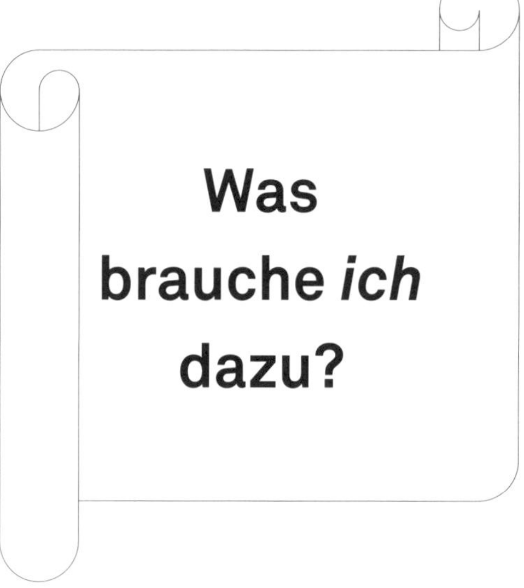

5 Hypnotherapie bei Tinnitus[5]

Detlef Kranz

5.1 Grundlagen, Diagnostik, Ziele und Therapieplanung

Hypnotherapie kann als integrativer Bestandteil kognitiv-verhaltenstherapeutischer und psychodynamisch-tiefenpsychologischer Diagnostik und Therapie angewendet werden. Aus hypnotherapeutischer Sicht kann das Leiden unter einem Tinnitus als Trancezustand *(Problemtrance)* verstanden werden, der sich auf dem Hintergrund unwillentlicher, selbstständiger Tranceinduktionen des Patienten beschreiben lässt. Hypnotherapeutisch ist ein Ziel die Enthypnotisierung und Überführung der Symptom- oder Problemtrance in eine *Lösungstrance* durch den Kontakt und die Nutzung der Ressourcen und Fähigkeiten des Patienten. Die hohe Sensibilität und Aufmerksamkeit, die der Tinnitus-Betroffene für sich und seine innere Beobachtung zeigt, wird dabei nicht als Defizit verstanden, sondern als wertzuschätzende Komponente, die sich in der therapeutischen Arbeit mit Hypnose gesundheitsförderlich nutzen lässt *(Utilisation)*.

Die moderne *Hypnose* i.S. Milton H. Ericksons (1901–1980) arbeitet lösungs- und ressourcenorientiert und geht von der Annahme aus, dass ein Patient bereits alle Ressourcen in sich trägt, die es ihm ermöglichen, sein Problem zu lösen. Diese Ressourcen scheinen ihm allerdings nicht bewusst zugänglich zu sein. Das bewusste Denken als Ergebnis unserer lebensgeschichtlich bedingten Lern- und Sozialisationserfahrungen – so Erickson – verhindere oft durch z.B. Ängste, Verdrängungen, Blockaden und andere Ereignisse neue Lösungen und Einsichten (vgl. hierzu auch „Arbeitsblatt 1: Grundannahmen und Inhalte der modernen Hypnose (Hypnotherapie)“ sowie „Arbeitsblatt 2: Moderne Hypnose (Hypnotherapie und Trance) – Patienteninformation“ sowie in den Online-Materialien).

In der Hypnose sollen in einer *Trance* durch das Medium Sprache mithilfe von *Suggestionen* und speziellen Sprachmustern (Meta-Modell der Sprache, Milton-Mo-

5 Hinweis: Dieses Kapitel basiert in Teilen auf Kapitel 6, Kapitel 7 und Kapitel 9 des Bandes „Hypnotherapie bei Tinnitus. Ein Praxisleitfaden“ von Detlef Kranz (2017).

dell), Such- und Neuordnungsprozesse angeregt werden, die zur Lösung der Problematik und Linderung der Beschwerden beitragen können. Ausgehend von der Annahme, dass der Patient über alle Ressourcen und Fertigkeiten zur Veränderung und Bewältigung von Problemen und/oder Beschwerden verfügt, werden vor allem diese unbewussten Selbstregulierungskräfte des Patienten angesprochen.

Trance kann als ein (Alltags-)Zustand aufgefasst werden, der dadurch gekennzeichnet ist, dass die Aufmerksamkeit mehr nach innen als nach außen gerichtet ist. In diesem subjektiv erlebbaren und objektiv messbaren, veränderten Zustand zwischen Wachsein und Schlaf ist die kontrollierte Aktivität des Bewusstseins vermindert und sind die autonomen Funktionen des Unbewussten verstärkt. Dabei bestehen eine verminderte Realitätsprüfung und eine Erhöhung der Empfänglichkeit für Suggestionen. Trance ermöglicht gleichzeitig geistige Fokussierung und körperliche Entspannung (vgl. „Arbeitsblatt 3: Einige Methoden und Wege, um Trancen zu induzieren“ auf Seite 289 und in den Online-Materialien).

In diesem Sinne zielt die Hypnotherapie auf eine Erweiterung der Fähigkeiten des Patienten und nutzt seine Ressourcen und Potenziale zur Lösung seines Leidens unter Tinnitus und seiner Probleme. Die Methoden und Techniken helfen dem Patienten, selbst die Hintergründe, Entstehung, Zusammenhänge und aufrechterhaltenden Bedingungen des Tinnitus zu erkennen, sich von alten Erfahrungen, Sichtweisen, Glaubenssätzen und von negativen Suggestionen, die ihn in seiner Lösungssuche und Veränderung einengen, einschränken und behindern, zu lösen und/oder diese umzustrukturieren.

Das *Unbewusste* wird als Speicher latenter Fähigkeiten betrachtet, die zugänglich gemacht und genutzt werden können. Dabei werden lebendige Vorstellungen und damit vollwertige sinnliche Erfahrungen ermöglicht. So zeigt das Gehirn in der Trance die gleichen neuronalen Erregungsmuster wie bei realem Erleben und speichert sie als Erfahrung ab. Der Patient macht also in Trance wirkliche und nachhaltig verändernde Erfahrungen.

Merke

In der Trance sollen die Patienten durch hypnotische Suggestionen befähigt werden, einen möglichst symptomarmen Zustand zu erreichen und diesen sowie ressourcen- und lösungsrelevantes Verhalten über die Behandlung hinaus aufrechtzuerhalten oder zumindest wieder selbstständig herzustellen.

Das Erzählen von Geschichten (narrative Hypnotherapie) ermöglicht beispielsweise mithilfe von Einstreutechniken für therapeutische Suggestionen die Veränderung sensorisch-perzeptiver Funktionen wie die des Hörens und das Auslösen von Suchprozessen für Ressourcen und/oder Problemlösungen. Mithilfe von Geschichten können Trancen auch induziert werden.

Im Therapieprozess sollen hemmende Denkblockaden und Verhaltensmuster „gelockert“, aufgehoben oder zumindest verringert werden, ohne dass der Patient deswegen „willenlos“ wird. Dadurch wird es auch möglich, dass häufig gefestigte, aber beispielsweise im Umgang mit dem Tinnitus nicht weiterführende Denksystem zu relativieren und ggf. zu verändern. So kann es möglich werden, die Tür für neue Erfahrungen bei der Entstehung und Bewältigung des Tinnitus zu öffnen und Neues über sich selbst, seine Ressourcen, Fertigkeiten und Veränderungsmöglichkeiten für Probleme oder Konflikte zu lernen.

5.1.1 Wie kann es aus hypnotherapeutischer Sicht zu einem Leiden am Tinnitus kommen?

Tinnitus-Patienten erleben häufig das Phänomen, dass sie trotz hinreichender Aufklärung und Information die Verhaltensverschreibung, die Aufmerksamkeit von Tinnitus weg auf andere Dinge zu lenken, nicht befolgen können. Das Symptom „Tinnitus“ hat sich auf einer unbewussten Ebene etabliert, ein Bekämpfen führt eher zur Symptomverstärkung. In diesen Fällen, in denen automatisch unwillkürliche und unerwünschte Prozesse offensichtlich mächtiger sind als absichtliche, willentliche Handlungen, bietet sich eine hypnotherapeutische Therapie als hilfreich an, da Hypnose auf der Ebene unwillkürlicher Prozesse der Informationsverarbeitung und des Handelns wirksam ist. Der Patient hypnotisiert sich teufelskreisartig, ungewollt und unbewusst selbst in einen „negativen“ Zustand (Problemtrance), das Symptom „Tinnitus“ ist dabei Signal- und Informationsträger.

5.1.2 Ziele hypnotherapeutisch fundierter Psychotherapie beim Leiden am Tinnitus

Im Mittelpunkt der Hypnotherapie beim Tinnitus-Leiden steht die Bewältigung und die Reduzierung der tinnitusbedingten emotionalen Belastungen, eine Verminderung der übermäßigen Fokussierung auf die Wahrnehmung des Ohrgeräuschs sowie die Aufdeckung auslösender, stabilisierender, chronifizierender Bedingungen (Lebensbedingungen, Lebensgeschichte, Probleme und Konflikte) für das Ohrgeräusch.

Es bedarf dabei eines individuell auf den Patienten zugeschnittenen strukturierten Ablaufs mit Einleitung und Rücknahme des Trancezustandes. Es gilt, sowohl die Ressourcen des Patienten als auch darüber hinaus, die durch die Lebenssituation und Lebensbedürfnisse definierten inneren und äußeren Bedingungen des Patienten zu berücksichtigen. Neben der „imaginativen“ hypnotherapeutischen

Arbeit erhalten Tinnitus-Patienten auch konkrete Verschreibungen oder Hausaufgaben, die sie mit oder ohne „Hilfe“ ihrer Symptomatik mehr oder weniger erfolgreich („Symptom als Lösungsversuch“) vermieden haben.

Das Therapieziel ist dann angemessen, wenn das neue Verhalten und die angestrebten Veränderungen für den Patienten erreichbar sind und in seine Lebenssituation passen (Ökologiecheck).

Moderne Hypnotherapie kann Tinnitus-Patienten folgendermaßen helfen:

- Als symptomorientierter, „zudeckender“ Ansatz kann Hypnotherapie helfen, die Aufmerksamkeit wie den Lichtkegel einer Taschenlampe stark und ausschließlich auf spezifische Wahrnehmungen zu fokussieren und andere Wahrnehmungen auszublenden. So können auch Störgeräusche wie das Ohrgeräusch „überhört“ werden.
- Während der hypnotischen Trance kommt es zu einer tiefen neuronalen Entspannung, die auf effektive und natürliche Weise die Erholung des Organismus fördern kann.
- In Trance kann auf das „Gleichgültigwerden“ gegenüber dem Ohrgeräusch hingearbeitet werden, die Wahrnehmung des Tinnitus ist dadurch häufig direkt beeinflussbar.
- Als „aufdeckender“, konflikt- und problemorientierter Ansatz kann Hypnotherapie zum Finden eines tragfähigen Tinnitus-Modells beitragen, das unbewusste Wissen des Patienten nutzen, und ergründen, was er für seine Veränderungen benötigt.
- Konfliktlösende hypnotherapeutische Interventionen können entlastend für den Patienten wirken und notwendige Veränderungen, Neuorientierungen und die Reifung des Patienten fördern.
- Hypnotherapie kann zur Lösungsfindung kreative Bereiche des Gehirns des Patienten anzusprechen, die ein Wissen über Lösungsmöglichkeiten besitzen, sowie Ressourcen und Fähigkeiten aktivieren, die über die des bewussten Verstandes hinausgehen.
- Hypnotherapie kann der Aktivierung, Erweiterung und Nutzung des eigenen Potenzials und der latenten Ressourcen, Fähigkeiten Kompetenzen und Potenziale dienen.
- Durch Hypnotherapie können unbewusste, aber wirksame Konflikte bewusst gemacht und Lösungen sowie Lösungswege aufgezeigt werden.
- Hypnotherapie kann zur Aufarbeitung traumatischer und belastender Erfahrungen eingesetzt werden.
- Sie kann auch dem Nachholen nicht gemachter Erfahrungen dienen.
- Dem Patienten werden autogene Techniken zur Prävention und Bewältigung auftretender Rückfälle vermittelt. Zudem wird er in seinem Veränderungsprozess weiter therapeutisch begleitet. Damit sowie durch das Verständnis für die Hintergründe des Tinnitus-Leidens und für die mit verursachenden Verhaltensweisen kann Rückfällen vorgebeugt werden.

- Ein möglicher unbewusster Sekundärgewinn (Vorteil, der dem Erkrankten in seiner Umwelt durch die Erkrankung entsteht, „Symptom als Lösungsversuch“) kann aufgedeckt und verändert werden.

Neben der Linderung von Akutzuständen durch eine symptomorientierte Hypnotherapie sind problemorientierte Hypnotherapieansätze in der Behandlung des dekompensierten Tinnitus möglich, um eine langfristige, dauerhafte Besserung der Gesamtsymptomatik (Angststörungen, Depressionen, Konzentrations- und Schlafstörungen) und Problembewältigung (Vergangenheit, aktuelle Lebenssituation) zu erreichen. Für dieses Behandlungsziel ist es notwendig, dass sich der Patient seiner lebensgeschichtlichen, psychosozialen und wirtschaftlichen Situation sowie deren Zusammenhänge mit seinem Erleben und Verhalten bei der Tinnitus-Entstehung und -Bewältigung bewusst wird und entsprechend bearbeitet.

5.1.3 Vorgehensweisen bei der hypnotherapeutischen Behandlung von Leiden am Tinnitus

Symptomorientierte Hypnotherapie

Merke

Ausgehend von der übermäßigen Konzentration der Betroffenen auf das Ohrgeräusch fokussiert die symptomorientierte Hypnotherapie auf die Veränderung der Wahrnehmung und in der Regel angstbesetzten Bewertung des Tinnitus mit dem Ziel der Ablenkung der übermäßigen Aufmerksamkeit.

Erreicht werden soll hierbei das Nachlassen des Ankämpfens gegen die Geräusche, die Veränderung der auf den Tinnitus bezogenen negativen Gedanken sowie die Entwicklung von mehr Gelassenheit gegenüber dem Ohrgeräusch, um das Geräusch irgendwann völlig ausblenden zu können oder um bei seiner Wahrnehmung ruhig und unbeeindruckt zu bleiben.

In der hypnotherapeutischen Arbeit soll der Patient lernen, seine Aufmerksamkeit zu lenken und die damit zusammenhängenden Gedanken zu beobachten. Wenn die Aufmerksamkeit bewusst zugelassen wird, fällt es erfahrungsgemäß leichter, sie auch wieder vom Tinnitus weg auf andere Inhalte zu lenken. Gleichzeitig kann eine Veränderung der übermäßig negativen Bewertung des Tinnitus erreicht werden.

Die mit einem Trancezustand in der Regel immer verbundene trophotrope Umstellung des Körpers des Patienten ermöglicht es ihm, zu lernen, sein Ohrgeräusch in einem entspannten Zustand wahrzunehmen und Assoziationen zu weniger störenden, positiv konnotierten Geräuschen zu entwickeln und auf diese Weise zunehmend entspannter und gleichgültiger gegenüber dem Ohrgeräusch zu werden

Erreicht werden Therapieerfolge z.B. durch *suggestive* Veränderungen der sensorischen Wahrnehmungskomponenten. Als hilfreich haben sich *assoziative* und *dissoziative* Techniken erwiesen.

Ein weiteres Lösungsmodell zur Umkehrung der Aufmerksamkeit weg vom Geräusch kann sein, auf das symptomarme oder -freie Erleben zu fokussieren. Hier wird ausgehend vom Tinnitus durch Pacing und Leading auf andere, dem Symptom entgegen gesetzte Bilder (Ruhe, Entspannung, Sicherheit) „umgelenkt".

Problem- und konfliktorientierte Hypnotherapie

Merke

Die problem- und konfliktorientierte, hypnotherapeutische Vorgehensweise sucht nach den Tinnitus (mit) verursachenden Beschwerden, Konflikten, Bedingungen, Erfahrungen und Einflüssen aus der Vergangenheit oder der aktuellen Lebenssituation des Patienten, und versucht, mögliche notwendige und kreative Veränderungsansätze und Ressourcen zu finden.

Neben der Linderung von Akutzuständen durch eher symptomorientierte Hypnotherapie sind problem- und konfliktorientierte Hypnotherapieansätze in der Behandlung des dekompensierten Tinnitus notwendig, um eine langfristige, dauerhafte Besserung der Gesamtsymptomatik (Angststörungen, Depressionen, Konzentrations- und Schlafstörungen) zu erreichen. Für dieses Behandlungsziel ist es notwendig, Zusammenhänge zwischen der Lebensgeschichte, der aktuellen Lebenssituation, Konfliktbewältigungsstrategien sowie dem Erleben und Verhalten des Patienten im Allgemeinen und bei der Tinnitus-Entstehung und -Bewältigung im Speziellen zu erkennen und zu bearbeiten. Es gilt, in Trance die „Sprache des Tinnitus" zu entschlüsseln und im Unterbewusstsein verborgene und für die Tinnitus-Belastung bedeutsame Informationen des Patienten zu „bergen".

Folgende Verfahren können hierfür (auch kombiniert) angewendet werden:

- *Assoziation* (in einem Trancezustand unter Aktivierung und Ergänzung von realen oder fiktiven Bewältigungserfahrungen und Ressourcen geht der Patient in der Vorstellung unter Beachtung seiner Sinnesmodalitäten in eine zurückliegende oder zukünftige Problemsituation).
- *Dissoziation* (z.B. emotionale Abspaltung „spezieller" belastender Erlebnisse oder sensorischer Komponenten, der Patient „beobachtet" eine Problemsituation von außen).

- *Altersregression* (z.B. traumatische Erfahrungen aus der Vergangenheit wieder erleben, angemessen verarbeiten und verändern oder ressourcenvolle Zustände erinnern, wieder erleben und nutzen).
- *Zukunftsprogression* (Nutzung von Ressourcen für zukünftige Bewältigungssituationen).

Bei der praktischen hypnotherapeutischen Arbeit besteht häufig ein fließender Übergang zwischen symptomorientierter einerseits und problem- und konfliktorientierter Hypnotherapie andererseits. Das zeigt sich z.B. beim *Reframing,* mit dessen Hilfe der Patient die übermäßig negative Bewertung verändern und lernen soll, den Tinnitus als Warnsignal zu nutzen und eventuell sogar wertzuschätzen. „Wen du nicht zum Feind haben möchtest, sollst du dir zum Freund machen" kann hier zumindest ansatzweise bedeuten, im Zustand der Trance mit dem Patienten zu erkunden, für was das Ohrgeräusch gut sein könnte, worauf es hinweisen oder wovor es warnen möchte. So kann der Tinnitus, ähnlich wie beim Wahrnehmen von Hunger durch einen knurrenden Magen und dem darauffolgenden Stillen durch Essen, als „Erinnerungshilfe" genutzt werden. Zuvor muss man allerdings herausfinden, welches Bedürfnis sich möglicherweise über die Wahrnehmung des Ohrgeräuschs unwillkürlich ausdrückt.

Implizite Hypnotherapie

Merke

Bei der impliziten Hypnotherapie werden in Trance innere Such- und Änderungsprozesse sowie Lösungswege indirekt durch beispielsweise eingestreute suggestive Metaphern, Geschichten oder Gleichnisse unterstützt und angeregt.

In Trance kommt es häufig wie von selbst oder durch den Therapeuten induziert zu unbewussten, unwillkürlichen ideomotorischen Signalen (Zuckungen, Bewegungen, Handlevitation, Fingersignale), die als Signale des Unbewussten auf bestimmte Fragen hin als stilles, bisher nicht oder kaum genutztes Wissen gewertet werden. Unter Anleitung des Therapeuten erlebt der Patient dadurch neben der rationalen Form nun in Form einer zweiten Entscheidungsinstanz („stilles" Wissen) eine Erweiterung seiner Fähigkeiten und Klärung seiner Beschwerden und Probleme, indem ihm eine Kommunikation mit seinen zwar unbewussten, aber vorhandenen Fähigkeiten möglich wird.

Zur impliziten Hypnotherapie zählt auch durch *Seeding* eine (Vor-)Aktivierung von Gedächtnisinhalten für Befindlichkeits- und Einstellungsänderungen an- bzw. einzuleiten.

5.1.4 Hypnotherapeutische tinnitusbezogene Diagnostik

Im Rahmen der diagnostischen Erhebung möchte der Hypnotherapeut u.a. wissen:

1. Gibt es Hinweise für „hinter" dem Tinnitus stehende psychosoziale Probleme oder Konflikte?
2. Gibt es Hinweise für lebensgeschichtlich bedingte Probleme/Konflikte oder Traumata?
3. Gibt es aktuelle Erlebens- oder Verhaltensprobleme?
4. Wie geht der Patient mit dem Ohrgeräusch um (Bewältigungsstrategien, Bewertungen)?
5. Über welche Ressourcen und Fähigkeiten zur Problem-/Konfliktbewältigung oder Linderung verfügt der Patient?
6. Welchen Sinneskanal präferiert der Patient (i.d.R. visuell-akustisch-kinästhetisch)?
7. Über welche Persönlichkeitsstruktur verfügt der Patient?
8. Über welches Weltbild verfügt der Patient?
9. Wie gestaltet der Patient seine Beziehungen – autonom oder abhängig (Therapeut-Patient-Beziehung)?
10. Wie war der zeitliche Verlauf des Symptomauftritts (Lebenssituation und Bewältigungsversuche)?

Die Hinweise aus der Diagnostik nutzt der Hypnotherapeut auch, um einen angemessenen *Rapport* herzustellen und den Patienten angemessen in eine Trance führen können.

Nach der Exploration und Einschätzung der Patientencharakteristika (u.a. Ressourcen, abhängig-autonom, kooperativ-skeptisch, rational-mythisch, präferierte Sinneskanäle) bietet sich vor Anwendung hypnotherapeutischer Methoden die Klärung – zumindest einiger – der Fragen und Themen, die in Tabelle 11 aufgeführt sind, an.

Tabelle 11: Explorationsfragen

Fragen zur Indikation der Hypnose	1. Aus welchem Grund soll Hypnose angewendet werden?	• Erwartungshaltung des Patienten • Widerstände des Patienten • Welche Vorteile bringt Hypnose?
	2. Welche Ziele sollen mit Hypnose erreicht werden?	• Diagnostische Informationen • Entspannung • Erinnerungen • Selbstregulation • Neue Erkenntnisse für Patienten
	3. Was weiß der Patient über Hypnose?	• Vorurteile, Ängste, passive oder aktive Haltung

Tabelle 11: Fortsetzung

	4. Müssen mit dem Patienten Vorbereitungsübungen oder Tests durchgeführt werden?	• Welche und wofür? • Welche Informationen sollen erreicht werden?
Fragen zur Auswahl der Hypnosemethode	• Kooperation des Patienten, Mitarbeit, Gefälligkeitsreaktion, Beziehungsgestaltung • Grenzen (physisch und psychisch) • Visualisierungs-, Imaginations- und Entspannungsfähigkeit	
Wunderfrage (nach Steve de Shazer)	Angenommen, über Nacht würde ein Wunder geschehen. Sie wachen morgen früh auf und Ihre Beschwerde ist weg oder Ihr Problem wäre gelöst. Es ist nicht mehr da, nicht unter Ihrem Bett, nicht im Schrank, einfach weg. • Wie würden Sie das merken? • Was wäre anders? • Woran würden Ihre Familie, Ihr Partner, Ihre Kinder erkennen, dass es weg ist, ohne dass Sie darüber ein Wort reden?	Aus der Antwort wird häufig schnell deutlich, inwieweit der Patient über eine klare (oder unklare) und realistische (oder unrealistische) Therapiezielvorstellung verfügt. Dies gibt auch Hinweise, ob der Patient eher von einer symptomorientierten oder konfliktorientierten Therapie profitiert und ob er bereits am Anfang der Therapie Zusammenhänge zwischen seiner Lebenssituation, seinem Erleben und Verhalten und dem Ohrgeräusch sieht. Die Wunderfrage „entlockt" den Patienten die Beschreibung konkreter und spezifischer Verhaltensweisen. Therapeut und Patient erhalten dadurch ein möglichst klares Bild, wie das Therapieziel und eine Lösung des Problems aussehen könnten.

5.1.5 Wichtige hypnotherapeutische Begrifflichkeiten

Tabelle 12 enthält kurze Erläuterungen zu einer Auswahl hypnotherapeutischer Begriffe, deren Kenntnis für die Beschreibungen in den folgenden Kapiteln hilfreich ist.

Tabelle 12: Glossar Hypnotherapie

Altersregression	Entweder ein „Zurückfallen" in eine schon überwundene, frühere Entwicklungsphase oder ein bewusstes Zurückgehen in die Vergangenheit.

Tabelle 12: Fortsetzung

Assoziiert, assoziativ	Mit allen Sinnen mental in einer Situation und dem Erleben sein und es so erleben, als sei es hier und jetzt Realität.
Dichotomie	Komplementäres Begriffspaar; zwei Teile, die einander gegenüberstehen und einander ergänzen (z.B. klein – groß).
Dissoziiert, dissoziativ	Eine Situation und das Erleben von außen, mit Abstand, Distanz wie ein Zuschauer betrachten.
Einstreutechnik	Indirekte Kommunikationsform, die die Zwei-Ebenen-Kommunikation nutzt. Dadurch werden direkte Suggestionen in einem Kontext (z.B. Entspannungsszene) gegeben, in dem sie nicht als direkte Suggestionen erkennbar werden.
Hypnose	Sammelbegriff für Formen der Kommunikation, die eine Trance zur Folge haben.
Ideodynamisch	Nur durch die Vorstellung, unwillentlich und unbewusst ausgelöste Handlungen und Reaktionen.
Leading	„Führen", anleiten, leiten, lenken. Aus dem Gefühl des Klienten, vom Therapeuten verstanden zu werden, kann der Therapeut durch vorhergehendes ausreichendes Pacen selbst die Führung übernehmen (Pacing und Leading).
Metapher	Abbild oder Ausdruck, der etwas beschreibt, was ähnlich ist. Dabei wird die ursprüngliche mentale Verarbeitungsebene verlassen und auf eine anderen Ebene gegangen, auf der das eigentliche Thema in Form von Symbolen, Geschichten, Parabeln oder Vergleichen behandelt wird.
Meta-Modell der Sprache	Modell, das es erlaubt, Aussagen von Menschen auf dahinterstehende konkrete Erfahrungen zurückzuführen.
Milton-Modell	Spezieller, eher vager, unklarer Sprachstil mit Verallgemeinerungen, Tilgungen und Verzerrungen, der eingesetzt wird, um beim Patienten eigene Assoziationen zu wecken, Ressourcen zu aktivieren und damit eigene, neue, positive Erfahrungen zu ermöglichen.
Narrative Hypnotherapie	Einsatz von Geschichten als Träger für therapeutische Interventionen und Suggestionen im Therapieprozess.
Ökologiecheck	Überprüfen, inwieweit die Veränderung für die Lebenssituation des Patienten wirklich angemessen ist.
Pacing	„Folgen", angleichen, den Klienten bei „sich" abholen, spiegeln, begleiten, um Rapport herzustellen, z.B. durch Verbalisieren, und darauf achten, auf welchem Sinneskanal der Klient überwiegend kommuniziert; das Wertesystem des Klienten nutzen (Pacing und Leading).

Tabelle 12: Fortsetzung

Paraphrasieren	Den Inhalt der Aussagen des Patienten sinngemäß mit eigenen Worten wiedergeben.
Postsuggestion	Suggestionen, die während der Trance angeboten werden und Ideen, Vorstellungen oder Empfindungen vermitteln, sich auf die Zeit nach der Beendigung der Hypnose beziehen, um dort realisiert zu werden.
Problemtrance	Unbeabsichtigtes, tranceartiges Feststecken in einem emotional belastenden Zustand.
Priming	Aktivierung von Gedächtnisinhalten, Beeinflussung der kognitiven Reizverarbeitung.
Rapport	Notwendige, gute Beziehungsqualität; Kommunikationsfluss durch gegenseitiges Abstimmen und Einschwingen, was nötig ist, damit der Klient sich auf hypnotische Arbeit einlässt.
Ratifikation	Den Patienten auf den veränderten Bewusstseinszustand und aktuell erlebte Phänomene aufmerksam machen (z. B. veränderte Physiologie, Atmung, Gefühl von Wärme, Kälte, Leichtigkeit, Schwere, Immobilität), was in der Regel eine Vertiefung der Trance bewirkt, auch durch kurze Unterbrechung der Trance zur Exploration und Nutzung des Zeigarnik-Effekts.
Reframing	Umdeutung von Ereignissen, Sichtweisen, Symptomen oder Lösungsversuchen mit dem Ziel, einer festgefahrenen, negativen, irrationalen Denkweise oder einem Glaubenssatz eine andere, rationale und positive Richtung zu geben.
Seeding	„Sähen", beiläufiges Einstreuen von Suggestionen, die im Vorgespräch vor der offiziellen Hypnose oder in der Trance gegeben werden und auf die Trance, die Person oder eine andere Gelegenheit, meistens indirekt, gerichtet sind und Auswirkungen auf die Aktivierungsprozesse in Trance haben (sollen).
Spiegeleffekt	Aus der Beobachterperson werden verborgene oder neue Informationen leichter erkennbar.
Submodalitäten	Qualitative Untergliederung der fünf Sinnessysteme (Sinnesmodalitäten) als Eigenschaft sinnesspezifischer Wahrnehmung, z. B. hell oder dunkel (visuell), laut oder leise (auditiv). Die Kombination und Abfolge der Submodalitäten bilden den Grundstein des subjektiven Erlebens. Ihre bewusste oder unbewusste Veränderung beeinflusst oftmals auch das Erleben und Verhalten des Menschen.

Tabelle 12: Fortsetzung

Suggestion	In der Erickson'schen Hypnosetherapie Sammelbegriff für hilfreiche Anregungen unterschiedlichster Art, um dem Klienten zu mehr Autonomie und Lösungsansätzen zu verhelfen. Im Gegensatz zur klassischen Hypnose werden Suggestionen nicht mehr direktiv (autoritär), sondern eher offen, permissiv, indirekt formuliert.
Teilemetapher	Annahme, dass neben unseren bewussten Persönlichkeitsanteilen weitere unbewusste Teilpersönlichkeiten existieren und agieren.
Trance	Veränderter Bewusstseinszustand, der u.a. dadurch gekennzeichnet ist, dass die Aufmerksamkeit mehr nach innen (als nach außen) gerichtet ist. Demzufolge erhöht sich die Empfänglichkeit für Suggestionen, während sich die bewusste (kognitive) Realitätsprüfung vermindert und unbewusste (ideomotorische) Reaktionen aktiviert werden.
Truismen	Binsenwahrheiten, Gemeinplätze, die schwer widerlegt werden können und kaum nachprüfbar sind.
Utilisation	Vorhandene Potenziale, Stärken und Ressourcen des Klienten ebenso wie aktuelle Umgebungssituationen (z.B. Umgebungslärm für die Trance) in den therapeutischen Prozess einbinden und nutzen.
VAKOG-Hypnose	Steht für visuell – auditiv – kinästhetisch – olfaktorisch – gustatorisch; die ausführliche Exploration des Erlebens auf allen diesen Sinnesmodalitäten (Submodalitäten) bewirkt häufig eine Intensivierung des Erlebens und eine Vertiefung der Trance.
Zukunftsprogression	Das Versetzen des Hypnotisanden während der Trance an einen Zeitpunkt in der Zukunft.

5.2 Hypnotherapeutische Behandlungsmodule

5.2.1 Modul symptomorientierte Hypnotherapie

Für die Durchführung der symptomorientierten Hypnotherapie stehen zusätzlich folgende Materialien zur Verfügung:

Symptomorientierte Hypnotherapie – Materialien (vgl. Online-Materialien)
• Arbeitsblatt 4: Erste Erfahrungen mit Trance • Arbeitsblatt 5: Formale Tranceeinleitung • Arbeitsblatt 6: Atem-Entspannungsinduktion

In der *symptomorientieren* hypnotherapeutischen Arbeit soll der Patient durch das Erreichen von mehr Gelassenheit und Ruhe bei der Wahrnehmung des Ohrgeräuschs lernen, seine Aufmerksamkeit vom Tinnitus wegzulenken und dem Geräusch weniger Bedeutung und Beachtung zu geben, um es irgendwann völlig ausblenden und „überhören" zu können.

Im Sinne eines zwanghaften Verhaltens überprüfen Tinnitus-Betroffene immer wieder, ob der Tinnitus noch da, ob er stärker oder schwächer geworden ist. Berichtet wird auch immer wieder die verständliche, aber die Aufmerksamkeit auf den Tinnitus aufrechterhaltende paradoxe Haltung: „Ich darf nicht an den Tinnitus denken." (Das Gehirn kennt keine Negationen: „Denke nicht an eine lila Kuh!"). Letztlich wird aber dadurch die Symptomatik intensiviert und aufrechterhalten.

Ausgehend von der übermäßigen Konzentration der Betroffenen auf das Ohrgeräusch fokussiert die symptomorientierte Hypnotherapie, wie bereits erwähnt, auf die Veränderung der Wahrnehmung und der in der Regel angstbesetzten Bewertung des Tinnitus. Ziel ist es, die übermäßige Aufmerksamkeit, die auf die Tinnitus-Wahrnehmung gerichtet ist, abzulenken. Erreicht werden soll hierbei das Nachlassen des Ankämpfens gegen die Geräusche und die Veränderung der auf den tinnitusbezogenen negativen Gedanken und Bewertungen. Dadurch, dass der Betroffene aufgefordert wird, seine Wahrnehmung explizit auf den Tinnitus und damit zusammenhängende Gedanken zu lenken und mit einem veränderten, entspannten Befinden sowie einer veränderten Wahrnehmung zu beobachten, kann er gleichzeitig die Erfahrung machen, dass es leichter fällt, die übermäßige Aufmerksamkeit auf den Tinnitus zu verändern, wenn sie erst einmal bewusst zugelassen wird. Auf diese Weise kann er seine Aufmerksamkeit leichter steuern und verändern.

Das Verhalten des Patienten für sein persönliches Lernen zu nutzen (Utilisation), kann hier zum einen bedeuten, den Patienten vor, während und nach einer therapeutischen Intervention die aktuelle Lautstärke auf einer Skala von 0 bis 100 einschätzen zu lassen (völlig still bis unerträglich laut), was dann seine (übermäßige) Tinnitus-Beobachtung nutzt, ihm nun aber einerseits die reale Erfahrung einer Veränderung der Wahrnehmung der Tinnitus-Lautheit ermöglicht und andererseits indirekt suggeriert, dass die Veränderbarkeit der Tinnitus-Belastung überhaupt möglich ist.

In der hypnotherapeutischen Arbeit soll der Patient lernen, seine Aufmerksamkeit zu lenken und die damit zusammenhängenden Gedanken zu beobachten (Tinnitus als Bild/Tinnitus als Skala).

Die mit einem Trancezustand i.d.R. immer verbundene trophotrope Umstellung des Körpers des Patienten ermöglicht es ihm zu lernen, sein Ohrgeräusch in einem entspannten Zustand wahrzunehmen sowie Assoziationen zu weniger störenden, positiv konnotierten Geräuschen zu entwickeln und auf diese Weise zunehmend entspannter und gleichgültiger gegenüber dem Ohrgeräusch zu werden (Lieblingsplatz/Wohlfühlort).

Ein weiteres Lösungsmodell in der symptomorientierten Hypnotherapie ist die Umkehrung der Aufmerksamkeit weg vom Geräusch auf das symptomarme oder -freie Erleben. Hier wird ausgehend vom Tinnitus die Aufmerksamkeit und Wahrnehmung durch *Pacing* und *Leading* auf andere, dem Symptom entgegengesetzte Bilder (Ruhe, Entspannung, Sicherheit) fokussiert und „umgelenkt".

Bei symptomorientierter Hypnotherapie wird eine leichte Trancetiefe (Somnolenz) angestrebt, die mit Hilfe von Tranceinduktionen sowie *Pacing* und *Leading* erreicht wird.

Für die Durchführung der hypnotherapeutischen Behandlungsmodule stehen folgende Materialien zur Verfügung:

5.2.1.1 Lieblingsplatz/Wohlfühlort

Wenn geistige, bildhafte Vorstellungen körperliche Reaktionen auslösen, muss auch der Tinnitus auf diesem Weg beeinflussbar sein. Wenn Wohlbefinden besteht, kann Hören nicht (mehr so) negativ sein. Das Ohr „will" beschäftigt werden, kann sich aber in der Übung nicht wie sonst durchgängig auf den Tinnitus konzentrieren. Für den Patienten wird das Erleben von *Einflussmöglichkeiten* auf die Tinnitus-Belastung durch *Aufmerksamkeitslenkung* (Defokussierung) angestrebt. Die Methode ermöglicht auch bei einem vermeintlich negativ besetzten akustischen Sinneskanal „hinzuhören". Das Hören soll wieder angenehm(er) gestaltet werden. Weiterhin erfolgt eine indirekte Suggestion der Veränderbarkeit der Tinnitus-Belastung (der Tinnitus wird bleiben, aber erträglich werden) mittels eines vom Patienten erlebten Belastungsgrades auf einer „veränderbaren" Skala.

Ablauf

Rapport herstellen. Nach der Begrüßung, der Besprechung des aktuellen Befindens, des Wochenverlaufs, der Erwartungen und des Ziels für die Therapiestunde bittet der Therapeut den Patienten eine angenehme Sitzposition einzunehmen. Hier bietet es sich auch an, den Patienten zunächst durch eine Übung das Erleben von unbewussten Anteilen bei sich erleben zu lassen, wenn dieser bisher mit Hypnotherapie und Trance wenig vertraut ist (vgl. auch „Arbeitsblatt 4: Erste Erfahrungen mit Trance" auf Seite 290 und Online-Materialien).

Der Therapeut lädt den Patienten zu einer Übung ein:

> Lassen Sie uns einmal etwas ausprobieren. Sie müssen dafür nichts tun oder leisten, nur ein wenig neugierig sein, die Dinge einfach geschehen lassen. Als erstes nehmen Sie bitte eine entspannte Sitzposition ein, so entspannt es im Moment möglich ist ...

Bitte machen Sie mir einmal, so gut wie es Ihnen möglich ist, das Ohrgeräusch vor, wie sie es aktuell hören. *[Geräusch vormachen lassen.]* Auf einer Skala von 0 bis 100 – von gar nicht bis extrem laut –, wie laut erleben Sie es aktuell? *[Lautheit auf einer Skala von 0 bis 100 einschätzen lassen.]* Auf einer Skala von 0 bis 100 – von total erträglich bis gar nicht erträglich –, wie erträglich erleben Sie das Geräusch aktuell? *[Erträglichkeit auf einer Skala von 0 bis 100 einschätzen lassen.]* Und auf einer Skala von 0 für total erträglich bis 100 für total unerträglich – mit welcher Erträglichkeit wären Sie zufrieden? *[Zufriedenheit mit Veränderung der Erträglichkeit auf einer Skala von 0 bis 100 einschätzen lassen.]*

Trance induzieren. Im nächsten Schritt geht es darum, einen leichten Trancezustand zu induzieren (vgl. auch „Arbeitsblatt 5: Formale Tranceeinleitung“ auf Seite 291 und Online-Materialien):

Atmen Sie jetzt bitte einmal bewusst durch die Nase ein und durch den leicht geöffneten Mund aus ... bis in den Bauch atmen ... der sich hebt und senkt ..., etwas länger aus- als einatmen ... und nach dem Ausatmen machen Sie einfach eine kleine Pause, bevor Sie dann wieder einatmen ... so dass es sich gut anfühlt ... in Ihrer Art ... in Ihrem Tempo ... nichts leisten müssen ... nichts erreichen wollen ... bis in den Bauch ein- und dann etwas länger ausatmen ...

Und spüren Sie dann einmal, welche Körperteile sich beim Einatmen heben ... und beim Ausatmen senken ... Und manchmal kann man auch den Unterschied spüren ... wie die Luft sich anfühlt, die Sie einatmen ... und die Luft, die Sie ausatmen ... ein- und ausatmen ... nur darauf achten ...

Gut, Sie können die Augen jetzt schließen ... oder noch einen Moment warten ... bis Sie spüren, dass es sich angenehm anfühlt, die Augen geschlossen zu haben ... Wie den Lichtkegel der Taschenlampe ... den Scheinwerfer der Aufmerksamkeit auf diese Weise mehr und mehr nach innen richten ...

Der Therapeut übernimmt den Atemrhythmus des Patienten und spricht, wenn der Patient ausatmet.

Nutzung der Trance. Nun beginnt die eigentliche Trancearbeit:

Und dann möchte ich einmal, dass Sie in eine Situation, einen Ort in Ihrer Wohnung oder in Ihrer Heimatstadt gehen, wo Sie sich sehr wohl, behaglich, zufrieden fühlen ... Wenn Sie den Ort haben, dort sind, zeigen Sie mir das, indem Sie einfach den rechten Zeigefinger ein wenig anheben ...

Es folgt eine Pause bis zur Reaktion des Patienten, bevor der Therapeut fortfährt:

Gut ... Wo sind Sie?... Was sehen Sie dort?... Wie fühlt es sich an, dort zu sein ...?

VAKOG-Hypnose (vgl. auch Tabelle 12): Der Therapeut exploriert ausführlich das Erleben auf allen Sinnesmodalitäten – anfangs fokussiert auf den visuellen und kinästhetischen Sinneskanal, eventuell auch den olfaktorischen und gustatorischen Sinneskanal. Dann wechselt der Therapeut ganz „nebenbei" auf den akustischen Kanal. Im akustischen Bereich lässt er sich alle Einzelheiten beschreiben, geht dabei vom Tinnitus weg, indem er sich z. B. die Geräusche am Wohlfühlort (Verkehr, Natur etc.) auch vormachen lässt. So wird das Ohrgeräusch oft zumindest für einen Moment übertönt!

Was ist dort zu hören ...?

Reorientierung. Die Rückführung aus der Trance kann der Therapeut folgendermaßen einleiten:

Wenn Sie mögen, können Sie jetzt mit diesem Gefühl und mit dieser neuen Erfahrung, dieser neuen Fähigkeit hierher zurückkommen. Sie müssen dafür nichts weiter tun, als etwas bewusster und etwas tiefer ein- und auszuatmen ... und vielleicht damit beginnen, Arme und Beine ... und dann den Kopf ... in Ihrem Tempo langsam mehr und mehr zu bewegen ..., sich all die Zeit nehmen ..., die Sie jetzt brauchen ..., um dann mehr und mehr und ganz hier im Raum ... in diesem Stuhl zu sein ..., den Stuhl wieder deutlicher im Kontakt mit Ihrem Körper zu spüren ... und die Geräusche der Umgebung wieder deutlicher wahrzunehmen ... und dann irgendwann ..., wenn es für Sie passt ..., langsam die Augen zu öffnen und wieder ganz hier zu sein ... mit diesem neuen Wissen ..., dieser neuen Fähigkeit ..., mit dem Wissen, diese Fähigkeit selbst nutzen zu können. Und Sie können schon jetzt neugierig sein, wo und wann und wie Sie diese neue Erfahrung, dieses neue Wissen anwenden und ausprobieren werden.

Nachexploration. Der Therapeut sollte nicht zuerst und nicht zu schnell direkt nach dem Tinnitus fragen. Stattdessen fragt der Therapeut:

Wann war es besser für Sie? *Wann* haben Sie sich wohl gefühlt? (*Wie* war es am Anfang in der Sitzposition?) *Was* haben Sie gemacht? *Was* war, *was* ist jetzt zu hören? *Was* hat sich schon da geändert?

Auf diese Weise kann der Therapeut Hinweise für den Umgang des Patienten mit der Hörwelt vermitteln! Später erkundigt sich der Therapeut:

> Auf einer Skala von 0 bis 100, wie laut erleben Sie das Ohrgeräusch aktuell? Auf einer Skala von 0 bis 100, wie erträglich/unerträglich erleben Sie das Ohrgeräusch aktuell?

Der Patient *soll* nach Möglichkeit selbst bemerken, dass die Aufmerksamkeit verändert war, dass er die Aufmerksamkeit lenken kann. Es soll ihm bewusst werden, was dies für die Wahrnehmung des Tinnitus und sein Befinden bedeutet und wie diese sich verändern.

5.2.1.2 Tinnitus als Bild

Hier geht es darum, Sinneskanäle zu wechseln und Submodalitäten zu verändern. Aufgegriffen wird hier ein Vorgehen von Kopf-Mehnert (1998).

Wenn geistige, bildhafte Vorstellungen körperliche Reaktionen auslösen, muss auch der Tinnitus auf diesem Weg beeinflussbar sein. Durch die Veränderung der übermäßigen Fokussierung auf den Tinnitus kann der Patient relevanteZusammenhänge der Tinnitus-Belastung und Änderungsansätze selbst erkennen. Es kann davon ausgegangen werden, dass Änderungen im visuellen Kanal auch Veränderungen im akustischen Sinneskanal bewirken. Dabei ist das „Hinhören“ und Verändern hilfreich und möglich, dagegen sind ständiges Beobachten des Tinnitus, Weghören oder das Ausschaltenwollen wenig hilfreich bis unmöglich.

Ziel der hypnotherapeutischen Intervention ist es, eine Wahrnehmungsverschiebung vom akustischen auf den visuellen sowie kinästhetischen Sinneskanal zu erreichen, um „positive“ Veränderungen im visuellen Kanal vorzunehmen, die sich dann auf den kinästhetischen und vor allem akustischen Kanal auswirken. Erwartet wird dadurch auch eine „Einstellungsänderung“ beim Patienten in Bezug auf sein Erleben von Hilflosigkeit und Ausgeliefertsein gegenüber dem Ohrgeräusch. Es werden also Möglichkeiten der „Veränderbarkeit“ der Tinnitus-Belastung durch Veränderung der übermäßigen Fokussierung auf den Tinnitus (Aufmerksamkeits- und Wahrnehmungslenkung/Defokussierung) vermittelt.

Ablauf

Der Therapeut leitet den Patienten in einen *Trancezustand* und hilft ihm, ein gegenständliches Bild vom Tinnitus zu visualisieren, um dann durch den Wechsel des Sinneskanals (weg vom negativ besetzten akustischen Kanal hin zur visuellen und/oder kinästhetischen Wahrnehmung), die Tinnitus-Wahrnehmung/-Fokussierung zu verändern (das Bild wird erst „verschlimmert“ und dann angenehmer gestaltet).

Beispiel

Der Patient visualisiert eine Dampflokomotive, die sich mit schwarzem Rauch aus dem Schornstein kommend einen Berg hochquält. Er verändert dann dieses Bild, indem diese Lokomotive gemächlich durch eine schöne Landschaft *(beschreiben lassen)* in einen Urlaubsort *(beschreiben lassen)* fährt.

Rapport. Nach der Begrüßung, der Besprechung des aktuellen Befindens, des Wochenverlaufs, der Erwartungen und des Ziels für die Therapiestunde bittet der Therapeut den Patienten eine angenehme Sitzposition einzunehmen. Dann lädt der Therapeut den Patienten zu einer Übung ein:

Lassen Sie uns einmal etwas ausprobieren. Sie müssen dafür nichts tun oder leisten, nur ein wenig neugierig sein, die Dinge einfach geschehen lassen. Sie kennen sich hier ja schon aus ... als erstes nehmen Sie bitte wie gewohnt eine entspannte Sitzposition ein, so entspannt es im Moment möglich ist ... gut, genauso.

Wenn Sie jetzt so bequem wie möglich sitzen, wo/an welchem Ohr hören Sie Ihr Ohrgeräusch im Moment? *[Den Ton explorieren lassen.]* Wie erleben Sie das Ohrgeräusch im Moment? Bitte machen Sie mir einmal, so gut wie es Ihnen möglich ist, das Ohrgeräusch vor, wie Sie es aktuell hören. *[Geräusch vormachen lassen.]* Auf einer Skala von 0 bis 100, also von gar nicht bis extrem, wie laut erleben Sie das Geräusch aktuell? *[Lautheit auf einer Skala von 0 bis 100 einschätzen lassen.]* Auf einer Skala von 0 bis 100, also von total erträglich bis gar nicht erträglich, wie erträglich erleben Sie es aktuell? *[Erträglichkeit auf einer Skala von 0 bis 100 einschätzen lassen.]* Auf einer Skala von 0 für total erträglich bis 100 für total unerträglich – mit welcher Erträglichkeit wären Sie zufrieden? *[Zufriedenheit mit der Veränderung der Erträglichkeit auf einer Skala von 0 bis 100 einschätzen lassen.]*

Trance induzieren. Im nächsten Schritt beginnt der Therapeut damit, einen Trancezustand zu induzieren:

Wenn Sie mögen, können Sie zuerst die Augen schließen ... und dann einmal die Wahrnehmung nach innen richten ... wie den Lichtkegel einer Taschenlampe ... von außen jetzt nach innen richten ... und spüren, wie sich das im Moment anfühlt ... und auf den Atem achten ... und den Atem in Ihrem Tempo allmählich langsamer werden lassen ... ganz rhythmisch ... ganz harmonisch ..., sodass Sie in Ihrer Art und in Ihrem Tempo atmen ... sodass es sich gut anfühlt ... ein und aus ... ein und aus ... auf und ab ... auf und ab ... wie die Wellen des Meeres ... und einmal spüren, was sich schon verändert hat ... wo Sie schon Entspannung spüren ... und wo vielleicht noch Anspannung ... und nichts verändern müssen ... nichts leisten müssen ... einfach auf den Atem achten ... meine Worte hören ... und gleichzeitig Ihre Wahrnehmung wie eine Taschenlampe dahin lenken, was Sie wahrnehmen möchten ... und wenn sich das schon gut anfühlt ... dann zeigen Sie mir das, indem Sie den rechten Zeigefinger heben.

Es folgt eine Pause, damit der Patient die Angebote nutzen und in eine (leichte) Trance gehen kann (Tranceanzeichen sollen erkennbar sein), bevor der nächste Schritt erfolgt.

Nutzung der Trance. Nun geht es darum, sich den Ton vorzustellen, genau hinzuhören. Wenn der Ton gehört wurde, gibt der Patient ein Fingerzeichen oder Kopfnicken:

Bitte achten Sie jetzt noch einmal auf Ihr Ohrgeräusch, hören einmal genau hin, wie es sich anhört ... und wenn Sie es hören, zeigen Sie es mir wieder, indem Sie den rechten Zeigefinger (oder Kopfnicken) anheben. O.k., ... wie hört sich das Ohrgeräusch an? *[Ausführlich beschreiben lassen, Dichotomien anbieten, z.B. eher laut oder leise, eher hoch oder tief, eher kräftig oder schwach.]* Und wie fühlt man sich da im Moment?

Der Therapeut lässt dem Patienten für seine Antworten ausreichend Zeit. Er motiviert den Patienten anschließend durch Pacen (im negativ besetzten akustischen Kanal) und Leaden zum Wahrnehmungswechsel in den visuellen und kinästhetischen Sinneskanal:

Wenn ich blind wäre, wie würden Sie mir den Ton beschreiben, dass ich ihn mir bildlich vorstellen kann? Wie würden Sie mir den Ton beschreiben, wenn ich ein Maler wäre, sodass ich ihn auf eine Leinwand malen kann? Wie würden Sie mir den Ton beschreiben, wenn es ein Bild wäre? Zu welcher Situation/zu welchem Bild passt dieser Ton? Welche Situation/welches Bild fällt Ihnen zu diesem Ton ein, an was erinnert es Sie? *[In den visuellen Kanal wechseln und beschreiben lassen.]* Und wie fühlt man sich da, wenn man dieses Bild sieht? *[In den kinästhetischen Kanal wechseln und beschreiben lassen.]*

Der Therapeut lässt dem Patienten wieder ausreichend Zeit für seine Antworten und spricht dann weiter:

Wenn Sie das Bild nun in einer Art verändern, dass das Gesehene unangenehmer, irgendwie schlimmer wird, was müsste da geschehen, was würde sich auf dem Bild ändern? Wie ein Maler, der sein Bild verändert, oder sogar übermalt, dass es irgendwie schlimmer darauf aussieht ... Was ändert sich in der Situation, wenn es da irgendwie noch schwieriger, schlimmer, unangenehmer wird? *[Bild im visuellen Kanal beschreiben lassen.]*

Der Therapeut lässt dem Patienten erneut ausreichend Zeit für seine Antworten und fährt dann fort:

Und wie fühlt man sich da, wenn man nun dieses Bild sieht? [In den kinästhetischen Kanal wechseln und beschreiben lassen.] Gut gemacht. Wenn es in die eine Richtung geht, dann geht es auch in die andere ... was schlimmer gemacht werden kann, kann auch besser, angenehmer gemacht werden. Wenn Sie das Bild jetzt in einer Art verändern, und zwar so, dass das Gesehene jetzt etwas angenehmer wird, dass es besser für sie wird ... Was müsste da geschehen ... Was würde sich auf dem Bild ändern? Wie der Maler, der sein Bild verändert ... oder sogar übermalt, es jetzt angenehmer macht. Was ändert sich in der Situation, wenn es da irgendwie noch besser, leichter, angenehmer wird? *[Bild im visuellen Kanal beschreiben lassen.]* Und wie fühlt man sich da, wenn man nun dieses Bild sieht? *[In den kinästhetischen Kanal wechseln und beschreiben lassen.]*

Der Therapeut lässt dem Patienten wiederum ausreichend Zeit für seine Antworten. Der Therapeut motiviert den Patenten durch *Pacen* (im negativ besetzten akustischen Kanal) und *Leaden* (in die anderen Sinneskanäle sowie bei der Veränderung des Bildes) zum Wechsel der Sinneskanäle. Der Patient verändert/verwandelt das (vermeintlich emotional negativ erlebte) Bild/den Gegenstand/das Objekt so, dass etwas Angenehmeres oder zumindest neutrales Anderes entsteht.

Was machen Sie dann ...? Wie machen Sie das? Interessant ... gut gemacht.

Möglich wäre hier auch die Anwendung der „Das ist wie ...“-Technik (vgl. auch „Arbeitsblatt 11: „Das ist wie ...“-Technik“ auf Seite 304 und in den Online-Materialien).

Reorientierung. Zur Rückführung aus der Trance spricht der Therapeut weiter:

Gut gemacht. Und wenn Sie mögen, können Sie jetzt mit diesem Gefühl hierher zurückkommen. Sie müssen dafür nichts weiter tun, als etwas bewusster und etwas tiefer ein- und auszuatmen ... und vielleicht damit beginnen Arme und Beine ... und dann den Kopf ... in Ihrem Tempo langsam mehr und mehr zu bewegen ..., sich all die Zeit nehmen ..., die Sie jetzt brauchen ..., um dann mehr und mehr und ganz hier im Raum ..., in diesem Stuhl zu sein ..., den Stuhl wieder deutlicher im Kontakt mit Ihrem Körper zu spüren ... und die Geräusche der Umgebung wieder deutlicher wahrzunehmen ... und dann irgendwann ..., wenn es für Sie passt ..., langsam die Augen zu öffnen und wieder ganz hier zu sein.

Nachbesprechung. Ziel der Nachbesprechung ist die indirekte Fokussierung auf die Veränderungsmöglichkeit durch Wahrnehmungsveränderung:

> Denken Sie nochmal an den Beginn unserer Stunde. Wie haben Sie sich am Beginn der Stunde gefühlt? Was hat sich verändert? Was nehmen Sie mit von dieser Stunde und was möchten Sie bis zur nächsten Sitzung anwenden oder ausprobieren?

Eventuell empfiehlt der Therapeut dem Klienten am Ende der Stunde noch eine Technik zum selbstständigen Üben und zur Selbstbeobachtung (Symptomverstärkung/-linderung) bis zur nächsten Sitzung.

5.2.1.3 Tinnitus als Skala

Auch bei dieser Tranceinduktion geht es darum, Sinneskanäle zu wechseln und Submodalitäten zu verändern. Das Vorgehen wurde in Anlehnung Kopf-Mehnert (1998) entwickelt.

Geistige, bildhafte Vorstellungen lösen körperliche Reaktionen aus und beeinflussen auf diesem Weg die Tinnitus-Wahrnehmung und Tinnitus-Belastung. Durch Veränderung der übermäßigen Fokussierung auf den Tinnitus werden relevante Zusammenhänge der Tinnitus-Belastung und Änderungsansätze erkennbar. „Hinhören“ ist hilfreich und ermöglicht Veränderungen, wenig hilfreich ist ständiges Beobachten des Tinnitus und unerfüllbar ist der Wunsch, den Tinnitus auszuschalten. Wenn grundsätzlich ein Wohlbefinden vorhanden ist, kann das Hören des Tinnitus nicht (mehr so) negativ sein. Die Einschätzung des Tinnitus mittels einer Skala stellt eine indirekte Suggestion dar, nämlich, dass der Tinnitus veränderbar ist: Der Tinnitus wird bleiben, aber wird erträglich werden.

Angestrebt wird also eine „Einstellungsänderung“ in Bezug auf das Gefühl der Hilflosigkeit und des Ausgeliefertseins. Dabei soll die „Veränderbarkeit“ der Tinnitus-Belastung und des emotionalen Befindens durch Aufmerksamkeits-, Wahrnehmungslenkung (Defokussierung) vermittelt und vor allem erlebt werden.

Ablauf

Rapport. Nach der Begrüßung, der Besprechung des aktuellen Befindens, des Wochenverlaufs, der Erwartungen und des Ziels für die Therapiestunde kann der Therapeut mit dem beiläufigen Einstreuen von Suggestionen (Seeding) beginnen, z. B.:

> Welche Skala zeigt in Ihrem Auto die Geschwindigkeit an ... und welche Skala den Benzintank? Und Ihre Uhr, haben Sie schon einmal darauf geachtet, mithilfe welcher Skala sie die Uhrzeit anzeigt? Schauen Sie bitte einmal auf Ihre Uhr. Gut und jeder weiß, es gibt verschiedene Skalen, um die Uhrzeit oder die Geschwindigkeit oder die Tankfüllung im Auto anzuzeigen. Wir werden darauf später zurückkommen ...

Der Therapeut bittet den Patienten eine angenehme Sitzposition einzunehmen:

> Gut, Sie haben schon viel versucht, um das Ohrgeräusch zu verändern, das hat Sie angestrengt, oft erschöpft, Misserfolge haben Sie manchmal entmutigt. In der letzten Sitzung *[falls stattgefunden, darauf Bezug nehmen]* haben Sie etwas Neues erfahren ... Sie haben bemerkt, wie Sie eher indirekt, auf eine ganz andere Art und Weise, die Wahrnehmung des Ohrgeräuschs und Ihr Befinden verändern können. Das haben Sie wirklich gut gemacht. Lassen Sie uns deshalb noch einmal etwas ausprobieren. Sie wissen, Sie müssen dafür nichts tun oder leisten, nur ein wenig neugierig sein, die Dinge einfach geschehen lassen. Als erstes nehmen Sie bitte, wie gewohnt, eine entspannte Sitzposition ein, so entspannt es im Moment möglich ist ... Bitte machen Sie mir einmal, so gut wie es Ihnen möglich ist, das Ohrgeräusch vor, wie Sie es aktuell hören. *[Geräusch vormachen lassen.]* Auf einer Skala von 0 für extrem leise bis 100 für extrem laut – wie laut erleben Sie es aktuell? *[Lautheit auf einer Skala von 0 bis 100 einschätzen lassen.]* Auf einer Skala von 0 für total erträglich bis 100 für total unerträglich – wie erträglich/unerträglich erleben Sie das Geräusch aktuell? *[Erträglichkeit auf einer Skala von 0 bis 100 einschätzen lassen.]* Auf einer Skala von 0 *für* total erträglich bis 100 für total unerträglich – mit welchem Grad der Veränderung der Erträglichkeit wären Sie zufrieden? Wann sind Sie mit dem Grad der Veränderung zufrieden? *[Zufriedenheit mit der Veränderung der Erträglichkeit auf einer Skala von 0 bis 100 einschätzen lassen.]*

Trance induzieren. Im nächsten Schritt geht es darum, einen leichten Trancezustand zu induzieren (vgl. auch „Arbeitsblatt 6: Atem-Entspannungsinduktion“ auf Seite 293 und in den Online-Materialien):

> Wenn Sie mögen, können Sie zuerst die Augen schließen ... und dann einmal die Wahrnehmung nach innen richten ... wie den Lichtkegel einer Taschenlampe ... von außen jetzt nach innen richten ... und spüren, wie sich das im Moment anfühlt ... und auf den Atem achten ... und den Atem in Ihrem Tempo allmählich langsamer werden lassen ... ganz rhythmisch ... ganz harmonisch ..., sodass Sie in Ihrer Art und in Ihrem Tempo atmen ..., sodass es sich gut anfühlt ... und dann vielleicht beginnen, etwas länger aus- als einzuatmen, genauso ... und wenn Sie weiter mögen und es sich wirklich gut anfühlt, eine kleine Pause nach dem Ausatmen machen, so eine kleine Pause, dass alles wie zur Ruhe kommt ..., dass es sich wirklich gut anfühlt ... ein und aus ... ein und aus ...auf und ab ... auf und ab ... manche Menschen denken dabei an die Wellen des Meeres ... Vielleicht taucht bei Ihnen auch ein Bild oder eine angenehme Erinnerung auf, wenn Sie so auf die Atmung achten ..., aber das ist jetzt nicht von Bedeutung ..., nur einmal spüren, wie es sich anfühlt, wenn Sie auf diese

Weise ein- und ausatmen ... und was sich schon verändert hat ... wo Sie schon Entspannung spüren ... und wo vielleicht noch Anspannung ... und Sie wissen, Sie müssen nichts verändern ... nichts leisten müssen ... einfach auf den Atem achten ... meine Worte hören ... und gleichzeitig Ihre Wahrnehmung wie eine Taschenlampe dahin lenken, was Sie wahrnehmen möchten ... und, wenn sich das schon gut anfühlt ..., dann zeigen Sie mir das, indem Sie den rechten Zeigefinger heben.

Es folgt eine Pause, evtl. Fortsetzung der Tranceinduktion bis beim Patienten Tranceanzeichen erkennbar sind, dann erfolgt der Übergang zur Trancearbeit.

Nutzung der Trance. Der Patient wird vom Therapeuten angeleitet und motiviert (unter Nutzung von Seeding), sich irgendeine Skala mit einer Skaleneinteilung von 0 bis 100 vorzustellen.

Wir haben heute schon kurz über Skalen gesprochen. Es gibt verschiedene Skalen, um z. B. Maße, Gewichte, Geschwindigkeiten darzustellen. Jeder Mensch hat so eine Skala schon mal gesehen ... damit zu tun gehabt. Vielleicht können Sie schon jetzt ... oder später so eine Skala vor Ihrem inneren Auge entstehen lassen ... und sehen ... eine Skala mit einer Einteilung von 0 bis 100. Wenn Sie die Skala sehen, zeigen Sie mir das bitte, indem Sie den rechten Zeigefinger heben.

Hebt der Patient den rechten Zeigefinger, kann fortgesetzt werden.

Sehr gut ... und beschreiben Sie mir bitte Ihre Skala *[Auf dem visuellen Kanal bleiben und die Skala ausführlich beschreiben lassen, Dichotomien anbieten.]*

Anschließend leitet der Therapeut den Patienten an, auf seiner vorgestellten Skala den Tinnitus mit seiner Lautstärke zu visualisieren:

Es mag für Sie im ersten Moment noch ungewöhnlich klingen, wenn ich jetzt frage: Können Sie sich die Stärke Ihres Ohrgeräuschs auf dieser Skala vorstellen ... Die Skala zeigt irgendwie die Stärke des Geräuschs ... Versuchen Sie es einfach ... Lassen Sie einfach ein Bild entstehen ... Machen Sie sich das Bild dieser Skala, die Ihr Ohrgeräusch abbildet ... Was zeigt die Skala, was ist da zu sehen?

Nach einer Pause unterstützt der Therapeut den Patienten durch Pacen und Leaden bei der ausführlichen Beschreibung bzw. Exploration der Skala:

Sehr schön. Auf dieser Skala ..., wo ..., bei welcher Zahl ..., bei welcher Skalenstellung wäre das Geräusch ertragbar?

Wenn der Patient ein Problem bei der Vorstellung der Skala oder Skalenveränderung hat, sollte der Therapeut dieses zusammen mit ihm lösen, indem er ebenfalls „in das Bild geht“ und mit ausführlichem *Pacen* und *Leaden* Angebote für die Visualisierung einer Skala zu macht. Nach einer Pause wird die Veränderbarkeit exploriert und die Skala „verstellt“:

O.k., sehr gut. Wie kann Ihre Skala verstellt werden?

Auch hierbei macht der Therapeut dem Patienten „Angebote“, z. B.:

Vielleicht reagiert Ihre Skala auf Kälte oder Wärme ..., auf Geschwindigkeit ..., auf Gewicht ... oder es gibt einen Schalter ...

Der Therapeut lässt dem Patienten ausreichend Zeit, damit dieser Bilder entwickeln kann:

Können Sie Ihre Skala jetzt einmal für einen kurzen Moment so verstellen, dass der Skalenwert zunimmt, intensiver wird, der Skalenausschlag stärker *[wenn „es“ schneller, lauter etc.]* wird. Wie verändert sie sich dann? Wo wäre es einzuordnen, wie sieht die Skala jetzt aus, wo steht sie? Wie machen Sie das, was haben Sie dafür verändert?

Anschließend würdigt der Therapeut die Leistung, das Vertrauen, den Mut des Patienten und ermutigt ihn, die Skala in die andere Richtung zu verstellen:

Und jetzt versuchen Sie mal etwas ... Wenn man es in eine Richtung verstellen kann, so geht das auch in die andere, also jetzt so verstellen, dass es weniger *[langsamer, leiser ...]* wird.

Der Therapeut fördert die Reaktion des Patienten durch ausführliches Pacen und Leaden:

Beschreiben Sie mir bitte die Skala jetzt. Wie machen Sie das, die Skala zu verändern? Was passiert da? Sehr gut, super haben Sie das gemacht, gute Arbeit ..., das ist eigentlich gar nicht so einfach ...

Postsuggestion anwenden. An dieser Stelle könnte auch eine Postsuggestion (vgl. hierzu auch Tabelle 12) eingesetzt werden:

Und Sie können sich jetzt erlauben, Ihre Ohren so einzustellen, dass Sie das Geräusch hören, weniger hören oder gar nicht hören. So wie die Kinder, wenn sie die Ohren zuhalten ..., oder, wenn man eine Muschel ans Ohr hält, das Rauschen des Meeres hört und wenn man die Muschel abnimmt, nicht mehr das Rauschen hört. Und ihr Unbewusstes weiß schon jetzt, wie das geht, während Ihr Bewusstsein noch nicht zu wissen braucht, wie das geschieht. Und Sie können das neue Wissen mitnehmen und vielleicht einmal ausprobieren ...

Eine alternative abschließende Intervention wäre die folgende Induktion:

Vielleicht hat Ihr bewusster Verstand schon einmal darüber nachgedacht, dass Sie die Ohren so einstellen können, dass Sie Geräusche hören, oder nicht hören? Wie den Verkehr vor Ihrem Haus, in dem Sie wohnen ... oder wo Sie arbeiten. Oder Gespräche am Nachbartisch im Restaurant ... oder den Rasenmäher des Nachbarn ... Vielleicht erinnern Sie sich an diese oder jene Situation aus Ihrem Leben ... Jeder Mensch kann das ..., es geschieht eigentlich wie von allein ..., ganz spontan ..., unbewusst ..., so wie der Tausendfüßler ..., der dann ins Stolpern kommt ..., wenn er ganz bewusst sagt ..., er will jetzt Bein 972 bewegen ... Oder, wenn Sie sich sagen, wie Sie Ihren rechten Fuß bewegen wollen, wenn Sie eine Treppe hinaufsteigen ... Oder, wenn man eine Muschel ans Ohr hält, das Rauschen des Meeres hört und wenn man die Muschel abnimmt, dann nicht mehr das Rauschen hört ... Manchmal ist es schön, sich nach so einer neuen Erfahrung einfach noch etwas Zeit zu nehmen ..., sich zurücklehnen ... und noch ein paar tiefe Atemzüge zu nehmen ... zu genießen ... wie nach einer gut gemachten Arbeit ... einfach nochmal entspannen ... Und dann mehr und mehr Zurückkehren und das neue Wissen mitnehmen und vielleicht einmal ausprobieren.

Reorientierung. Der Therapeut führt den Patienten aus der Trance zurück:

Wenn Sie mögen, können Sie jetzt mit diesem Wissen und diesem Gefühl hierher zurückkommen. Sie müssen dafür nichts weiter tun, als etwas bewusster und etwas tiefer ein- und auszuatmen ... und vielleicht damit beginnen Arme und Beine ... und dann den Kopf ... in Ihrem Tempo langsam mehr und mehr zu bewegen ... sich all die Zeit nehmen ..., die Sie jetzt brauchen ..., um dann mehr und mehr und ganz hier im Raum ... in diesem Stuhl zu sein ..., den Stuhl wieder deutlicher im Kontakt mit Ihrem Körper zu spüren ... und die Geräusche der Umgebung wieder deutlicher wahrzunehmen ... und dann irgendwann ..., wenn es für Sie passt ..., langsam die Augen zu öffnen und wieder ganz hier zu sein.

Nachbesprechung. Der Therapeut sollte nicht zuerst und nicht zu schnell nach dem Ohrgeräusch fragen. Es geht darum, das Befinden während und nach der Übung zu explorieren. Dabei erfolgt die indirekte Fokussierung auf die Veränderungsmöglichkeiten durch Wahrnehmungsveränderung. Der Therapeut fragt deshalb:

> *Wann* war es *besser* für Sie? (*Wie* war es am Anfang in der Sitzposition?) Wie fühlen Sie sich jetzt? *Was* ist Ihnen während der Übung aufgefallen? *Was* haben Sie gemacht? *Was* war, *was* ist jetzt zu hören? *Was* hat sich schon da geändert?

Anschließend *kann* erfragt werden:

> Auf einer Skala von 0 bis 100, wie laut erleben Sie das Ohrgeräusch aktuell? Auf einer Skala von 0 bis 100, wie erträglich/unerträglich erleben Sie es aktuell?

Der Patient *soll* nach Möglichkeit selbst bemerken, dass die Aufmerksamkeit verändert war, dass er die Aufmerksamkeit lenken kann und was das für die Wahrnehmung des Tinnitus und seines Befindens bedeutet und verändert. Eine mögliche abschließende therapeutische Intervention kann dann sein:

> Wir haben gemeinsam Ihre Aufmerksamkeit mehr oder weniger unbewusst umherschweifen lassen oder verändert. Und das ist so ähnlich wie bei einem Mobilé, wenn sich an einer Stelle etwas verändert, dann ändert sich auch an anderen Stellen etwas. Und genauso funktioniert das mit unserer Wahrnehmung.

5.2.2 Modul problem- und konfliktorientierte Hypnotherapie

Für die Durchführung der problem- und konfliktorientierten Hypnotherapie stehen zusätzlich folgende Materialien zur Verfügung:

Problem- und konfliktorientierte Hypnotherapie – Materialien (vgl. Online-Materialien)

- Arbeitsblatt 7: Vertiefung der Trance
- Arbeitsblatt 8: Konfusionstechnik
- Arbeitsblatt 9: Das „9-Punkte-Problem“
- Arbeitsblatt 10: Therapeutische Geschichten

Symptomorientierte Verfahren allein sind oft eine nicht ausreichende Methode zur Aktivierung von diagnostischen Informationen und zur Einleitung von Such- und Veränderungsprozessen. Viele Patienten wissen am Therapiebeginn wenig über die Hintergründe und Zusammenhänge ihres Tinnitus-Leidens. Befindlichkeitsveränderungen, Gefühle, körperliche Beschwerden oder chronische Verspannungen werden oft gar nicht gespürt oder nicht mit bestimmten Lebensereignissen und Emotionen in Beziehung gesetzt. Oft stehen körperliche Erklärungen im Vordergrund.

Die problem- oder auch konfliktorientierte hypnotherapeutische Vorgehensweise sucht nach Bedingungen, Einflüssen und Erfahrungen aus der Vergangenheit oder der aktuellen Lebenssituation des Patienten, die den Tinnitus verursachen, um notwendige und kreative Möglichkeiten der Veränderung für eine langfristige, dauerhafte Besserung der Gesamtsymptomatik (z.B. Angststörungen, Depressionen, Konzentrations- und Schlafstörungen) zu erreichen und Ressourcen, die dazu genutzt werden können, zu finden. Es gilt, in Trance die „Sprache des Tinnitus" zu entschlüsseln und im Unterbewusstsein verborgene und für die Tinnitus-Belastung bedeutsame Informationen des Patienten herauszuarbeiten.

Aus hypnotherapeutischer Sicht sind Symptome Signale und Informationsträger sowie eine besondere Form der Kommunikation auf den unterschiedlichsten Ebenen. Erfolgreiche Hypnose ist in der Lage, Symptomkompetenz zur Veränderung zu nutzen und die Sprache des Symptoms zu verstehen. Es kann davon ausgegangen werden, dass viele Belastungen, durch die der Tinnitus ausgelöst wurde, vom Patienten nicht bewusst wahrgenommen wurden und werden, weil sich das gesunde Gleichgewicht des Körpers langsam verschoben, Ungleichgewichte unbemerkt chronifiziert haben oder weil das Wissen über Zusammenhänge mit erheblicher Angst verbunden ist und verdrängt wird. Dann können indirekte Vorgehensweisen, vor allem unter diagnostischen und lösungsorientierten Gesichtspunkten, erfolgreich sein. Das „indirekte", symbolische Arbeiten mit Bildern, Symbolen und Metaphern ist eine umfassende, hilfreiche und zielführende Technik, wenn wir annehmen, dass in Trance durch eine Aktivierung unserer rechten Hirnhälfte offenbar Zugang zu mehr Wissen über psychosomatische Zusammenhänge besteht. In Trance entstehen im Gegensatz zum Wachzustand diese Bilder, Vorstellungen und Fantasien ideodynamisch, d.h. ohne bewusstes Zutun wie von selbst.

Merke

Je größer der „Widerstand" des Patienten ist, zu sehen und zu reflektieren, worin sein Problem besteht bzw. was hinter seiner Beschwerde steht („was im Leben nicht stimmt"), je fester bestimmte Glaubenssysteme verankert sind und je stärker seine kognitive Kontrolle ist, desto indirekter sollte das gewählte Vorgehen sein.

Ein wirkungsvolles indirektes Vorgehen ermöglichen therapeutische *Metaphern* (Stellvertretertechnik, Tinnitus als Landschaft oder Lebewesen, Tinnitus als ungebetener Hausgast). Eine therapeutische Metapher beschreibt einen bestimmten Erlebensbereich, ohne diesen explizit zu benennen. Metaphern können auf diese Weise eine für den Patienten neue, hilfreiche, sinnvolle Perspektive eröffnen. Eine verbale Repräsentation wird hierbei durch eine visuelle, akustische, szenische und/oder affektive Präsentation ergänzt und ermöglicht auf diese Weise ein ganzheitliches, tieferes Erleben von Situationen. Der Patient kann durch die Metapher Dinge aus einem anderen Blickwinkel sehen, es kann zu Umdeutungen des Problems (Reframing) kommen, der Patient kann aber auch neue Erfahrungen an eine Metapher koppeln. Metaphern können dem Patienten z. B. in Form von Bildern („Am Boden liegen“), Symbolen („Wie ein Fels in der Brandung“), Gleichnissen („Der Apfel fällt nicht weit vom Stamm“), Sprichwörtern („Spinne am Morgen, bringt Kummer und Sorgen“), Geschichten, Witzen, Fabeln/Märchen (narrative Hypnotherapie) und Fallgeschichten vermittelt werden. Metaphern regen oft Erinnerungen, Assoziationen und Bilder an (vgl. hierzu auch „Arbeitsblatt 10: Therapeutische Geschichten“ auf Seite 300 ff. und Online-Materialien).

In der problem- und konfliktorientierten hypnotherapeutischen Arbeit wird das Symptom „Tinnitus“ durch „kreatives Umdeuten“ zur Ressource. Hierzu zählt ebenfalls dem Patienten zu ermöglichen, sein Ohrgeräusch positiver, zumindest neutraler zu bewerten und ihm eine hilfreiche Bedeutung für seine Lebensbewältigung zu geben. Der Patienten kann im Zustand der Trance erkunden, worauf das Ohrgeräusch vielleicht hinweisen oder wovor es warnen möchte. Auf diese Weise erhält der Tinnitus eine neue, andere, manchmal auch positive Bedeutung für den Patienten.

Mit der Annahme unbewusster Ängste und Widerstände bei der Aufdeckung von Hintergründen der Entstehung und Aufrechterhaltung der Tinnitus-Beschwerden ist bei problem- und konfliktorientierter Hypnotherapie häufig eine mittlere Trancetiefe indiziert, die durch ausführliches, langsames Pacen und Leaden und eine eventuelle Vertiefung der Trance erreicht wird (vgl. hierzu auch „Arbeitsblatt 7: Vertiefung der Trance“ auf Seite 295 und in den Online-Materialien).

5.2.2.1 Stellvertretertechnik als Metapherarbeit

Um dem Patienten Gefühle und Erfahrungen zu vermitteln, die er verdrängt hat, nicht zulassen kann oder zu denen er keinen Zugang hat, wird dem Patienten ein *Stellvertreter* angeboten, der genau diese Gefühle und Erfahrungen macht. Auf diese Weise bekommt der Patient Zugang zu diesen Gefühlen und Erfahrungen. Aus einer Beobachterperspektive werden verborgene oder neue Informationen leichter erkennbar (Spiegeleffekt). Aus dieser Metaebene (andere Person) sind Unterschiede deutlicher erkennbar als Zustände. Damit kann erwartet werden, dass durch das Einfühlen in eine andere, vorgestellte Person der Patient Gefühle erkennen und empfinden kann, die er bei sich selbst nicht wahrnimmt.

Metaphern sind Worte, Redewendungen, Abbilder, die unterschiedlichen Bedeutungsbereichen entstammen und etwas beschreiben, was ähnlich ist. Von Bedeutung ist, dass die ursprüngliche mentale Ebene verlassen und auf eine andere Ebene gegangen wird, auf der das Problem in Form von Symbolen, Parabeln, Geschichten oder Vergleichen behandelt wird. Die Nutzung von Metaphern in der Hypnotherapie ermöglicht den Patienten häufig, seine Probleme besser anzunehmen oder zu verstehen; sie ihn auch offener für die therapeutische Arbeit machen.

Mithilfe der *Beobachterperspektive (Dissoziation)* werden über einen „Stellvertreter" Widerstände und Ängste des Patienten umgangen, um Probleme und/oder sich selbst von außen zu betrachten. Dieser Perspektivwechsel soll die Aufdeckung und Vermittlung neuer Einsichten in unbewusste Hintergründe, Zusammenhänge und Lösungsmöglichkeiten des Tinnitus-Leidens ermöglichen. Als Folge kommt es zu einer kognitiven Reflexion mit emotionaler Beteiligung (intensiverer therapeutischer Effekt).

Für diese hypnotherapeutische Arbeit wird eine *leichte bis mittlere Trancetiefe* angestrebt. Dafür bietet es sich zum einen an, die Metaphern aufzugreifen, die der Patient (häufig im Gespräch) selbst anbietet und zum anderen ist eine „langsame" therapeutische Sprache und ein „behutsames" Vorgehen indiziert, da die Entstehung von Bildern beim Patienten Zeit benötigt. Hierfür *paraphrasiert* der Therapeut das Gesagte des Patienten, um ihn bei der Arbeit produktiv zu begleiten und ihm zu ermöglichen, seine Bilder in Ruhe und allmählich zu entwickeln und zu verfolgen.

Ablauf

Rapport. Nach der Begrüßung, der Besprechung des aktuellen Befindens, des Wochenverlaufs, der Erwartungen und des Ziels für die Therapiestunde bittet der Therapeut den Patienten eine angenehme Sitzposition einzunehmen.

Induktion der Trance. Die folgende Tranceinduktion kann vom Therapeuten verändert oder variiert werden. Die Konfusionstechnik (vgl. „Arbeitsblatt 8: Konfusionstechnik" auf Seite 297 und Online-Materialien) und Trancevertiefung (vgl. „Arbeitsblatt 7: Vertiefung der Trance" auf Seite 295 und Online-Materialien) eignen sich zum Erreichen der angestrebten mittleren Trancetiefe und vor allem bei sehr kontrollierten und rigiden Patienten, um deren häufig rationale Verarbeitung der angewendeten Methoden in den Hintergrund zu rücken. So kann sich der Patient besser auf den hypnotherapeutischen Therapieprozess einlassen und erreicht eine angemessene Trancetiefe:

> Sie können sich jetzt so bequem wie möglich hinsetzen, es sich bequem machen ... einfach gut sitzen ... und spüren, wie der Stuhl sie trägt ... wahrnehmen welche Körperteile Kontakt mit dem Stuhl haben ... und welche Körperteile keinen Kontakt zum Stuhl haben ... Und einfach einmal ausprobieren ... wahrnehmen ... auf Ihre innere Stimme hören ..., welches die angenehmste Position im

Moment ist ... die angenehmste Position, die man finden kann ... Und eine Position, die einfach hilft, sich selbst jetzt wertzuschätzen ..., sich selbst wichtig zu nehmen ... Und wo man sich erlauben kann, sich selbst all die Aufmerksamkeit zu schenken ... Und einfach einmal zu spüren ... nichts tun müssen ... nichts leisten müssen ... Sie können Ihre Arme spüren und das Gefühl haben, dass sie schwer werden ... Sie können Ihre Beine spüren und das Gefühl haben, dass sie schwer werden ... Beim Ausatmen können Sie alles abgeben, was Sie im Moment nicht brauchen ... Bei jedem Ausatmen können Sie das Gefühl haben, weiter einzusinken in die Unterlage ... Beim Einatmen können Sie das Gefühl entwickeln, alles aufzunehmen, was Sie für die Heilung stärkt. Sie können beginnen, Ihren ganzen Körper zu spüren ... Die Arme, die Beine, den Rumpf, Nacken und Kopf ... Mit jedem Ausatmen können Sie weiter einsinken, wie in einem tiefen heilsamen Schlaf ... Es gibt viele Möglichkeiten in Trance zu gehen ... so wie man nie auf die gleiche Weise an der gleichen Stelle zur gleichen Zeit ins Wasser steigt ... so sagt es ein Spruch aus dem Zen ... so geht man jedes Mal auf eine andere Weise in Trance ... und während das Unbewusste schon den Weg kennt ... muss der Verstand das noch nicht wissen ... einfach geschehen lassen ... und Sie können in Trance gehen ... während Sie alles aufnehmen können, was ich sage ..., was Sie hören ... aus der Umgebung. Ihr bewusstes Denken hört meine Worte *und* Ihr Unbewusstes tut schon etwas anderes ... Und ... gestern war gestern heute ... während heute gestern morgen war ... und morgen morgen heute sein wird ... während morgen heute gestern sein wird ... und während Ihr bewusster Verstand noch darüber nachdenkt, was ich gesagt habe. Und fragt, ob das alles stimmt ... kann sich das Unbewusste zurücklehnen ... entspannen und neugierig sein. Was da noch kommt ... wie es weitergeht. Sie können weiter loslassen ... entspannen ... und Sie bestimmen, wie weit ... und wie tief Sie entspannen und loslassen. Jeder Mensch kann auch mit geschlossenen sehen, nämlich sich etwas vorstellen ... z.B. einen Ball ... einen Stuhl ... oder einen Baum ... Wozu ich Sie jetzt einlade ist, sich einen Regenbogen nach einem Unwetter vorstellen. Stellen Sie sich einfach einmal so gut es geht, so gut es jetzt für Sie möglich ist ... einen Regenbogen vor ... Und vielleicht mögen Sie meinen Worten folgen, wenn wir gemeinsam die sechs Farben des Regenbogens auf einer sechststufigen Treppe hinunter steigen werden ...

Sechs rot – wie eine Tomate in praller Sonne.

Fünf orange – wie eine Verkehrsampel, damit man das Tempo verlangsamt.

Vier gelb – wie ein Rapsfeld, das sich leicht im Wind bewegt.

Das ist schon die Hälfte des Weges ... und die Farben werden immer reiner ... klarer.

Drei grün – wie eine frische Frühlingswiese nach dem Regen.

Zwei blau – wie ein See, absolut ruhig ... weit ... breit ... ohne Wellen.

Eins violett – wie ein Himmel nach dem Sonnenuntergang ... immer dunkler ... im Abendfrieden ... mit der Tiefe und Entspannung der Nacht ... mit glänzenden Sternen. Und Sie können jetzt ... alle Muskeln des Körpers entspannen lassen ... wie von selbst ... nichts tun müssen, nichts leisten müssen ... wie bereit zur Nacht.

Der Therapeut lässt genügend Zeit zur Umsetzung der Bilder bis zur Fortsetzung der Trancearbeit und wartet, bis der Patient eine leichte bis mittlere Trancetiefe (sichtbare, äußere Tranceanzeichen) erreicht hat.

Nutzung der Trance. Dann leitet der Therapeut den Patienten an, sich *jemanden vorzustellen*, der genau diesen Tinnitus hat und bittet dann, diese Person von außen zu betrachten (Aussehen, Verhalten, Kleidung, Bewegung etc. beschreiben lassen). Dabei sollte der Therapeut den Patienten zuerst zur Beschreibung des Verhaltens und des Ausdrucks dieser Person anregen und die Mitarbeit des Patienten sowie die Erwartung fördern, dass die angeregten inneren Prozesse *von selbst* entstehen und sich entwickeln können.

Erlauben Sie sich jetzt einmal, etwas Merkwürdiges zu tun, erlauben Sie sich, sich einfach einmal eine Person vorstellen, die sich genauso wie Sie fühlt, die Ihr Ohrgeräusch und Ihr Problem genauso wie Sie hat ... vielleicht noch ein klein wenig stärker als Sie ... Und seien Sie einfach einmal neugierig, was für eine Person ganz von selbst vor Ihrem inneren Auge entsteht! Wenn Sie die Person vor Ihrem inneren Auge sehen, zeigen Sie es mir ..., indem Sie den Zeigefinger der rechten Hand ein wenig heben oder einfach Nicken.

Nachdem der Patient den Zeigefinger gehoben oder genickt hat, fährt der Therapeut fort:

Gut so ..., beschreiben Sie mir einfach, wie diese Person aussieht, wie sie sich bewegt ..., wie sie steht oder geht ... Wie sieht diese Person aus ...? Eher groß oder klein ...? Eher dick ... oder dünn ...? Wie verhält sie sich ...? Eher freundlich ... oder unfreundlich? Eher ausgeglichen ... oder eher gereizt? Eher zugewandt ... oder eher abgewandt? Wie bewegt Sie sich ...? Steht sie ... oder geht sie ...? Bewegt sie sich eher schnell oder eher langsam ...? Eher aufrecht ... oder eher gebeugt ...? Eher Kopf nach oben ... oder eher nach unten ...? Wie reagiert diese Person auf Belastungen ... oder wenn sie angesprochen wird?

Die Beschreibung aus der *Beobachterposition* soll den Patienten anfangs davon abhalten, zu schnell nach der Bedeutung des fantasierten Bildes zu suchen. Ist die Beschreibung vollständig, kann der nächste Schritt eingeleitet werden. Der Therapeut fragt dann nach den *Gefühlen* und dem *Befinden* dieser Person. In dieser Phase geht es um die Aktivierung eines *Identifikationsprozesses*, der Patient versetzt sich in die fantasierte Person hinein. Auf diese Weise gelingt es ihm eher, Gefühle zu empfinden, die er bei sich selbst im Wachzustand nicht wahrnehmen kann und diese Gefühle und die damit verbundene Lebenssituation genau zu beschreiben. Der Therapeut begleitet den Patienten mit Pacing und Leading bei seinem inneren Prozess und fragt weiter:

> Wenn Sie es wüssten, was mit dieser Person ist, wie sie sich fühlt, wie es ihr geht, was könnte das sein? Wie lebt diese Person? Wie ist ihr Verhältnis zu sich und zu anderen Menschen? Wie sieht sie das Leben? Wie ist es, so zu erleben und zu empfinden?

In der darauffolgenden *Veränderungsarbeit* erfragt man, was der Person fehlt, was sie braucht, dass es ihr besser geht. Hier liefert sich der Patient „unbewusst" eigene Antworten über das, was in seinem Leben nicht stimmt und sich ändern kann. Ein intensiver therapeutischer Effekt entsteht durch die Kopplung seiner emotionalen Betroffenheit mit einer kognitiven Reflexion der (psychosomatischen) Zusammenhänge, wodurch gleichzeitig Zusammenhänge zwischen seinem Ohrgeräusch sowie seiner Lebenssituation und seinen Einstellungen erkennbar werden können:

> Was fehlt dieser Person und was bräuchte sie, um ihr Problem zu lösen? Was müsste sich im Leben dieser Person ändern? Was könnte sie tun? Wie könnten die Veränderungen stattfinden?

Ein nächster sinnvoller Schritt kann jetzt sein, den Patienten anzuleiten, eine konkrete Vorstellung darüber zu entwickeln, was ihm bei der *Lösung seines Problems* helfen kann und ihm das Wissen über die Lösbarkeit seines Problems zur Verfügung zu stellen. Dazu leitet der Therapeut den Patienten an, sich jemanden vorzustellen, der niemals einen Tinnitus bekommen würde und zu dem dieser *Tinnitus überhaupt nicht passt:*

> Stellen Sie sich nun vor, Sie könnten eine Person sehen, zu der Ihr Ohrgeräusch niemals passt. Die Ihr Ohrgeräusch niemals bekommen könnte. Und Sie können neugierig sein, was für eine Person vor Ihrem inneren Auge auftaucht. Und wenn Sie diese Person sehen, schauen Sie hin und beschreiben Sie, was Sie an ihr wahrnehmen.

Nach einer Gesprächspause, in der sich die Prozesse weiter vollziehen und ein angemessenes Tempo finden können, fragt der Therapeut nach *Eigenschaften, Einstellungen, Wertvorstellungen* dieser Person. Der Therapeut lässt den Patienten das Verhalten und den Ausdruck der Person beschreiben:

> Was ist das für ein Mensch? Welche Eigenschaften und Einstellungen hat er? Wie lebt er? Wie sieht er sich, andere Menschen und die Welt?

Im nächsten Schritt regt der Therapeut den Patienten zur *Identifikation* mit dieser Person an:

> Wenn man so lebt, wie fühlt man sich? Wo genau spürt man diese Gefühle? Was ist das für ein Lebensgefühl?

Entweder bringt die Identifikation den Patienten durch emotionale Neuerfahrungen bei der Bewältigung seiner Ohrgeräusche voran oder der Patient äußert Einwände gegen die Einstellungen und Lebensweise dieser Person. Dadurch erhält der Therapeut wichtige Informationen über die Einstellungen, Werthaltungen und Beschränkungen, die sich der Patient auferlegt und die sein inneres und äußeres Verhalten bestimmen. Diese Informationen können dann in den weiteren therapeutischen Prozess integriert und bearbeitet werden. Daran kann sich die Anregung zum Perspektivwechsel anschließen.

Weiter in Trance lädt der Therapeut den Patienten ein, aus der *Sicht der symptomfreien Person,* auf die andere Person zu schauen. Hier werden häufig Einschränkungen, blockierende Einstellungen, ungenutzte Potenziale, Fähigkeiten und Handlungsalternativen deutlich:

> Und erlauben Sie sich einmal, aus den Augen der Person, die das Ohrgeräusch nie bekommen könnte, dem der Tinnitus ganz fremd ist, auf die andere Person zu schauen ... Was denkt man da über die andere Person? Was kann man erkennen? Was kann man der anderen Person raten? Was müsste sich ändern? Wenn man in deren Situation, an deren Stelle wäre, was könnte man dann tun?

Möglich und hilfreich kann dann die *In-sensu-Bewältigung einer Anforderungssituation* sein. Wenn der Patient durch diese Arbeit bisher nicht bewusste Hintergründe erkannt und mögliche Änderungsansätze gefunden hat, kann im weiteren therapeutischen Prozess in dieser oder einer nächsten Sitzung eine Fortsetzung der hypnotherapeutischen Therapie in der Art indiziert sein, dass durch die Mobilisierung von Ressourcen eine schwierige Situation zuerst einmal in der Vorstellung (in sensu) bewältigt wird. Auch bietet sich eine Vermittlung von Gefühlen über einen Stellvertreter an, die dem Patienten helfen, Konfliktsituationen zu bewältigen. Zum Beispiel kann es hilfreich für einen Patienten sein, sich einer Entscheidung zu stellen, indem ihm über den „Stellvertreter Zugvögel" Mut gemacht wird (in Anlehnung an Bongartz & Bongartz, 2015; kursiv gesetzte Worte werden beim Sprechen betont):

Gut ..., das scheint eine neue Erkenntnis, ein neuer Hinweis für Sie zu sein ... zu der ich Ihnen zuerst einmal gratuliere ... Und dann ist es doch oft so, dass alles Neue uns auch irgendwie ängstigt, irritiert, nervös macht. Und vielleicht geht es Ihnen jetzt auch ein wenig so ..., das ist normal ... das ist o.k. Das erinnert mich an das Bild von Zugvögeln, kurz bevor sie sich entscheiden, auf die Reise zu gehen ... Wer hat nicht schon einmal Zugvögel beobachtet, wenn sie sich im kalten Spätherbst sammeln und dabei sehr aufgeregt scheinen, was verständlich ist. *Sie* müssen sich entscheiden, ob *sie* in der kalten, bedrohlichen Umgebung bleiben wollen oder *sie* sich auf einen Weg machen, der vielleicht länger ist, aber *sie* in die Wärme bringt, wo *sie* frei und leicht leben können. Natürlich wird diese Reise für sie nicht einfach sein. Aber auch wenn sie schwach scheinen, haben *sie* doch die Kraft dazu. Natürlich wird zu Beginn eine gewisse Unsicherheit vorhanden sein, aber *sie* werden es schaffen, denn *sie* haben die Fähigkeit dazu. Diese Reise ist ein Wagnis. Aber trotz der vielen Gefahren werden die Vögel nicht im kalten Winter zurückbleiben, der kaum ein Überleben ermöglichen würde. Um der bedrohlichen Gefährdung zu entgehen müssen *sie* sich auf den Weg machen. Und es wird *ihnen* gelingen, wenn *sie* sich nur auf den Weg begeben. Und nach nicht allzu langer Zeit werden die Vögel im Süden angekommen sein. *Sie* werden dann geradezu stolz auf *sich* sein, diesen Weg geschafft zu haben, um dann nach dem Dunklen und Kalten das Helle und die Wärme zu genießen. Und die Angst vor dem Weg ist dann vorbei. *Sie* brauchen dann keine Angst mehr zu haben und werden sich stark und sicher fühlen"

Die optische Hervorhebung von „sie" und „ihre" soll auf eine Kombination der Stellvertretertechnik mit der *Einstreutechnik* hinweisen. Durch die Verwendung des Stellvertreters im Plural kann eine direkte Suggestion eingestreut werden („Die Vögel" und das entsprechende „sie/Sie" in zweifacher Bedeutung, nämlich in Bezug auf das Subjekt der Geschichte „die Vögel" und auch als Personalpronomen für den Patienten, ohne den Patienten direkt anzusprechen).

Mit dieser „Einstreutechnik" werden zwar direkte Suggestionen gegeben, die aber in einen eher bedeutungslosen Text eingebettet sind, der mit dem eigentlichen Thema nicht direkt in Zusammenhang zu stehen scheint. Über den „Stellvertreter Blumen" können z. B. ungeahnte, verborgene Stärke und Widerstandskraft vermittelt werden:

Blumen, *Sie* scheinen schwach zu sein, doch *Sie* sind stark und widerstandsfähig, *Sie* haben ungeahnte Kräfte, die nicht sichtbar, nicht wahrnehmbar sind, wodurch *Ihnen* bewusstwerden kann, wie *Sie* sich helfen können oder wie *Ihnen* geholfen werden kann, wenn Gefahr oder ein Problem bestehen ...

Weitere Beispiele für Stellvertretermetaphern:
- Felsen in der Brandung für Stärke, Kraft und Standhalten,
- Gebirge für innere Ruhe, Unanfechtbarkeit,
- Laufen lernen und Radfahren lernen für inneres, unbewusstes Wissen und für Nicht-Aufgeben trotz Hinfallen und Stürzen,
- Baum/Ast hält Sturm stand für passiven Widerstand,
- Staudamm für aggressive Befreiung (Wasser gewinnt Lebensqualität),
- Atmung und Herzschlag für Vertrauen, sich auf etwas verlassen können,
- Möwe für Vertrauen (lässt sich von etwas tragen, was man nicht sieht),
- Tag/Nacht und Jahreszeiten als Hoffnung für zwangsläufige Veränderungen,
- das Abregnen von dunklen Wolken für Trauer und den beginnenden Heilungsprozess,
- Lagerfeuer für Kontrolle über Nähe und Distanz.

Reorientierung. Die Rückführung aus der Trance kann folgendermaßen geschehen:

> Wenn Sie mögen, können Sie jetzt mit diesem Gefühl und dieser Erfahrung hierher zurückkommen. Sie müssen dafür nichts weiter tun, als etwas bewusster und etwas tiefer ein- und auszuatmen ... und vielleicht damit beginnen Arme und Beine ... und dann den Kopf ... in Ihrem Tempo langsam mehr und mehr zu bewegen ... sich all die Zeit nehmen ... die Sie jetzt brauchen ... um dann mehr und mehr und ganz hier im Raum ... in diesem Stuhl zu sein ... den Stuhl wieder deutlicher im Kontakt mit Ihrem Körper zu spüren ... und die Geräusche der Umgebung wieder deutlicher wahrzunehmen ... und dann irgendwann ..., wenn es für Sie passt ... langsam die Augen zu öffnen und wieder ganz hier zu sein.

Nachexploration. Gemeinsam mit dem Therapeuten wird das Befinden während und nach der Übung exploriert. Dabei erfolgt eine indirekte Fokussierung auf Zusammenhänge der Tinnitus-Belastung und Lebenssituation, z.B.:

> O.k., gut gemacht. Wie geht es Ihnen im Augenblick? Was ist Ihnen aufgefallen? Was gibt es jetzt Neues für Sie? Was hat das mit Ihrem Ohrgeräusch und Ihrer Lebenssituation zu tun? Was nehmen Sie aus dieser Stunde mit?

5.2.2.2 Stellvertretertechnik-Tinnitus als Landschaft oder Lebewesen

Das Leiden am Tinnitus kann als Folge und Ausdruck schwieriger Lebenssituationen und unangemessener Bewältigungsversuche gesehen werden. Über Bilder, Symbole und Metaphern aus der „Sicht des Tinnitus“ lassen sich Beschwerden und Probleme des Patienten in einer Art und Weise beschreiben, dass neue

Informationen entstehen, die er bewusst oder unbewusst zurückhält. Um dem Patienten Gefühle und Erfahrungen zu vermitteln, die er verdrängt hat, nicht zulassen kann oder keinen Zugang hat, wird dem Patienten ein *Stellvertreter* angeboten, der genau diese Gefühle und Erfahrungen macht. Auf diese Weise bekommt der Patient Zugang zu diesen Gefühlen und Erfahrungen. Durch dieses *indirekte Arbeiten* können sich Patienten Ihren Beschwerden und Problemen eher zuwenden, da die Arbeit mit Bildern, Symbolen oder Metaphern noch stärker die bewusste kognitive Kontrolle, festgefahrene Einstellungen, Glaubenssysteme, Widerstände und Ängste umgeht und gleichzeitig unbewusste, ideodynamische Prozesse fördert. Je größer der „Widerstand" des Patienten ist, sein Problem oder hinter seiner Beschwerde stehende Probleme zu sehen und zu reflektieren, je fester bestimmte Glaubenssysteme und je stärker seine kognitive Kontrolle sind, desto indirekter sollte, wie bereits erwähnt, das gewählte Vorgehen sein. Den Tinnitus als „Landschaft" zu visualisieren ist dann ein indirekteres Vorgehen als die Visualisierung des Tinnitus als „Lebewesen", ein „Tier" zu visualisieren ist ein indirekteres Vorgehen als einen Menschen zu visualisieren. Auf diese Weise können Widerstände umgangen und dann kann behutsam Schritt für Schritt direkter vorgegangen werden. Wichtig ist, dass der Patient Bilder, Vorstellungen und Fantasien *ideodynamisch*, d.h. ohne bewusstes Zutun wie von selbst, sich entwickeln lässt. Der Patient kann so selbstständig Hintergründe des Leidens am Tinnitus (Lebensgeschichte, soziale und wirtschaftliche Faktoren, Bewältigungsstrategien, Haltungen und Einstellungen) erkennen und eventuell bearbeiten und neue Lösungswege für den Umgang mit Tinnitus erkennen.

Ablauf

Mithilfe assoziativer hypnotherapeutischer Arbeit visualisiert der Patient zu dem Gefühl, das er erlebt, wenn er das Ohrgeräusch wahrnimmt, als Stellvertreter das Bild einer dazu passenden Landschaft (Tier, Person in dieser Landschaft). Aus der Stellvertreterposition beantwortet er Fragen. Je nach Befinden und Reflexions- bzw. Internalisierungsfähigkeit und Widerständen des Patienten fokussiert der Therapeut auf den Stellvertreter. Der Therapeut kann dabei „Angebote" zum Visualisieren machen. Diese Methode nutzt ideodynamische Prozesse, die der Therapeut utilisiert. Durch eine symbolische Repräsentation des Tinnitus-Leidens (Landschaft und/oder Lebewesen) des Patienten werden damit verbundene psychische Inhalte für den bewussten Verstand umgangen oder eher „akzeptabel" und weniger ängstigend. Der Patient kann dadurch selbst über kleine Zwischenschritte Zusammenhänge und Hintergründe seines Tinnitus-Leidens erkennen (Meiss, 2015).

Rapport. Wie immer geht es am Beginn der Therapiestunde darum, durch Begrüßung, Besprechung des aktuellen Befindens, des Wochenverlaufs, der Erwartungen und des Ziels Rapport für die Therapiestunde zu schaffen. Das Seeding wird angewandt, um den Patienten im Vorgespräch auf die „Landschafts- oder Tiermetapher“ vorzubereiten, z.B.:

> Sie wissen, wir Menschen sprechen den Tieren bestimmte Eigenschaften zu. In Tierfabeln wird das besonders deutlich, z.B. der Fuchs, er wird oft mit Schlauheit und List verbunden. Oder die Schlange. Für welche Eigenschaft steht die Schlange für Sie?... Sie müssen jetzt noch nicht wissen, was das mit unserer heutigen Sitzung zu tun hat ... während Sie vielleicht jetzt ein wenig neugierig geworden sind ... was sich im weiteren Verlauf klären wird ...

Tranceinduktion. Der Therapeut exploriert mit Pacing und Leading das Ohrgeräusch und leitet den Patienten an, die damit verbundenen Beschwerden und das Gefühl zu beschreiben:

> Gut. Sie wollen etwas Neues über Ihr Ohrgeräusch erfahren ... etwas was Ihnen weiterhelfen soll, besser damit umzugehen, klarzukommen ... Lassen Sie uns den ersten Schritt zu diesem Ziel tun, indem Sie jetzt damit beginnen, dass Sie sich eine bequeme Haltung wählen.

Der Therapeut lässt dem Patienten genügend Zeit und fährt nach einer Pause fort:

> Sie sitzen bequem, so bequem, wie im Moment möglich und können damit beginnen, die Dinge, die Sie um sich herum wahrnehmen auch zu registrieren. Geräusche, draußen und drinnen. Die Dinge, die Sie im Raum wahrnehmen – die Empfindungen des Körpers – wie die Füße den Boden berühren oder die Hände, wie sie gehalten werden. Und dann können Sie die Wahrnehmungen des Körpers registrieren – das Atmen und das Ausatmen mit dem Einatmen vergleichen. Wie Sie beim Ausatmen Dinge abgeben, die Sie nicht brauchen. Beim Einatmen können Sie spüren, wie sich Ihre Lungen füllen mit Luft, mit Sauerstoff, mit Energie, die Sie Ihrem Körper zuführen. Und diesen Moment der Stille nach dem Ausatmen, bevor Sie beginnen einzuatmen, wo Sie das Zeitgefühl verlieren dürfen, wie einen Moment der Gleichgültigkeit oder der Ruhe. Und dann können Sie wieder nach außen gehen und die Geräusche draußen wahrnehmen und meine Stimme hier im Raum und das Gewicht Ihres Körpers im Stuhl und die Art, wie die Füße den Boden berühren, die Hände die Unterlage und vielleicht die inneren Bilder, die Gedanken, die Sie innerlich kommentieren können: Das ist so. Ich sitze hier, nehme wahr, spüre den Stuhl, höre die Geräusche ... und gehe in Trance.

Vertiefung. Die Trance kann dann zum Erreichen einer mittleren Trancetiefe und zur Steigerung der Intensität ideodynamischer Reaktionen beim Patienten vertieft werden:

Und Sie können zu Ihrem Atem zurückkehren, beginnen, etwas länger auszuatmen als einzuatmen – mühelos ... Und mit jedem Ausatmen weiter und tiefer in diesen Zustand von Gleichgültigkeit eintreten ... und beim Einatmen zu spüren, wie sich Ihr Innenraum – Ihre Lungen, Ihr Brustraum – mit Leben und Energie füllt, die aufgenommen wird. Und während Sie mit einem Teil der Aufmerksamkeit die Geräusche wahrnehmen und sagen: Das ist so, die Gegenstände im Raum sind da, auch mit geschlossenen Augen, sie sind da. Und Sie können mit offenen oder mit geschlossenen Augen in Trance gehen. das ist egal, und Sie können zu Ihrem Atem zurückkehren. Die Gedanken können kommen und gehen, einfach wahrnehmen und vorüberziehen lassen, wie die Wolken am Himmel ... und dabei können Sie sich gestatten mit der Aufmerksamkeit zu Ihrem Atmen zurückzukehren.

In der folgenden kurzen Pause hat der Patient Zeit, die vom Therapeuten angebotenen Bilder zu visualisieren und sich mehr und mehr nach innen zu fokussieren:

Achten Sie jetzt nur auf Ihren Atem ... beginnen Sie bitte, etwas länger auszuatmen als einzuatmen – und achten Sie darauf ..., wie sich der Bauch beim Einatmen hebt ... und beim Ausatmen senkt ... Genauso ... Und machen Sie jetzt nach dem Ausatmen eine kleine Pause ... sodass alles zur Ruhe kommen kann ... Die Yogis behaupten, dass dieser Moment der eigentliche Moment der Ruhe und Entspannung ist ... aber was die Yogis sagen, ist jetzt wirklich nicht von Bedeutung ... jetzt geht es nur um Sie ... um das, was in Ihnen ist ... was wirklich wichtig ist ... Und wenn Sie mögen ... spüren Sie einmal ... wie sich die Luft anfühlt die Sie einatmen ... und die Luft die Sie ausatmen ... Und während Sie mit einem Teil der Aufmerksamkeit die Geräusche um Sie herum ... und in Ihnen ... wahrnehmen und sagen, das ist so ... die Farben und die Gegenstände im Raum, die sind da, die Geräusche ... sind da, können Ihre Augen beginnen, sich weit zu stellen, als würden sie durch die Dinge hindurchsehen. Sie können mit offenen Augen in Trance gehen ... oder die Augen schließen, bewusst schließen ... oder wie von allein ... und zu Ihrem Atem zurückkehren ... Gedanken kommen, Gedanken können drängen, und Gedanken können gehen ... vorüberziehen, wie Wolken ... Sie müssen nichts verändern ... einfach wahrnehmen ... und loslassen ... Nur noch auf den Atem achten.

Eine Treppe hinabsteigen. Das Bild der Treppe hilft, die Entspannung noch weiter zu vertiefen:

Und im nächsten Schritt können Sie, wenn Sie mögen, noch etwas tiefer entspannen und beginnen, sich vorzustellen, wie Sie eine Treppe hinab steigen ... und am Ende der Treppe noch tiefer entspannt sein werden ... Ich beginne dafür von eins bis zehn zu zählen ...

Eins ... den ersten Schritt haben Sie längst getan.

Zwei ... alle Dinge haben zwei Seiten. Münzen haben zwei Seiten. Eine Tür hat zwei Seiten, das kann man sehen, wenn man sie öffnet.

Drei ... aller guten Dinge sind drei, sagen manche Leute.

Vier ... Finger und ein Daumen an jeder Hand ... Ecken und Kanten, ein Fenster oder ein Bild an der Wand.

Fünf ... und fünf ist zehn.

Sechs ... ist eine Zahl, die man auf den Kopf stellen kann. Zahlen, mit denen kann man spielen oder sie vergessen, weil sie unwichtig sind. Jede Zahl ist eine Stufe, mit jedem Schritt etwas hinter sich lassen, etwas weiterkommen.

Sieben ... Sieben auf einen Streich. Sieben Schwaben. Sieben Tage hat die Woche.

Acht ... sind zwei Nullen übereinander. Achtgeben, nehmen, und behalten.

Neun ... ist die umgedrehte Sechs. Loslassen und damit spielen und sehen oder sogar spüren, was sich ergibt. Auf den Kopf gestellt und gedreht eine sechs.

Zehn ... den letzten Schritt tun Sie allein.

Mit dem letzten Schritt haben Sie einen angenehmen Zustand erreicht, der im Moment richtig ist, um einen nächsten Schritt weiterzugehen ...

Ratifikation. Indem der Patient auf den bereits veränderten Bewusstseinszustand und aktuell eingetretene Phänomene (z. B. veränderte Atmung, Wärme, Schwere) aufmerksam gemacht wird, wird in der Regel eine Vertiefung der Trance erreicht. Der Therapeut verbalisiert, spiegelt und utilisiert die sichtbaren Veränderungen beim Patienten:

Sie können wahrnehmen, was sich schon verändert hat ... Die Atmung hat sich verlangsamt, ist ganz harmonisch, rhythmisch ... Ihr Herzschlag hat sich verändert ... und vielleicht können Sie schon Wärme ... und Schwere in einigen Körperteilen spüren ...

Nutzung der Trance. Der Therapeut leitet den Patienten an, *Assoziationen zum Gefühl* bei der Wahrnehmung des Tinnitus zu bilden, sodass eine bildliche, symbolische Vorstellung (Landschaft, Tier, Person) entsteht, die genau dazu passt:

Und dann einmal Ihr Ohrgeräusch jetzt wahrzunehmen ... *[Überleitung zum Tinnitus.]* Wie fühlt sich das Ohrgeräusch an, spüren Sie zum Ohrgeräusch ... Wie fühlt man sich da, wenn man das Ohrgeräusch wahrnimmt? An was erinnert Sie das?

Der Therapeut begleitet den Patienten in seinem inneren Prozess mit Pausen sowie Pacing und Leading:

Und, wenn man sich so fühlt wie Sie, wenn Sie das Ohrgeräusch wahrnehmen, wenn man das Ohrgeräusch wahrnimmt, dann möchte ich Sie jetzt bitten etwas vielleicht Ungewohntes, Neues zu tun ... Wenn zu dem Ohrgeräusch, dass Sie belastet, stört, nervt, etwas passen würde, wie eine Landschaft, seien Sie einmal neugierig, welche Landschaft Ihnen ganz von allein erscheint ... Wenn es eine Landschaft gebe, die dazu passt, welche Landschaft wäre das? Wenn Sie es als Landschaft malen würden ... oder einem Maler beschreiben, damit er es malt, was für eine Landschaft wäre das? Wie sieht diese Landschaft aus?

Bei den nachfolgend aufgeführten Fragen handelt es sich um Vorschläge, die nicht vollständig gestellt werden müssen. Mithilfe dieser Fragen „schaukelt" der Therapeut den Patienten in Dichotomien, um Bilder sich von allein entwickeln und konkreter werden zu lassen. Der Therapeut lässt dem Patienten nach jeder Frage ausreichend Zeit für seine Antwort und bietet der Situation entsprechend auch Antworten an. Er hilft dadurch dem Patienten, sich in eine Beobachterperspektive zu begeben, um von hier aus (also indirekt) die inneren Bilder zu beschreiben.

- Wären da eher helle oder dunkle Farben?
- Ein Gebirge oder eine Meereslandschaft oder ganz etwas anderes?
- Ein bunte oder eine schwarz-weiße Landschaft?
- Eher helle oder eher dunkle Farben?
- Ist der Himmel eher frei, blau oder eher voller Wolken?
- Wie sieht diese Landschaft aus, was ist das Besondere an ihr?
- Wenn dort ein Lebewesen lebt, ein Tier (oder ein Mensch), schauen Sie einmal hin, wie sieht dieses Tier oder (dieser Mensch) aus?

Dann stellt der Therapeut Fragen nach den *Eigenschaften*, nach den *Gefühlen* und dem *Befinden* des Lebewesens (Mensch, Tier) und schaukelt den Patienten wieder in *Dichotomien*. Der Therapeut unterstützt den Patienten mit Pacen und Leaden und lässt ausreichend Pausen nach jeder Frage:

- Wäre es eher ein großes oder kleines Tier (Mensch)?
- Eher ein Pelztier oder Reptil?
- Wie lebt es sich da?
- Wenn Sie wüssten, was mit dem Tier (Menschen) los ist, was es fühlt, wie es ihm geht, was könnte das sein?
- Wie lebt es und wie könnte sein Verhältnis zu anderen Tieren (Menschen) oder anderen Lebewesen sein?
- Wie ist es so zu leben und so zu empfinden?
- Wie ist dieses Tier (Mensch) in diese Landschaft gekommen, was ist da passiert?

Im nächsten Schritt erkundigt sich der Therapeut nach der *emotionalen Befindlichkeit* des Tiers (Menschen) und bringt es (ihn) zum *Sprechen*, dabei schaukelt er den Patienten wieder in *Dichotomien*, um einen *Dialog zwischen dem Patienten und dem Lebewesen* zu aktivieren:

Ist das Tier (Mensch) eher ruhig oder angespannt? Wenn es sprechen könnte, was würde es sagen?

Dann stellt der Therapeut weitere Fragen, unterstützt dabei mit Pacen und Leaden und lässt nach jeder Frage Pausen:

Was fehlt in der Landschaft und was bräuchte man, dass sie ... (z. B. lebendiger, angenehmer) wird?

Der Therapeut bietet auch Veränderungsansätze an, z. B.:

Was könnte sich ändern, dass sie ... (z. B. fruchtbarer) wird und man in ihr ... (z. B. leben mag)?

In einem nächsten Schritt kann der Therapeut dem Patienten helfen, über Zielbilder konkrete Vorstellungen darüber zu erlangen, was dem Patienten bei der Veränderung seiner Tinnitus Beschwerden und/oder seiner Probleme helfen kann. Der Patient wird vom Therapeuten angeleitet, sich eine Landschaft oder ein Lebewesen vorzustellen, zu der bzw. zu dem das Ohrgeräusch, welches er hat, *überhaupt nicht passt:*

Gut ..., wenn das für Sie möglich war und Sie es so gut hinbekommen haben, dann können wir jetzt einen Schritt weitergehen und genau das Gegenteil von eben tun ... Bitte stellen Sie sich eine Landschaft (ein Lebewesen) vor, zu dem das Ohrgeräusch gar nicht passt.

Der Therapeut hilft dem Patienten, sich in eine *Beobachterperspektive* zu begeben, um von hier aus (also indirekt) die Landschaft/das Lebewesen zu beschreiben:

Was wäre das für eine Landschaft (Lebewesen)? Wären da eher helle oder dunkle Farben?

Der Therapeut „schaukelt" den Patienten wieder in Dichotomien, um dadurch immer konkreter zu werden, z. B.:

- Ist das eher im Gebirge oder am Meer?
- Ist dort eher schönes oder eher schlechtes Wetter?

Der Therapeut fragt den Patienten nach den *Eigenschaften und Besonderheiten* der Landschaft (des Lebewesens):

- Wie sieht diese Landschaft aus, was ist das Besondere an ihr?
- Wenn dort ein Lebewesen lebt, wie lebt es sich da?
- Und wie fühlt man, wenn man da und auf diese Weise lebt?
- Wenn Sie wüssten, was mit dem Lebewesen los ist, was es fühlt, wie es ihm geht, was könnte das sein?
- Wie lebt es und wie könnte sein Verhältnis zu anderen Lebewesen sein?
- Wie ist es so zu leben und so zu empfinden?

Am Schluss wird der Patient vom Therapeuten wieder zum *Identifikationsprozess* angeregt. Der Therapeut motiviert den Patienten zur Identifikation mit dem Lebewesen und stellt über das Lebewesen (indirekt) Fragen zur Person und zur Lebensweise des Patienten:

Sehr gut ... wenn das möglich war, können wir auch noch einen letzten Schritt gehen ... Im nächsten Schritt gehen Sie bitte an die Stelle, wo sich das Lebewesen in der Landschaft befindet ... sehen und fühlen sozusagen aus der Position des Lebewesens, das jetzt ... wie im Märchen ... sprechen kann, auf das Lebewesen von vorher ... Und aus der Position des Lebewesens, sozusagen als ... *(Lebewesen x oder y)*, welche Antworten entstehen aus dieser Position, dieser Perspektive, aus der man sich selbst sieht, auf die Frage: Wie fühlt der sich da? ... Wie lebt der da? ... Und wie fühlt der sich, wenn der so lebt? ... Was ist mit dem passiert? ... Was braucht der? ... Was wünscht der sich? ... Was sollte sich ändern?

Reorientierung. Bei der Rückführung aus der Trance soll der Therapeut die Leistung und Kreativität des Patienten würdigen:

> Gut gemacht, Sie haben wirklich gut mit Ihrem kreativen Teil gearbeitet ... Wenn Sie mögen, können Sie jetzt mit diesem Gefühl und mit dieser neuen Erfahrung, dieser neuen und vielleicht doch altbekannten Fähigkeit hierher zurückkommen ... Sie müssen dafür nichts weiter tun, als etwas bewusster und etwas tiefer ein- und auszuatmen ... und vielleicht damit beginnen, Arme und Beine ... und dann den Kopf ... in Ihrem Tempo langsam mehr und mehr zu bewegen ... sich all die Zeit nehmen ... die Sie jetzt brauchen ... um dann mehr und mehr und ganz hier im Raum ... in diesem Stuhl zu sein ..., den Stuhl wieder deutlicher im Kontakt mit Ihrem Körper zu spüren ... und die Geräusche der Umgebung wieder deutlicher wahrzunehmen ... und dann, irgendwann ... wenn es für Sie passt ... langsam die Augen zu öffnen und wieder ganz hier zu sein ... mit diesem neuen Wissen ... dieser neuen Fähigkeit ... mit dem Wissen, diese Fähigkeit selber nutzen zu können. Und Sie können schon jetzt neugierig sein, wo und wann und wie Sie diese neue Erfahrung, dieses neue Wissen anwenden und ausprobieren werden.

Nachexploration. Im Nachgespräch exploriert der Therapeut das Befinden des Patienten während und nach der durchgeführten Trancearbeit.

> Gut gemacht, dann lassen Sie uns einmal auf den Ablauf der Stunde zurückschauen. Wie fühlen Sie sich jetzt? ... Wie haben Sie sich am Beginn der Stunde gefühlt? ... Was hat sich verändert? ... Was nehmen Sie mit von dieser Stunde und was möchten Sie bis zur nächsten Sitzung anwenden oder ausprobieren? ... O.k. – und wie wäre es, wenn Sie ... *(eventuelle Empfehlung oder Verschreibung vom Therapeuten).*

5.2.2.3 Stellvertretertechnik – Tinnitus als ungebetener Hausgast

Aus hypnotherapeutischer Sicht hat das Symptom (Tinnitus) Signalcharakter. Es signalisiert, dass sich etwas ändern muss. Die Technik des „ungebetenen Hausgasts" soll dem Patienten Wissen darüber vermitteln, was sein Ohrgeräusch auslöst, verstärkt und welche Veränderungen notwendig sind, dass er nicht mehr darunter leidet. Die Methode zeichnet sich durch indirektes Arbeiten aus. Indirektes Arbeiten ermöglicht das Umgehen von Widerständen und Ängsten des Patienten. Um dem Patienten Gefühle und Erfahrungen zu vermitteln, die er verdrängt hat oder nicht zulassen kann, wird dem Patienten deshalb ein *Stellvertreter* angeboten. Auf diese Weise kann der Patient Zugang zu verdrängten Gefühlen und Erfahrungen bekommen. Durch die Arbeit mit Bildern, Symbolen oder Metaphern

(Stellvertretern) werden die bewusste kognitive Kontrolle und festgefahrene Einstellungen und Glaubenssysteme noch stärker umgangen und unbewusste, ideodynamische Prozesse gleichzeitig gefördert. Darüber hinaus lassen sich über Bilder, Symbole und Metaphern Beschwerden und Probleme in einer Art und Weise beschreiben, dass neue Informationen entstehen, die der Patient bewusst oder unbewusst zurückhält. Hilfreich dabei ist die Anwendung von *Metaphern*. Auf diese Weise können psychische, belastende Inhalte so weit entfremdet werden, dass sie eine bewusste Kontrolle umgehen und für den bewussten Verstand akzeptabel sind. Damit ermöglicht Hypnotherapie häufig beim Patienten eine bessere Annahme, Verständnis oder Einsicht in seine Probleme und können ihn offener für die therapeutische Arbeit machen.

Erwartet wird bei dieser hypnotherapeutischen Arbeit, dass der Patient durch Bilder, Symbole oder Metaphern zum Tinnitus neue, unbewusste Informationen über den Tinnitus, seine Beziehung zu psychosozialen und psychischen Faktoren, Zusammenhängen, Ursachen, aufrechterhaltenden Bedingungen und sekundären Krankheitsgewinn selbstständig, also nicht vom Therapeuten vorgegeben oder interpretiert, erhält. Der Patient kann selbst notwendige Veränderungen in der Lebenssituation und/oder Konfliktlösungsstrategien zur Bewältigung der Tinnitus-Belastung erkennen.

Hilfreich für die Tranceinduktion bietet sich hierbei die Nutzung von *Truismen* (z. B. „Es gibt einen Weg ...“, „Wir alle wissen, dass ...“, „Jeder kann lernen ...“) an. Für die Entwicklung der ideodynamischen Prozesse und Reaktionen ist eine mittlere Trancetiefe indiziert

Ablauf

Rapport. Begrüßung, Besprechung des Wochenverlaufs und des aktuellen Befindens dienen dem Aufbau von Rapport. Damit der Patient sich den Hausgast vorstellen kann, ist es sinnvoll, im Vorgespräch *Raummetaphern* anzubieten (z. B. Gefühle breiten sich so aus, als würden sie den ganzen Raum, die ganze Wohnung einnehmen). Stimmt der Patient dem zu, wird er durch Seeding auf die „Hausgastmetapher“ vorbereitet, z. B.:

> Sie haben mir beschrieben, dass das Ohrgeräusch Sie oft behindert, stört, nervt ... Ihre Stimmung rutsch dann in den Keller ... Sie fühlen sich wie gelähmt, blockiert, antriebslos, lustlos ... können Ihre Arbeit nicht erledigen ... und das geschieht meistens wie von selbst ... ganz plötzlich ... wie ein Blitz aus heiterem Himmel ... Jeder kennt das ..., da steht auf einmal jemand ungebeten vor der Tür, jemand, den man nicht mag, den man nicht eingeladen hat, nicht erwartet hat, den man nicht reinlassen möchte ...

Trance induzieren. Der Therapeut beginnt mit der Tranceinduktion:

> Sie können sich jetzt so bequem wie möglich hinsetzen, es sich bequem machen ... einfach gut sitzen ... und spüren, wie der Stuhl Sie trägt ... wahrnehmen, welche Körperteile Kontakt mit dem Stuhl haben ... und welche Körperteile keinen Kontakt zum Stuhl haben ... Und einfach einmal ausprobieren ... wahrnehmen ... auf Ihre innere Stimme hören ... welches die angenehmste Position im Moment ist ... die angenehmste Position, die man finden kann ... Und eine Position, die einfach hilft, sich selbst jetzt wertzuschätzen ... sich selbst wichtig zu nehmen ... Und wo man sich erlauben kann, sich selbst all die Aufmerksamkeit zu schenken ... Und einfach einmal zu spüren ... nichts tun müssen ... nichts leisten müssen ... Sie können Ihre Arme spüren und das Gefühl haben, dass sie schwerer oder leichter werden ... Sie können Ihre Beine spüren und das Gefühl haben, dass sie schwerer oder leichter werden ... Beim Ausatmen können Sie alles abgeben, was Sie im Moment nicht brauchen ... Bei jedem Ausatmen können Sie das Gefühl haben, weiter einzusinken in die Unterlage ... Beim Einatmen können Sie das Gefühl entwickeln, alles aufzunehmen, was Sie für die Heilung stärkt. Sie können beginnen, Ihren ganzen Körper zu spüren ... Die Arme, die Beine, den Rumpf, Nacken und Kopf ... Mit jedem Ausatmen können Sie weiter einsinken ... entspannen ... loslassen ... wie in einem tiefen heilsamen Schlaf ...

Vertiefung. Mit einer Vertiefung der Trance ist eine Erhöhung der Intensität der ideodynamischen Prozesse zu erwarten, vor allem von Imaginationen:

> Es gibt viele Möglichkeiten in Trance zu gehen ... so wie man nie auf die gleiche Weise an der gleichen Stelle zur gleichen Zeit ins Wasser steigt ... so sagt es ein Spruch aus dem Zen ... so geht man jedes Mal auf eine andere Weise in Trance ... und während das Unbewusste schon den Weg kennt ... muss der Verstand das noch nicht wissen ... einfach geschehen lassen ... und Sie können in Trance gehen ... während Sie alles aufnehmen können, was ich sage ... was Sie hören ... aus der Umgebung. Ihre rechte Hand kann wärmer oder kälter werden, oder sich kaum verändern. Man kann Trance lernen, oder lernen in Trance zu gehen, oder einfach in Trance lernen.

Ratifikation. Die Ratifikation dient ebenfalls zur Trancevertiefung. Dabei werden die eingetretenen sichtbaren Veränderungen beim Patienten verbalisiert, gespiegelt und utilisiert:

> Sie können wahrnehmen, was sich schon verändert hat ... Die Atmung hat sich verlangsamt, ist ganz harmonisch, rhythmisch ...

In der Regel überprüft der Patient die Rückmeldungen und bestätigt sie häufig sichtbar (z.B. Kopfnicken) oder innerlich, was eine Trancevertiefung bewirkt. Nach einer Pause fährt der Therapeut fort:

Gut, dann achten Sie jetzt einmal für einen Moment auf das Ohrgeräusch, einfach einmal hinhören ... Wie genau fühlt sich das Ohrgeräusch an? ... Was genau erleben ... spüren ... Sie? ... Wie fühlen Sie sich da?

Häufig gebrauchen Patienten schon im Gespräch Metaphern und Analogien, die der Therapeut jetzt anbieten kann, z.B.:

Wenn Sie das Ohrgeräusch hören, fühlen Sie sich oft niedergeschlagen, genervt ... das Ohrgeräusch hat Ihr Leben stark beeinflusst, behindert Sie in vielen Bereichen, liegt auf Ihnen wie ein Schatten, nimmt Ihnen die Lust am Leben ...

Stimmt der Patient der Metapher zu, indem er z.B. nickt oder „ja" sagt, kann der Therapeut sicher sein, dass das nun folgende Angebot für den Patienten passt und von ihm angenommen wird (Pacen und Leaden):

... sodass Sie jetzt etwas tun möchten, Neues erfahren, Neues lernen möchten, um besser mit dem Ohrgeräusch klarzukommen ... und jetzt, hier einen Schritt in diese Richtung gehen möchten ... und sich erst einmal gestatten noch etwas tiefer zu entspannen ... weiter loszulassen auf diesem Weg ...

Nutzung der Trance. Als Pacing bietet sich z.B. auch an, einmal am Beginn der Tranceinduktion die Beschwerden/das Leiden des Patienten und seine bisherigen (erfolglosen) Versuche, den Tinnitus zu beseitigen, zu beschreiben und zu würdigen:

Und Sie haben schon einiges versucht, um das Ohrgeräusch irgendwie in den Griff zu bekommen ... Und irgendwie hat es doch nicht so geklappt, wie Sie es sich gewünscht haben ... Und Sie erinnern sich, wie es sich anfühlt, wenn diese unangenehmen Gefühle sich ausbreiten, Sie behindern, im Wege stehen, Sie einengen, Ihnen Raum zum Leben wegnehmen ... Und erlauben Sie sich einmal zu spüren, wie Sie das einschränkt, Ihnen jede Möglichkeit nimmt, sich frei zu bewegen ... Wie ein ungebetener Hausgast, der sich da breitmacht, ohne dass man ihn eingeladen hat, der überall im Wege steht und einen behindert. Sodass es jetzt vielleicht an der Zeit ist, auch einmal neue, ungewohnte, ganz andere Wege zu gehen, um etwas zu verändern ... Und neugierig sein, wie es heute vielleicht gelingt, auf diesem Weg einen Schritt vorwärtszugehen ...

Nach einer kurzen Pause kann der Therapeut fortfahren:

Und jetzt stellen Sie sich vor, Sie sind bei sich zu Hause ... es klingelt ... und vor der Tür steht Ihr Ohrgeräusch, quasi als so ein ungebetener Hausgast ... Was für ein ungebetener Hausgast taucht da vor Ihrem inneren Auge auf? ... Wie sieht er aus? ... Wie steht er da? ... Wie ist seine Mimik/seine Körperhaltung? ... Wie groß/klein ist er?

Nach den Fragen lässt der Therapeut dem Patienten ausreichend Zeit für eine Antwort, damit sich die inneren Prozesse vollziehen lassen. Im nächsten Schritt soll der ungebetene Hausgast und damit auch indirekt das Ohrgeräusch und damit verbundene Gefühle verändert werden. Der Therapeut bietet dem Patienten hierbei Dichotomien an:

- Was macht ihn größer ... was macht ihn kleiner?
- Was macht ihn aggressiv ... was macht ihn friedlicher?

Nach den Fragen lässt der Therapeut dem Patienten genügend Zeit für eine Antwort. Nach einer Pause folgt „über den Hausgast" eine Kommunikation mit dem Tinnitus:

O.k., gut ... und dann stellen Sie dem ungebetenen Gast jetzt ein paar Fragen ... und warten auf seine Antwort ... und sind vielleicht ein wenig neugierig auf seine Antwort und auf seine Reaktion ... Fragen Sie ihn: Was willst du, warum bist du da? ... Wieso tust du das, was du tust? ... Was tust du für mich? ... In welchen Situationen kommst du? ... Was brauchst du, damit es dir besser geht? ... Wann kannst du gehen? ... Was wünschst du dir von mir?

Der Therapeut begleitet mit Pacing und Leading die Antworten des Patienten und lässt ihm Zeit bei seinem inneren Suchprozess. Anschließend werden ein Perspektivwechsel und eine Identifikation mit dem Tinnitus angeregt. Hierdurch ist der Patient in der Lage, neue und/oder zusätzliche Informationen zu den Zusammenhängen zwischen seiner Lebenssituation und seinen Symptomen zu bekommen:

Gut ... dann können wir einen nächsten Schritt gehen ... Jeder Mensch ist in der Lage, sich in andere Menschen hineinzudenken. *[Vorbereitung des Positionswechsels mithilfe von Truismen.]* Jeder kennt das, wenn er Bücher liest, Filme sieht und die Welt durch die Augen des anderen wahrnimmt, aus der Perspektive der anderen Person. Es ist, wie wenn man in die andere Person ein Stück hineinschlüpft und dann wahrnimmt, wie man da fühlen kann. Das kennen Sie, als Sie Kind waren, wenn Sie sich vorgestellt haben, jemand anders zu sein ... jeder ist schon mal in eine Buch- oder Filmfigur wie hineingeschlüpft ...

Ein Positionswechsel und die Identifikation mit dem ungebetenen Hausgast werden angeregt.

Erlauben Sie sich jetzt einmal, sich vorzustellen, Sie wechseln die Seiten. Wenn Sie jetzt einmal in diesen ungebetenen Hausgast, in seine Position, seinen Blickwinkel, seine Perspektive wie hineinschlüpfen, was nimmt man wahr, wenn man als ungebetener Hausgast auf diesen Menschen in der Tür schaut, bei dem man sich so breit macht? ... Was ist das für ein Mensch? ... Wie sieht der aus? ... Wie lebt der? ... Was ist bei ihm passiert?

Nach den Fragen lässt der Therapeut dem Patienten ausreichend Zeit für eine Antwort. Es folgen Fragen nach Verschlimmerung und nach Auflösung des Tinnitus:

Wann hat man Lust diesen Menschen als Ohrgeräusch zu ärgern oder noch mehr zuzusetzen? ... Wie macht man das? ... Wann würde man als Ohrgeräusch eher von ihm ablassen? ... Was müsste sich verändern, um ihn in Ruhe zu lassen? ... Was müsste sich und was müsste er verändern, dass es keinen Sinn macht, dass man keine Lust mehr hat, bei ihm aufzutauchen?

Nach den Fragen lässt der Therapeut dem Patienten erneut ausreichend Zeit für eine Antwort. Mithilfe dieser Frage kann der Patient den Sinn und die Funktion des Ohrgeräusches erkennen. Er erfährt, dass sein Leiden mit seinem Verhalten, seinem Erleben, seinen Konfliktbewältigungsstrategien und/oder seiner Lebenssituation zusammenhängt.

Würdigung und Reorientierung. Der Therapeut leitet die Rückführung aus der Trance ein und würdigt die Mitarbeit des Patienten:

Dann können Sie sich jetzt bei sich selbst bedanken, ... sich selbst gratulieren, für die getane Arbeit bedanken bei Ihrem kreativen Teil ... für die Zusammenarbeit und die Informationen ... und sich verabschieden ... Und neugierig sein, wie Ihr Unbewusstes Sie in Zukunft immer dann, wenn der Hausgast auftaucht, daran erinnert, wie Sie ihn wieder zum Verschwinden bringen oder zumindest weniger störend werden lassen ... Und Sie können beginnen ... langsam ... in diesen Stuhl zurückkehren, ganz frisch und wach sein, wie nach einem kurzen Schlaf und sich wieder bewegen und dem nachgehen, was Sie ohnehin als nächstes tun wollen ... Sie müssen dafür nichts weiter tun, als etwas bewusster und etwas tiefer ein- und auszuatmen und vielleicht damit beginnen, Arme und Beine ... und dann den Kopf ... in Ihrem Tempo langsam mehr und mehr zu bewegen ..., sich all die Zeit nehmen ... die Sie jetzt brauchen ...

> um dann mehr und mehr und ganz hier im Raum ... in diesem Stuhl zu sein ... den Stuhl wieder deutlicher im Kontakt mit Ihrem Körper zu spüren ... und die Geräusche der Umgebung wieder deutlicher wahrzunehmen ... und dann irgendwann ... wenn es für Sie passt ... langsam die Augen zu öffnen und wieder ganz hier zu sein.

Nachexploration. Im Nachgespräch exploriert der Therapeut das Befinden des Patienten, z.B.:

> Gut, dann lassen Sie uns einmal auf die Stunde zurückschauen, was im Verlauf der Sitzung geschehen ist ... Wie haben Sie sich am Beginn der Stunde gefühlt? ... Was hat sich verändert? ... Was nehmen Sie mit von dieser Stunde und was möchten Sie bis zur nächsten Sitzung anwenden oder ausprobieren? ... Woran wollen Sie nach dieser Erfahrung weiter therapeutisch arbeiten? ... O.k. ... und wie wäre es, wenn Sie ... *(eventuelle Empfehlung oder Verschreibung vom Therapeuten).*

5.2.2.4 Reframing – Die positive Absicht des Tinnitus

Vieles im Leben ist eine Frage der Perspektive oder Blickrichtung, die wir einnehmen. Eine Perspektive oder Blickrichtung können wir aber auch ändern. Dann bekommen eine Situation, ein Problem oder ein Symptom oft eine andere Bedeutung, was Veränderungen der Befindlichkeit und Lösungsansätze und Bewältigungsstrategien für unlösbar scheinende Probleme oder Beschwerden beinhalten kann. Die Lösungen für Probleme liegen dabei oft außerhalb unseres normalen, gelebten und vermuteten Gedankenrahmens. *Reframing* („neu rahmen") bedeutet das umdeutende Anbieten eines neuen Bezugsrahmens für das Denken oder etwas in einen anderen Rahmen zu stellen und zu sehen. Eine Umdeutung aus dem Alltag lautet beispielsweise: *„Scherben bringen Glück!"* Bei diesem Beispiel wird das gebrochene Geschirr (Verlust) zu einer positiven Erfüllungsbedingung für einen weit höheren Wert genützt (hier: Glück). Patienten mit Tinnitus-Leiden können auf diese Weise damit vertraut gemacht werden, dass der Tinnitus, genauso wie er Schmerz eine Botschaft, ein Signal sein kann, um auf etwas hinzuweisen, was sich zu verändern lohnt.

Leiden entsteht nicht nur durch die Dinge an sich, sondern oft durch die Bedeutung, die wir den Dingen oder der Situation geben („Nicht die Dinge beunruhigen uns, sondern die Gedanken, die wir uns darüber machen"). Unsere Sichtweisen und Glaubenssysteme haben einen lebensgeschichtlichen Hintergrund und bestimmen oft unser Leben und Handeln und welche Lösungen wir für unsere Probleme finden. Veränderungen erfordern es häufig, übliche Denkgewohnheiten zu verlassen und neue Erfahrungen zu machen.

In der hypnotherapeutischen Arbeit kann das Symptom (der Tinnitus) durch Reframing als „kreatives Umdeuten“ zur Ressource werden. Im Grunde genommen ist jeder Witz ein Reframing, da der unterhaltsame Überraschungseffekt darin besteht, dass eine bekannte Situation urplötzlich in einen ganz anderen Rahmen gestellt wurde. Hypnotherapeuten nutzen Reframing in Form des *Witzes*, weil der Humor eine große Ressource ist, die man unbedingt zur persönlichen Weiterentwicklung nutzen sollte.

In *Märchen, Fabeln* und *Geschichten* kommen Reframings zum Einsatz, die plötzlich eine neue Perspektive aufzeigen: Aus gut wird böse und umgekehrt. Bekannt ist die Fabel vom Fuchs, der nicht an die Trauben kam, und sie mit einem Reframing einfach als zu sauer erklärt, damit er sich mit der (versagten) Situation besser abfinden kann. Moderne Hypnotherapie nutzt dafür häufig solche narrativen Elemente. Es gibt verschiedene Formen von Reframing:
- Beim *Bedeutungs-Reframing* wird einem Verhalten, einer Situation oder Beschwerde eine andere Bedeutung gegeben.
- Beim *Kontext-Reframing* wird für eine ungeliebte Eigenart, einem Verhalten oder einem Symptom ein Kontext gefunden, wo genau diese Eigenschaft sinnvoll oder nützlich ist.

Grundannahmen bei der Anwendung des Reframings sind:
- Jedes Verhalten ist zielgerichtet.
- Hinter jedem Verhalten steht eine positive Absicht (Wert).
- Jedes Verhalten ist (in mindestens einem Kontext) angemessen und hilfreich.

Mit der Idee der positiven Absicht des Tinnitus sowie der „Teile-Metapher“ sollen Suchprozesse für angemessene Veränderungen und Problemlösungen ausgelöst werden. Durch „Umdeutung“ wird eine neue, konstruktivere Haltung zum Ohrgeräusch und eine Veränderung der übermäßig negativen Konnotation („Einstellungsänderung“) angestrebt. Durch die kognitive Umstrukturierung mit der neuen, oft überraschenden Erkenntnis auf eine mögliche „positive Absicht“ des geklagten Tinnitus, z. B. als Körpersprache („Hilfeschrei“) oder eine Suche nach Aufmerksamkeit für eigene Bedürfnisse, kann eine Akzeptanz, Annahme und Versöhnung mit dem Ohrgeräusch geschehen. Auf diese Weise kann der Patient den Kampf gegen den Tinnitus aufgeben und neue Lösungswege zur Symptombewältigung erkennen.

Hilfreich für diese hypnotherapeutische Arbeit ist der Einsatz von Seeding im Einleitungsgespräch und während der Trance, indem der Therapeut den Patienten auf Problemlösungsprozesse, z. B. mit dem „9-Punkte-Problem“ und/oder auf die Körpersprache und -signale orientiert (vgl. auch „Arbeitsblatt 9: Das „9-Punkte-Problem““ auf Seite 298 und in den Online-Materialien). Indiziert ist eine leichte bis mittlere Trancetiefe, die durch ausführliches, langsames Pacen und Leaden und eine Vertiefung der Trance erreicht werden kann.

Ablauf

Rapport. Nach der Begrüßung, der Besprechung des aktuellen Befindens, dem Wochenverlaufs, den Erwartungen und dem Ziel für die Therapiestunde erwägt der Therapeut mit dem Patienten die Möglichkeit, dass das Symptom eine Mitteilung an ihn darstellen könnte. Beispielsweise kann der Therapeut im Gespräch kurz auf die „Benzinanzeige im Auto“ als Handlungsaufforderung an einer „anderen Stelle“ etwas zu tun (Tanken!) oder „Schmerz“ als Signal/Botschaft fokussieren (Seeding):

> Wenn die Benzinanzeige im Auto rot blinkt, fahren Sie sicher zum Tanken an die Tankstelle. Die Anzeige ist dann nicht defekt, sondern das Tanken verändert dann die die Anzeige. Das heißt doch, die Veränderung findet an einer anderen Stelle statt, nicht direkt an der Benzinanzeige Und was tun Sie im Allgemeinen, wenn Sie Zahnschmerzen haben? Sie gehen wahrscheinlich zum Zahnarzt. Das heißt doch eigentlich, der Schmerz will Sie auf etwas hinweisen, er ist auch ein Signal, oder?

Gut eignet sich hierfür auch das sogenannte „9-Punkte-Problem“, das der Therapeut z. B. so einführen kann (vgl. „Arbeitsblatt 9: Das „9-Punkte-Problem““ auf Seite 298 und in den Online-Materialien):

> Habe ich Ihnen schon mal vom 9-Punkte-Problem erzählt? Kennen Sie das 9-Punkte-Problem? Ich finde, es ist ein schönes Beispiel, wie wir versuchen, unsere Probleme zu lösen ...

Dann erfolgen die Besprechung und Lösung des 9-Punkte-Problems mit dem Patienten. Im Anschluss bittet der Therapeut den Patienten eine angenehme Sitzposition einzunehmen und lädt ihn zu einer Übung ein.

Tranceinduktion. Die nachfolgende sehr ausführliche Induktion mit Vertiefung kann der Therapeut abwandeln und/oder verkürzen (vgl. hierzu auch das „Arbeitsblatt 5: Formale Tranceeinleitung“ auf Seite 291, das „Arbeitsblatt 8: Konfusionstechnik“ auf Seite 297 sowie das „Arbeitsblatt 7: Vertiefung der Trance“ auf Seite 295 sowie Online-Materialien; weitere hilfreiche Arbeitsblätter, wie z. B. „Arbeitsblatt 14: Bewusst-Unbewusst-Formulierungen zur Tranceeinleitung“ sowie „Arbeitsblatt 23: Induktion mit Seeding“, finden sich in Kranz, 2017):

> Nehmen Sie jetzt bitte eine angenehme Haltung ein und richten Ihren Blick auf einen Punkt, einfach auf diesen Punkt schauen ... Sie können sich jetzt ausruhen ... Sie können Ihre Haltung prüfen und alles verändern ... so, dass es angenehm ist ... Alles so einrichten, dass es Ihnen gut geht, auch wenn Sie Geräusche hören, die Ihnen bekannt oder fremd vorkommen, um später zu vergessen, darauf zu achten, und die Ruhe zu genießen.

Fixation. Nach einer Pause fährt der Therapeut fort.

> Die Augen brauchen die Lider nicht zu schließen, und die Lider brauchen die Augen nicht zu schließen, dann können Sie nach einer Weile feststellen, dass Sie durch die Dinge hindurchsehen, mühelos, indem Sie Ihren Blick weit gestellt haben. Es ist ein eigenartiges Gefühl, den Blick weit zu stellen und dabei durch die Dinge durchsehen, ohne sie aus den Augen zu verlieren. Was Sie anschauen, kann unschärfer werden, oder sich bewegen und Sie können andere Dinge auch wahrnehmen ... Muster ... Farben ... Veränderungen des Lichts ... Früher oder später können die Lider ein Gefühl der Schwere entwickeln, dem es angenehm ist, nachzugeben. Die Hände können unterschiedliche Empfindungen haben ... oder sich gleich anfühlen ... Die Hände können auf den Beinen liegen oder auf der Unterlage ... so wie Sie es wollen ... Sie können so tief entspannen, wie Sie es wollen ... Sie können alles beachten, was Sie beachten wollen ... was sie empfinden. Und zu einem späteren Zeitpunkt vergessen, darauf zu achten und den Gedanken folgen. Geräusche können der Ausgangspunkt sein, vom dem Sie sich entfernen. Die linke Hand kann etwas anderes empfinden als die rechte, oder die rechte, anders als die linke ... und Dinge können sich entwickeln ... geschehen ... ohne dass Sie etwas dafür tun müssen ... und Sie brauchen nicht alles annehmen. Es ist gut zu prüfen, was wichtig ist ... Alle Gedanken, die Sie nicht brauchen können, können Sie an einem bestimmten Ort verwahren ... ablegen ... loslassen ... Sie können darauf zurückkommen ... oder es vergessen, indem Sie darauf achten ... den Kontakt der Füße zum Boden spüren ... den Kontakt des Körpers zum Sitz ... den Rücken spüren, der gestützt wird. Vielleicht haben Sie eine Vorstellung von dem, was Ihnen guttut. Wie Sie bewusster dafür sorgen, etwas für sich zu erledigen, eine Vorstellung, die Ihnen hilft. Oder Sie überlassen es Ihrem Unbewussten, was Sie danach bewusst richtigmachen. Sie können die Atmung spüren ... und wahrnehmen ... wie sich der Körper jetzt anfühlt ... was sich bereits verändert hat ...

Lidschluss. In der folgenden kurzen Gesprächspause hat der Patient Zeit, sich mehr und mehr nach innen zu fokussieren:

> So wie sich die Lider schließen als würden Sie eine Tür hinter sich schließen, um sich nach innen zu wenden, angenehm, und die Reizung der Augen durch die Lider vergessen und die Müdigkeit der Lider und das Bedürfnis, der Wunsch spürbar wird, es sich jetzt guttun lassen und die Augenlider zu schließen. Die Lider werden müde und schwer, müde und schwer und schließen sich.

Vertiefung. Der Therapeut vertieft die Trance:

Sie können gleich oder später tiefer in Trance gehen ... während ich gleich von eins bis zehn *zähle* ..., können Sie sich Zeit nehmen und einzelne Schritte tun ... Vielleicht wie auf einer Treppe an einem Haus, in einem Garten oder an einem Berg ... kleine oder große Schritte und weiterkommen ... in Ihrem eigenen Rhythmus. Sie müssen meinen Worten nicht folgen und können dabei auch einzelne Stufen überspringen oder heimlich schon weiter sein, schon ganz woanders.

Eins – Jede Reise beginnt mit dem ersten Schritt ... den ersten Schritt haben Sie längst getan.

Zwei – Alle Dinge haben zwei Seiten ... Münzen haben zwei Seiten ... eigentlich hat alles im Leben zwei Seiten ...

Drei – Aller guten Dinge sind drei ... sagen manche Leute.

Vier – Finger und ein Daumen an jeder Hand.

Fünf – die Hälfte des Weges ist getan.

Sechs – ist eine Zahl, die man auf den Kopf stellen kann. Jede Zahl ist eine Stufe, mit jedem Schritt etwas hinter sich lassen, etwas weiterkommen.

Sieben – Sieben auf einen Streich ... das Märchen vom tapferen Schneiderlein. Sieben Schwaben, sieben Tage hat die Woche.

Acht – sind zwei Nullen übereinander, Achtgeben.

Neun – ist die umgedrehte Sechs.

Zehn – den letzten Schritt tun Sie allein.

In der folgenden kurzen Gesprächspause hat der Patient Zeit, die vom Therapeuten angebotenen Bilder zu visualisieren und weiter nach innen zu fokussieren:

Wenn Sie jetzt einen Zustand erreicht haben, der für Sie im Moment richtig ist ... von dem wir einen nächsten Schritt weiter gehen können ... dann geben Sie mir einfach ein Zeichen, indem Sie den Zeigefinger der rechten Hand heben ... Und im Kopf dabei hellwach bleiben und feststellen, dass der Körper gut aufgehoben ist und nichts Besonderes tun muss. Ich weiß, dass der bewusste Verstand mir zuhören kann, während das Unbewusste von dem lernt, was Sie nicht hören und manchmal lernt auch der bewusste Verstand davon, während Sie zuhören. In Trance können sich die Gedanken neu ordnen. Wir können dadurch auf Ideen kommen, auf die wir sonst gar nicht gekommen wären. Sie können den Beobachtungen folgen mit einem Teil der Aufmerksamkeit. Und mit einem anderen Teil der Aufmerksamkeit können Sie Ihren Gedanken nachge hen, an einem anderen Ort, wo es Ihnen sehr gut geht, in eine andere Zeit. Während die Gedanken woanders sind, können Sie Ihren Körper sich selbst überlassen, er sorgt für sich selbst. Wie im Schlaf. Während Ihr Geist ganz wach ist, wie im Traum.

Der Therapeut lässt dem Patienten ausreichend Zeit zur Entwicklung ideodynamischer Prozesse und kann diese in der Regel am Atemrhythmus, der Hautdurchblutung, der Muskulatur und der Sitzhaltung erkennen. Er fährt dann fort und „streut" zur Vorbereitung des Reframings im weiteren Verlauf beiläufig Suggestionen aus dem Vorgespräch ein, z. B.:

Und jemand hat mal gesagt, dass Träume so etwas sind wie ein Brief, den man an sich selbst schreibt ... man muss nur verstehen und erkennen ... was in dem Brief steht ... denn wir träumen oft in Symbolen ... wie in einer anderen Sprache ... und dann gibt es da auch die Körpersprache ... was doch nichts anderes heißt, als dass der Körper mit uns spricht ... Eltern kennen das auch beim Baby, das noch nicht sprechen kann und früher oder später weiß man, wenn das Baby schreit, ob es Hunger hat ... ob es müde ist ... ob es Schmerzen hat ... oder ob es Zuwendung, Beschäftigung möchte ... Das Baby spricht mit seinen Mitteln ... mit seinen Möglichkeiten. Ist es nicht so ... dass auch ein Schmerz eine Sprache des Körpers ist ... Denken Sie einmal an Zahnschmerzen. Und der Körper ... spricht mit uns mit seinen Mitteln und Möglichkeiten. Der Schmerz sagt uns doch, dass etwas nicht stimmt ... und dass wir etwas tun sollen ... etwas dagegen unternehmen. Stellen Sie sich einmal vor ... was wäre ... wenn es keinen Schmerz geben würde?... Meistens gehen die Menschen zum Arzt, wenn Sie Schmerzen oder Beschwerden haben ... Symptome sind dann Signale, die uns etwas mitteilen wollen, manchmal auch irritieren ... und dann spricht der Körper mit Körpersignalen, das sind dann z. B. Schmerzen, Fieber, ... und die Seele mit seelischen Signalen ... das sind dann z. B. Ängste, Depressionen, oder mit Schmerzen, wo der Arzt mit seinen Untersuchungen nichts findet ... und jemand hat mal gesagt, manchmal spricht auch die Seele zum Körper und sagt, lass du dir etwas einfallen, auf mich hört er nicht. *[Überleitung zum Ohrgeräusch.]* Und was hat das mit Ihrem Ohrgeräusch zu tun? ... Darüber müssen Sie jetzt nicht Nachdenken ... mit Ihrem bewussten Verstand ... während das Unterbewusste schon eher eine Antwort auf diese Frage wissen kann ... Was Sie jetzt einfach einmal tun können ... ist ... an das Ohrgeräusch zu denken ... spüren Sie dahin ... wie fühlt es sich an ...? Spüren Sie dahin ... fühlen Sie dahin ... wie wenn Sie sich dem Ohrgeräusch und den Gefühlen jetzt nähern ... ohne ganz einzusteigen ...

Nach einer Pause lässt sich der Therapeut Einzelheiten beschreiben, indem er fragt:

Wie fühlt sich das Ohrgeräusch jetzt an? ... Wenn das Ohrgeräusch eine Farbe hätte, wäre es eher eine helle oder eher eine dunkle Farbe? ... Wenn es eine Form

> hätte, was für eine Form hätte es ... eher quadratisch ... eher rund? ... Wenn es eine Temperatur hätte ... wäre es eher kalt oder warm?

Nach den Fragen lässt der Therapeut dem Patienten ausreichend Zeit für eine Antwort. Bei gutem Rapport sind auch noch weitere Fragen möglich (z.B. nach Stimme, Klang). Der Therapeut "schaukelt" den Patienten dabei in Dichotomien, führt und lenkt ihn mit Pacing und Leading sowie Pausen, um seine kreativen, unbewussten, rechthemisphärischen Fähigkeiten zu aktivieren.

Nutzung der Trance – Kontakt zum Unbewussten. In der Trancearbeit geht es darum, Kontakt zum Unbewussten herzustellen:

> Und jetzt möchte ich, dass Sie etwas vielleicht Ungewöhnliches tun und sich überraschen lassen, was dann geschieht ... Nichts bewusst tun ... einfach geschehen lassen ... und neugierig sein ... was dann kommt ... Wir verfügen über verschiedene Organe ... Herz ... Niere ... Magen ... usw.... Und die arbeiten irgendwie zusammen ... ganz von allein ... Unsere Persönlichkeit hat verschiedene Teile ... da gibt es vielleicht den fleißigen und den faulen Teil ... den Pünktlichen und den Unpünktlichen ... und alles gehört zu uns ... und dann gibt es da das Bewusste und das Unbewusste ... und alle arbeiten irgendwie zusammen. Und ich habe Ihnen etwas über unsere Seele und unseren Körper erzählt, die immer für uns da sind, arbeiten ... ein Leben lang. Denken Sie nur an die Schnittwunde durch das Messer ... die irgendwie wie von allein heilt ... oder Sie kennen das ... wenn man erkältet ist und zum Arzt geht, dauert es eine Woche, bis man gesund ist ... wenn man nicht zum Arzt geht, dauert es 7 Tage ... Manche sagen dazu Selbstheilungskräfte ... Das ist egal, es gibt also anscheinend einen Teil in uns, der für uns arbeitet, ohne dass wir es bewusst tun ... es geschieht, wie von selbst ... Manche nennen es das Unbewusste ... manche den inneren Helfer ... Aber das ist jetzt unwichtig ... Was wir tun können ... wir können einmal versuchen, mit diesem Teil in Kontakt zu kommen ... in diesem Zustand, in dem Sie jetzt sind und Fragen an diesen Teil richten. Mögen Sie das jetzt einmal tun? Dann geben Sie mir bitte ein Zeichen und heben einfach, wie Sie das kennen, den rechten Zeigefinger.

Hat der Patient den Zeigefinger gehoben, kann der Therapeut folgendermaßen fortfahren:

> Sehr gut ... dann können Sie Ihr Unbewusstes einmal fragen: Teil, der du mir das Ohrgeräusch schickst, würdest du mit mir sprechen? Wenn ja, wird es Zeichen geben ... irgendwann ein Zeichen, früher oder später ... vielleicht ein Wärme- oder Kältegefühl ... ein Kribbeln oder Zucken ... eine Anspannung oder Entspannung,

die deutlicher wird ... ein Gedanke ... seien Sie einfach neugierig ... und aufmerksam ... auf die Reaktion, die Antwort des unbewussten Teils, des inneren Helfers ...

In der Regel kommt es hier auf der Basis eines Trancezustandes zu einer ideomotorischen Reaktion, die vom Therapeuten *utilisiert* und bekräftigt wird.

Sehr gut ... der Teil hat mit „Ja" geantwortet, weshalb Sie jetzt weiter fragen: Teil, der du mir das Ohrgeräusch schickst, möchtest du mir etwas mitteilen? Wenn es ein „Ja" gibt, wird es wieder dieses oder ein anders Zeichen geben.

Der Therapeut lässt dem Patienten wieder ausreichend Zeit zur Entwicklung seiner inneren Reaktion. In der Regel kommt es hier wieder auf der Basis eines Trancezustandes zu einer ideomotorischen *Reaktion*, die dann ebenfalls *utilisiert* und bekräftigt wird. Der Therapeut lässt dem Patienten Zeit für die Entwicklung der ideodynamischen Reaktionen, wartet auf Antworten, unterstützt den Patienten mit Pacing und Leading und akzeptiert die Antworten des Patienten respektvoll. Antworten können auf ganz verschiedenen Ebenen erfolgen. Es sollte vor allem auf *innere Signale* und *Ideomotorik* geachtet werden. Der Therapeut würdigt, lobt und erkennt die Leistung des Patienten an (Pacen und Leaden). Falls trotzdem *keine Antwort* kommt, wird das vom Therapeuten angenommen und akzeptiert:

Manchmal ist es besser zu schweigen. Reden ist bekanntlich Silber, Schweigen ist Gold.

Anschließend wird der Prozess abgeschlossen:

Keine Antwort ist bekanntlich auch eine Antwort ... Das ist auch interessant ... dieser Hinweis, dass es im Moment keine Antwort gibt. Und Sie haben das wirklich gut gemacht. *[Würdigung, Lob, Anerkennung.]*

Erfolgen die zu erwartenden ideomotorischen Reaktionen, wird die Arbeit fortgesetzt, und der Therapeut hilft dem Patienten, Fragen an das Unbewusste zu stellen:

Gut, dann können Sie jetzt Fragen an das Unbewusste stellen ... und neugierig sein, was es Ihnen mitteilt. Teil, was möchtest du von mir? Was möchtest du mir mitteilen? ... Was soll ich verstehen oder bemerken? ... Teil, was möchtest du mit deinem Tun Positives für mich erreichen oder sicherstellen? ... Teil, welche anderen Möglichkeiten gibt es für mich, dass dieses Ziel erreicht wird? ... Welche Verhaltensweisen können gleichen Nutzen bringen? ... Was kann ich dafür tun?... Welche Möglichkeiten gibt es, das zu erreichen, was du eigentlich für mich tun, erreichen willst?

Nach den Fragen lässt der Therapeut dem Patienten immer ausreichend Zeit für die ideodynamischen Prozesse und Antworten.

Ökologiecheck – Ziel und positive Absicht vereinigen. Im nächsten Schritt geht es darum, zu überprüfen, ob die Veränderung in der Lebenssituation des Patienten wirklich angemessen ist:

> Gut, dann gehen Sie noch einmal nach innen und schauen, ob es irgendeinen Teil in Ihnen gibt, der Einwände gegen das neue Verhalten hat. Gibt es andere Persönlichkeitsanteile, die etwas einzuwenden haben? ... Achten Sie einfach darauf was geschieht, wenn Sie diese Frage stellen: Gibt es einen Teil, der Einwände gegen das neue Verhalten hat? ... Passt das Verhalten zu meinen Zielen im Leben und in meinem Lebensumfeld und zu der Absicht des Ohrgeräuschs? ... Schauen Sie einmal, ob das neue Verhalten sinnvoll ist.

Der Therapeut lässt dem Patienten wieder ausreichend Zeit für seine (innere) Antwort:

> Gibt es Einwände aus Ihrem Inneren, von anderen Persönlichkeitsteilen oder einer inneren Stimme? ... Achten Sie bei dieser Frage jetzt einfach auf Ihre innere Stimme und auf den Körper ... Achten Sie einfach darauf, ob da etwas aus dem Inneren aufsteigt, geschieht ... Ihre innere Stimme oder eine Reaktion, Ihr Gefühl ... Wenn es diese Einwände gibt, gibt es vielleicht oder ganz bestimmt auch weitere Lösungsvorschläge, die von dem Teil, der das Ohrgeräusch geschickt hat, und von dem anderen Teil Ihrer Persönlichkeit akzeptiert werden, so lange, bis alle Teile von Ihnen einverstanden sind.

Für den inneren Suchprozess und die Antworten ist es wichtig, dem Patienten Zeit zu lassen. Mit therapeutischer Unterstützung wird der Teil weiter gefragt, ob das neue Verhalten sinnvoll ist und der Absicht des unbewussten Teils entgegenkommt. Bei Einwänden wird die neue Verhaltensweise weiter verändert, dafür wird der Dialog fortgesetzt, bis der unbewusste Teil mit den neuen Lösungsvorschlägen und Verhaltensweisen einverstanden ist:

> Und zum Abschluss fragen Sie Ihren inneren Teil, wann und wo Sie dieses neue Verhalten ausprobieren können ... Wann und wo kann ich dieses Verhalten einsetzen und ausprobieren? Sie können mir die Antwort mitteilen, für mich ist genauso in Ordnung, wenn Sie die Antwort für sich behalten.

Reorientierung. Die Rückführung der Trance kann der Therapeut z. B. folgendermaßen einleiten:

Dann können Sie sich jetzt bei dem Teil bedanken ... für die Zusammenarbeit und die Informationen ... und sich verabschieden ... Und Sie können beginnen ..., langsam ... in diesen Stuhl zurückzukehren, ganz frisch und wach sein, wie nach einem kurzen Schlaf und sich wieder bewegen und dem nachgehen, was Sie ohnehin als nächstes tun wollen ... Sie müssen dafür nichts weiter tun, als etwas bewusster und etwas tiefer ein- und auszuatmen ... und vielleicht damit beginnen, Arme und Beine ... und dann den Kopf ... in Ihrem Tempo langsam mehr und mehr zu bewegen ... sich all die Zeit nehmen ... die Sie jetzt brauchen ... um dann mehr und mehr und ganz hier im Raum ... in diesem Stuhl zu sein ... den Stuhl wieder deutlicher im Kontakt mit Ihrem Körper zu spüren ... und die Geräusche der Umgebung wieder deutlicher wahrzunehmen ... und dann irgendwann ... wenn es für Sie passt ... langsam die Augen zu öffnen und wieder ganz hier zu sein.

Nachexploration. Der Therapeut exploriert zum Abschluss die Befindlichkeit des Patienten während und nach der Übung, z.B. wie folgt:

Gut, dann lassen Sie uns einmal auf die Stunde zurückschauen, was im Verlauf der Sitzung geschehen ist ... Sie haben das gut gemacht. Wie geht es Ihnen jetzt? ... Wie haben Sie sich am Beginn der Stunde gefühlt? ... Was hat sich verändert? ... Was nehmen Sie mit von dieser Stunde und was möchten Sie bis zur nächsten Sitzung anwenden oder ausprobieren? ... O.k., und wie wäre es, wenn Sie ... *(eventuelle Empfehlung oder Verschreibung vom Therapeuten)?*

Umgang mit möglichen Problemen bei der Durchführung

Bei der Durchführung des Reframings können sich verschiedene Probleme ergeben. Mit diesen kann folgendermaßen umgegangen werden:

- *[Der „Teil" meldet sich nicht:]* Kann es sein, dass sich der Teil nicht freundlich genug eingeladen fühlt, nicht willkommen erlebt? Teile sind wie Menschen, wenn man etwas von Ihnen will, wollen sie respektvoll und freundlich behandelt werden. Bitte versuchen Sie noch einmal, den Teil einzuladen, auf eine freundliche, akzeptierende Weise ... Und, wenn Sie im Moment keine freundlichen Gefühle oder Gedanken für ihn haben, sagen Sie es ihm, aber sagen Sie ihm auch, dass Sie trotzdem gerne mit ihm nach anderen Lösungen suchen wollen und ihn deshalb einladen möchten.
- *[Der Patient will das Ohrgeräusch/den Teil einfach nur weghaben:]* O.k., dieser Teil und das Ohrgeräusch nerven Sie, es gefällt Ihnen nicht ... und Sie merken, dass dieser Teil und das Ohrgeräusch sehr mächtig sind ... diese Teile

gewinnen fast immer, wenn Sie mit Ihnen kämpfen und hadern ... und Sie merken, dass dieser Teil und das Ohrgeräusch recht selbstständig sind, eigenständig, wenn Sie merken, dass Sie den Teil und das Ohrgeräusch irgendwie gar nicht beeinflussen können ... Und das geht nun schon seit ... *(Zeitpunkt nennen)* so ... wie regelmäßig ... einerseits unangenehm für Sie ... und dann irgendwie ... auch wenn es im ersten Moment komisch klingt, sehr zuverlässig ... Und jetzt stellen Sie sich einmal vor, Sie hätten diesen „zuverlässigen" Teil als Helfer zur Seite ... auf Ihrem Weg, um ... *(Ziel benennen)* zu erreichen ... Wie wäre das für Sie?

- *[Es gibt unklare ideomotorische „Ja"- und/oder „Nein"-Signale:]* Immer zuerst das „Ja"-und erst danach das „Nein"-Signal geben lassen. Auch ist es sinnvoll, den Teil zu bitten, das Signal zur Bestätigung noch einmal zu wiederholen.
- *[Der Patient glaubt nicht, dass er einen kreativen Teil hat:]* Jeder Mensch hat schon einmal irgendeine gute Idee gehabt. Wann hatten Sie eine gute Idee? Eine Idee, wo Sie ein Problem gelöst, etwas gestaltet, geklärt haben. Dafür ist dieser kreative Teil in Ihnen verantwortlich. Und Sie können diesen Teil jetzt bitten, andere Möglichkeiten für sein bisheriges Bemühen, sein Verhalten und für das Ohrgeräusch, dass Sie nervt, vorzuschlagen ... vielleicht auch, indem er sich mit anderen Teilen in Ihnen zusammensetzt und mit ihnen beratschlagt.
- *[Der Patient glaubt nicht, dass der Teil/das Ohrgeräusch eine gute Absicht verfolgt:]* Gut, Sie können sich das vielleicht im Moment gar nicht oder eben nur ganz schwer vorstellen, dass der Teil und das Ohrgeräusch etwas Wichtiges, Hilfreiches für Sie tun, erreichen möchte. Vielleicht sind Sie erstmal bereit, diese Möglichkeit lediglich anzunehmen, auch wenn Sie es noch nicht verstehen ... O.k.? Unser Körper funktioniert wie ein sich selbst erhaltendes System ... und strebt ein Gleichgewicht ... ein Funktionieren ... Gesundheit und Wohlbefinden an ... Darauf ist alles ausgelegt ... Warum sollte er deshalb etwas gegen sich selbst tun? Nichts im Körper ist eigentlich gegen uns gerichtet, nichts ist uns feindlich gesonnen ... vielleicht kommt manchmal das Programm wie beim Computer irgendwie durcheinander ... und dann meldet sich der Computer mit Fehlermeldungen, auf Computerart ... er macht uns auf etwas aufmerksam ... und das soll korrigiert werden ... aber der Computer wird sich niemals selbst zerstören ... Und kann es nicht sein, dass der Teil, der mit dem Ohrgeräusch zu tun hat, ein Anliegen hat, das so wichtig ist, dass das als unangenehm von Ihnen erlebte Ohrgeräusch als Nebenwirkung in Kauf genommen hat ... wie man das bei Operationen ... Spritzen ... Medikamenten auch manchmal tut ... Und vielleicht hat der Teil das auch schon mal auf andere Weise versucht ... und Sie haben ihn damals irgendwie nicht bemerkt, nicht ernst genommen ... sodass er sich jetzt nicht mehr anders zu helfen wusste ... dass er keine andere Chance hatte, um bemerkt zu werden ...

- *[Der Teil/das Ohrgeräusch verrät seine positive Absicht oder die neue Möglichkeit/ Verhaltensänderung nicht:]* Was meinen Sie, könnte der Teil/das Ohrgeräusch gute Gründe haben, nichts zu verraten? Wenn Sie dieser Teil/das Ohrgeräusch wären, würden Sie etwas verraten, Preis geben? Und wenn jemand nichts sagt, dann ist es immer auch sinnvoll, das zu akzeptieren ... Und vielleicht kommen Ihnen in den nächsten Stunden ... oder Tagen ... oder Nächten ... oder Wochen irgendwelche Ideen. Und Sie brauchen dafür nichts zu tun ... wenn es da etwas gibt ... dann wird es auch alleine auftauchen, wenn es soweit ist. Wie die Frucht, die vom Baum fällt, wenn sie reif ist. Und Sie können einfach neugierig sein, was dann kommt, welche neuen Verhaltensmöglichkeiten der Teil für Ihre Zukunft bereithält und vorschlägt. Und während Ihr bewusster Verstand vielleicht jetzt trotzdem darüber nachdenkt ... bleibt das Unbewusste ganz ruhig, gelassen ... und hat schon etwas für Sie bereit.

5.2.3 Modul Narrative Hypnotherapie

Narrative Hypnotherapie-Materialien (vgl. Online-Materialien)

- Arbeitsblatt 10: Theapeutische Geschichten

Ganz in der Tradition der Hypnotherapie ist das Erzählen von Geschichten (oder Lesen) als eine Form von „zeigender“ (im Gegensatz zu „beweisender“) Wissensvermittlung, ein offenes Angebot, das es dem Patienten selbst überlässt, ob er es annimmt oder nicht und was er mit oder aus der Geschichte macht. Richtig angewendet sind Geschichten ein hervorragender Träger für therapeutische Interventionen und Suggestionen.

Der Vorteil liegt hier darin, dass der Patient nicht zu etwas gedrängt wird. Geschichten ermöglichen auf kunstvolle Weise therapeutische Botschaften zu verpacken, indem sie das Bewusstsein des Patienten umgehen und damit keine Widerstände erzeugen. Geschichten vermitteln dem Zuhörer auf verschiedenen Ebenen Lernmöglichkeiten und neue Erfahrungen. Wichtig ist, dass es sich beim hypnotherapeutischen Geschichtenerzählen um eine indirekte Therapiemethode handelt. Der Patient entscheidet selbst, ob er sich mit der Geschichte, der Person, den enthaltenen Problemen oder Lösungen identifiziert.

Geschichten enthalten häufig Metaphern, erzeugen zudem durch die konkrete, szenische Darstellung innere Bilder. Auf diese Weise kann beim Patienten ein direkter Hinweis in ein Bild übersetzt werden, dass dem Patienten geläufig ist, dass er sich gut merken und später nutzen kann. Innere Bilder hinterlassen neben der inhaltlichen Gedächtnisspur auch immer eine visuelle und akustische Erinnerungsspur. So werden mit der Geschichte verbundene Bilder, Geräusche und Stimmen im Gedächtnis abgelegt und können gut erinnert werden („Ein Bild sagt mehr als tausend Worte“). Daneben geschieht in den Geschichten vieles beiläufig und wird unbewusst vom Patienten notiert. Der Therapeut erhält durch die Reaktionen und Rückmeldungen des Patienten während und im Anschluss an die Geschichte oft neue, interessante diagnostische Hinweise über seinen Patienten. Immer jedoch wird der Patient die Inhalte einer Geschichte bewusst oder unbewusst als Anregungen oder Möglichkeiten für seine eigenen Verhaltensweisen und Einstellungen betrachten.

Zusammenfasend kann gesagt werden, dass therapeutische Geschichten folgende Ziele verfolgen:

- Nutzung zur Tranceinduktion oder -vertiefung sowie zur Veränderungsarbeit.
- „Bessere“ Aufnahme von Suggestionen, weil indirekt „verpackt“ und vermittelt im Kontext der Geschichte.
- Fokussierung des Patienten auf notwendige und gewünschte Ressourcen.
- Induktion emotional erwünschter Zustände wie Entspannung, Zufriedenheit, Ruhe, Sicherheit, Zuversicht.
- Indirekte Vermittlung von Lösungs- und Veränderungsansätzen.

Ablauf

Wenn der Therapieprozess und die spezielle Sitzungssituation dafür geeignet sind, können Geschichten in einer hypnotherapeutischen Sitzung wie beiläufig eingebaut und „eingestreut“ werden. Geschichten können zur Tranceeinleitung ebenso genutzt werden wie zur Veränderungsarbeit.

Das Erzählen einer Geschichte kann vom Therapeuten gezielt und direkt angekündigt werden:

> Mir fällt zu unserem Thema eine Geschichte ein. Ich weiß auch nicht warum, aber vielleicht hat die Geschichte ja doch auch eine Bedeutung für Sie und Ihr Problem, irgendwie mit Ihnen und unserem Thema zu tun? ... Wer hat bei Ihnen früher Geschichten erzählt? Gut, dann nehmen Sie jetzt einmal eine bequeme Sitzhaltung ein, wie Kinder, wenn sie einer Geschichte lauschen. Sie müssen wirklich nichts tun mit dem Inhalt der Geschichte, einfach zuhören, sich zurücklehnen und vielleicht ein wenig neugierig sein ... und die Situation genießen. Wenn Sie mögen, können Sie auch die Augen schließen ..., wodurch es oft noch besser gelingt, Bilder zum Inhalt der Geschichte wie von selbst entstehen zu lassen.

Weitere Ein- oder Überleitungen zu Geschichten in der Therapiesitzung können sein:

- Das erinnert mich an einen Patienten ...
- Habe ich Ihnen eigentlich schon mal von meinem Freund ... erzählt ...?
- Meine Oma/Mutter/Vater hat mir einmal erzählt ...
- Das ist wie in der Geschichte ... Kennen Sie die?

Bei Tinnitus-Patienten beinhalten Geschichten häufig Themen wie Stress und Stressbewältigung sowie Intuition, innere Stimme, Körpersprache und inneres Wissen (vgl. „Arbeitsblatt 10: Therapeutische Geschichten“ auf Seite 300 und in den Online-Materialien). Mit erzählenden Methoden kann hier vor allem auf psychogene Anteile beim Leiden unter Tinnitus sowie auf Probleme bei der Aufmerksamkeitsfokussierung (Konzentration) fokussiert und Einfluss genommen werden.

5.3 Arbeitsmaterialien

Arbeitsblatt 1 (Seite 1/2) **Hypnotherapie**

Grundannahmen und Inhalte der modernen Hypnose (Hypnotherapie)

Hypnose ist ein wissenschaftlich belegtes Therapieverfahren. Sie ist eine Kommunikationsform auf verbaler und nonverbaler Ebene, die darauf abzielt, dem Patienten zu helfen, in eine Trance zu gelangen. Trancen sind veränderte, natürliche Bewusstseinszustände, die sich vom Alltagsdenken und -bewusstsein unterscheiden. In der Trance wird mit den fünf Körpersinnen Sehen, Hören, Fühlen, Riechen und Schmecken die Aufmerksamkeit gebündelt. Gefühle können verstärkt oder abgeschwächt, die Wahrnehmung von Schmerzen oder Ohrgeräuschen verändert, die Kreativität des Patienten gesteigert werden. Trancezustände potenzieren die Fähigkeiten und Ressourcen des Patienten und können neue Lösungen für die Veränderung von seelischen und körperlichen Beschwerden und Problemen bewirken. Moderne Hypnose (Hypnotherapie) wird häufig in Kombination mit anderen Psychotherapiemethoden (Verhaltenstherapie, analytische Verfahren, systemische Ansätze) angewendet. Sie kann dann die Effizienz dieser Therapiemethoden steigern.

Der Begründer der modernen Hypnose war der amerikanische Psychiater, Psychologe und Psychotherapeut Milton Erickson (1901–1980). Die Erickson'sche Hypnose versteht sich als Weiterentwicklung der klassischen, direktiven Hypnose. Milton Erickson hat die Hypnosetechnik revolutioniert und um eine Vielfalt von neuen, originellen Techniken bereichert. In der Erickson'schen Hypnose wird zusätzlich zur klassischen Hypnose mit Methoden der indirekten Suggestionen sowie mit ausgefeilten beiläufigen Suggestions- und Konfusionsmethoden gearbeitet, das Vorgehen wird auf die individuelle Persönlichkeit des Patienten abgestimmt.

Erickson geht davon aus, dass der Patient genügend Ressourcen besitzt. Das Unbewusste verkörpert eine Art Intelligenz, die über Probleme, Konflikte und Schwierigkeiten des Patienten besser Bescheid weiß als sein Bewusstsein. Die Moderne Hypnotherapie zielt auf die Erweiterung der Fähigkeiten des Patienten. Sie beinhaltet Methoden und Techniken, die dem Patienten helfen, selbst die Hintergründe für seine Probleme zu finden, sich von alten Erfahrungen, die ihn behindern, zu lösen und diese umzustrukturieren, seine Ressourcen und Fähigkeiten zu nutzen und auszubauen, sich effektiv auf zukünftige Anforderungen und Herausforderungen vorzubereiten, sich selbst und seinen Körper effektiv zu steuern und zu beeinflussen, sich von negativen und einschränkenden Suggestionen zu lösen.

Einige therapeutische Grundannahmen der Hypnotherapie nach M. Erickson

- *Der Patient verfügt über alle Fähigkeiten zur Problemlösung.* Im Unbewussten des Patienten sind latent alle Fähigkeiten vorhanden, die erforderlich sind, um die angestrebte therapeutische Veränderung zu erreichen, auch wenn sich der Patient dessen nicht bewusst ist.
- *Eine Trance entwickelt der Patient und nicht der Therapeut.* Ein Trancezustand ist ein natürliches Phänomen, das Menschen aus verschiedenen Alltagssituationen kennen. Der Therapeut aktiviert beim Patienten die Fähigkeit, in Trance zu gehen und liefert den Rahmen, in dem der Patient eine Trance entwickeln kann.
- *Jeder ist ein unverwechselbares, einzigartiges Individuum.* Es gibt sehr unterschiedliche Muster in Trance zu gehen und einen Entspannungszustand zu erleben. So verbinden manche Menschen mit Entspannung Schwere, andere Leichtigkeit. Therapie wird einfacher, wenn der Therapeut sich auf die Besonderheiten seines Patienten einstellt und diese für den therapeutischen Prozess nutzt.
- *Patienten verändern sich vor allem durch Erfahrungen, die sie machen.* Menschen ändern sich oft leichter durch Erfahrungen, die sie machen, als durch gutes Zureden und Einsichten. Die Arbeit mit Hypnotherapie ermöglicht innere, lebendige Erfahrungen, die Patienten nutzen können, um ihr Problem und ihr Verhalten zu ändern.

Arbeitsblatt 1 (Seite 2/2) **Hypnotherapie**

Grundannahmen und Inhalte der modernen Hypnose (Hypnotherapie)

- *Symptome oder psychische Störungen sind Ausdruck von zu wenig Handlungsalternativen.* Symptome können als Ausdruck von zu wenig Handlungsalternativen gesehen werden, um eine schwierige Situation zu verändern. Therapie kann dann bedeuten, dem Patienten mehr Ressourcen und Fähigkeiten zur Verfügung zu stellen, seine Probleme zu lösen. Der psychotherapeutische Ansatz von Milton Erickson fokussiert zusätzlich auf das, was Personen tun, die ihr Leben erfolgreich bewältigen und ist ziel- und lösungsorientiert (Salotogenese).
- *Widerstand ist eine Botschaft, dass ein Angebot in Form oder Inhalt nicht passt.* Widerstand ist keine Eigenschaft des Patienten, sondern eine kommunikative Handlung von ihm. Sie signalisiert dem Therapeuten, dass sein Angebot in der Art und Weise, wie es gegeben wurde (Form) oder in dem, was angeboten wurde (Inhalt) für den Patienten nicht passt. Die Beseitigung des Tinnitus kann daran scheitern, dass der Patient das Ohrgeräusch „braucht", um sich abzulenken, um seine Aufmerksamkeit zu binden oder um bei anderen seine Ziele durchzusetzen. Leistet der Patient Widerstand, weil er sein Symptom zur Erreichung eines bestimmten Ziels braucht, kann man sich fragen, wie er sein Ziel auf andere Weise erreichen könnte oder welche alternativen Ziele dem problematischen Ziel äquivalent sind.
- *Individuell angemessen Lösungen und Veränderungen (Ökologiecheck).* Das Therapieziel ist dann angemessen, wenn das neue Verhalten in die Lebenssituation des Patienten passt.

Arbeitsblatt 2 (Seite 1/2) **Hypnotherapie**

Moderne Hypnose (Hypnotherapie) und Trance – Patienteninformation

Hypnose ist ein wissenschaftlich belegtes Therapieverfahren. Hypnose ist eine spezielle verbale und nonverbale Kommunikationsform, die darauf abzielt, dem Patienten zu helfen, in Trance zu gelangen. Trance ist ein natürlicher Bewusstseinszustand, die sich allerdings vom Alltagsdenken und -bewusstsein unterscheiden. In Trance können Gefühle verstärkt oder abgeschwächt, Wahrnehmungen von Ohrgeräuschen, Schmerzen oder anderer Beschwerden verändert, die Kreativität des Patienten gesteigert werden. So kann der Zugang für neue Problemlösungen möglich werden. Hypnose oder Hypnotherapie können als alleinige Methode, meistens jedoch in Kombination mit anderen Psychotherapiemethode (Verhaltenstherapie, analytische Verfahren, systemische Ansätze) angewandt werden. Moderne Hypnotherapie kann die Wirkung anderer Therapiemethoden steigern. Die Hypnose kann den Patienten helfen nach und nach zu entspannen und Zugang zu stillen, unbewussten Kompetenzen zu erhalten. Es kann zum Um- und Neulernen in Bereichen kommen, die dem bewussten Willen nicht zugänglich sind.

Symptome kann man als Ausdruck von zu wenig Handlungsalternativen betrachten, um eine schwierige Situation zu verändern. Hypnotherapie hat das Ziel, dem Patienten mehr Ressourcen und Fähigkeiten zur Verfügung zu stellen, seine Probleme zu lösen.

Hypnose als Therapie bedeutet hierbei eine spezielle Beziehung zwischen Hypnotherapeut und Patient. Sie ist geprägt von Wohlwollen, Respekt und Zuversicht, wobei der Patient der Experte für sein Leben ist. Hypnose will die Verhaltens- und Wahlmöglichkeiten für den Patienten verbessern. In Hypnose werden das Denken, Fühlen und Handeln des Patienten angesprochen und untersucht sowie bei Bedarf verändert. Hypnotherapie ist ziel- und lösungsorientiert.

In der Trance wird vor allem die rechte Hirnhälfte aktiviert, wodurch unsere kreativen Fähigkeiten und Emotionen intensiviert und genutzt werden können. Die induzierten Trancen können wertvolle Hinweise auf die Ursachen der Probleme und für Veränderungen und Lösungen geben.

Gute Erfolge gibt es bei der Behandlung von Menschen mit Tinnitusleiden. Viele Patienten sind trotz richtiger Einsichten über ihr Problem und Verhalten nicht in der Lage, dieses zu ändern. Ein Patient weiß z. B., dass es ihm wenig nutzt, in einer Prüfung aufgeregt zu sein und ist es dennoch. Die Unsinnigkeit von ängstlichem Verhalten ist den meisten Patienten klar. Die meisten Menschen, die an Tinnitus leiden, wissen, dass es nicht sinnvoll ist, ständig auf das Ohrgeräusch zu achten, sind aber nicht in der Lage, an diesem Verhalten etwas zu verändern. Menschen ändern sich leichter durch Erfahrungen, die sie machen, als durch gutes Zureden und Einsichten. Die Arbeit mit Hypnotherapie ermöglicht solche inneren, lebendigen Erfahrungen, die Patienten nutzen können, um ihr Problem und ihr Verhalten zu ändern.

Einen Trancezustand zu erreichen ist eine menschliche Fähigkeit, die sich von selbst oder unter Anleitung entwickelt. Es ist somit die Fähigkeit des Patienten in Trance zu gehen. Der Hypnotherapeut aktiviert beim Patienten dessen Fähigkeit, in Trance zu gehen, und liefert den Rahmen, in dem der Patient eine Trance entwickeln kann.

Es gibt sehr unterschiedliche Muster in Trance zu gehen und einen Entspannungszustand zu erleben. Für den einen ist Entspannung mit Schwere verbunden, für den anderen mit Leichtigkeit. Daher versucht sich der Therapeut auf die Besonderheiten seines Patienten einzustellen und diese für den therapeutischen Prozess nutzt.

Hypnose bedeutet nicht, zu schlafen, sondern sich zu entspannen. Sie können während dieser Entspannung sprechen, weinen, lachen, sich bewegen, sich kratzen. Das ist ganz normal und natürlich, wir werden uns hin und wieder unterhalten. Sie brauchen nur zu erzählen, was sie wollen, und sie können die Hypnose jederzeit

Arbeitsblatt 2 (Seite 2/2) **Hypnotherapie**

Moderne Hypnose (Hypnotherapie) und Trance – Patienteninformation

selbst beenden, wenn sie das wollen. Sie werden wahrscheinlich die ganze Zeit wach sein und meine Worte hören. Manchmal mehr, manchmal weniger. Sie werden also alles mitbekommen und Sie werden sich an alles erinnern können, wenn Sie das möchten.

Am Ende der Hypnose werde ich Sie bitten, sich zu rekeln, etwas tiefer ein- und auszuatmen und dann auch allmählich wieder die Augen zu öffnen. Anschließend werden sie sich frisch, erholt und ausgeruht fühlen und wir besprechen den Ablauf.

Unsere Vorgespräche dienen der Abklärung der Problematik sowie der Zielfindung, der Beantwortung Ihrer Fragen, um Sie auf diese Weise über den Therapieinhalt und -ablauf zu informieren. Bitte stellen Sie daher alle Fragen, die Ihnen auf dem Herzen liegen.

Arbeitsblatt 3 **Hypnotherapie**

Einige Methoden und Wege, um Trancen zu induzieren

Induktion einer Trance

Bei der Induktion einer Trance sind folgende Punkte wichtig:
1. Einengung der Aufmerksamkeit.
2. Veränderung der Körperwahrnehmung mithilfe von Suggestionen.
3. Aktivierung von Imaginationen (Visualisierungsfähigkeit).

Methoden

Fraktionierung: Kurze Unterbrechung der Trance zur Exploration und Nutzung des Zeigarnik-Effekts (unterbrochene, unerledigte Handlungen bleiben eher in der Aufmerksamkeit, Spannungsaufbau bindet die Aufmerksamkeit).

Nutzung des Carpenter-Effekts: Das Wahrnehmen oder Vorstellen von Bewegungen treibt zum Mitvollzug der Bewegungen.

Nutzung des Ideo-Realgesetzes: Jeder subjektive Erlebensinhalt schließt einen Antrieb zu seiner objektiven Verwirklichung ein.

Verbales und nonverbales „Pacing“ (Angleichen, Spiegeln, Mitgehen):
- Angleichen der Körperhaltung, Atmung und Sprechrhythmus an die des Patienten.
- Empathisches Aufgreifen, Wiederholen und Zitieren von Worten des Patienten.

Atem-Pacing:
- Der Therapeut gleicht seinen Atem dem des Patienten an und beeinflusst/beruhigt den Atem des Patienten, indem er sukzessive langsamer atmet.
- Der Therapeut spricht immer dann, wenn der Patient ausatmet. So kann der Therapeut sukzessive den Atemrhythmus des Patienten durch seinen Sprachrhythmus verändern und beruhigen (Leading).

Fokussierung von außen nach innen:
- Geräusche der Umgebung benennen und/oder visuell den Patienten einen Punkt an der Wand/Decke fixieren lassen.
- Dann eigene (für Therapeuten beim Patienten sichtbare) Körperreaktionen und/oder -empfindungen verbalisieren.
- Erst dann Innenbilder anbieten.

Einbeziehung aller Sinnesmodalitäten: Speziell visuell, akustisch, kinästhetisch, eventuell auch olfaktorisch, gustatorisch (*VAKOG*-Hypnose).

Utilisation interner Vorkommnisse: Nutzung individueller Merkmale des Patienten (Attributionsstil), Interaktionsmuster, Widerstände und körperliche sowie psychische Veränderungen während der Trance (z. B. „Das Flattern der Augenlider zeigt den Beginn der Trance an.“) für die Veränderungsarbeit.

Arbeitsblatt 4 **Hypnotherapie**

Erste Erfahrungen mit Trance

Hilfreich für den Verlauf einer Hypnotherapie kann für den mit Hypnose unerfahrenen, ängstlichen oder mit unrealistischen Erwartungen in die Praxis kommenden Patienten die Durchführung einer Übung zum Thema Unbewusstes sein. Hier kann sich folgendes Vorgehen anbieten, um dem Patienten eine erste, oft einfach zu bewerkstelligende und dabei beeindruckende Erfahrung machen zu lassen. Der Therapeut macht dabei die beschriebenen Handpositionen vor:

„Haben Sie Lust einmal etwas auszuprobieren? ... Gut, dann nehmen Sie bitte beide Hände so wie ich gestreckt vor Ihr Gesicht ... die Handflächen nach innen ... Dann bewegen Sie beide Hände aufeinander zu, sodass die Finger wie Zahnräder ineinander greifen ... und es sich gut anfühlt ... Fühlt es sich gut an? ... Gut, dann schauen Sie einmal, welcher Daumen oben ist ... der rechte oder der linke? ... Gut, hätten Sie das vorher gewusst oder geahnt? ... Jetzt verschieben Sie die Hände einfach ... Legen Sie die Finger wieder genauso ineinander ... nur dass der andere Dauen oben ist ... also nur nach oben oder unten die Hände verschieben ... Gut, wie fühlt es sich jetzt an?“

Hier folgt i. d. R. die Rückmeldung, es fühle sich unangenehm an.

„Gratulation ... sehr gut, Sie haben gerade einen ersten Kontakt zu Ihrem Unbewussten, zu Ihrer inneren Stimme hergestellt, indem Sie eine Meldung aus Ihrem Inneren, Ihrem Unbewussten erhalten haben ... nämlich die Meldung, den Hinweis, wann sich die Berührung Ihrer Hände gut anfühlt. Hätte ich Sie vor der Übung gefragt, wann es sich besser, angenehmer anfühlt, wenn der rechte oder wenn der linke Daumen oben ist, hätten Sie wahrscheinlich mit den Schultern gezuckt. Eine Antwort, die Ihr bewusster Verstand vor der Übung nicht hätte geben können. Ich denke, Sie sind meiner Meinung, dass Ihr Unbewusstes, Ihre innere Stimme, Ihr Gefühl Ihnen gesagt haben, was sich angenehm und was sich unangenehm anfühlt. Oder?“

Arbeitsblatt 5 (Seite 1/2) **Hypnotherapie**

Formale Tranceeinleitung

Einleitung 1

„Sie können sich jetzt so bequem wie möglich hinsetzen, es sich bequem machen ... einfach gut sitzen ... und spüren, wie der Stuhl Sie trägt ... Wahrnehmen, welche Körperteile Kontakt mit dem Stuhl haben ... und welche Körperteile keinen Kontakt zum Stuhl haben ... Und einfach einmal ausprobieren ... Wahrnehmen ... auf Ihre innere Stimme hören ... welches die angenehmste Position im Moment ist ... die angenehmste Position, die man finden kann ... und eine Position, die einfach hilft, sich selbst jetzt wertzuschätzen ... sich selbst wichtig zu nehmen ... und wo man sich erlauben kann, sich selbst all die Aufmerksamkeit zu schenken ... Und einfach einmal zu spüren ... nichts tun müssen ... nichts leisten müssen."

Einleitung 2

„Sie können Ihre Arme spüren und das Gefühl haben, dass sie schwer werden ... Sie können Ihre Beine spüren und das Gefühl haben, dass sie schwer werden ... Beim Ausatmen können Sie alles abgeben, was Sie im Moment nicht brauchen ... Bei jedem Ausatmen können Sie das Gefühl haben, weiter einzusinken in die Unterlage ... Beim Einatmen können Sie das Gefühl entwickeln, alles aufzunehmen, was Sie stärkt, was Ihnen hilft. Sie können beginnen, Ihren ganzen Körper zu spüren ... die Arme, die Beine, den Rumpf, Nacken und Kopf ... Mit jedem Ausatmen können Sie weiter einsinken, wie in einen tiefen heilsamen Schlaf ... Es gibt viele Möglichkeiten, in Trance zu gehen ... so wie man nie auf die gleiche Weise an der gleichen Stelle zur gleichen Zeit ins Wasser steigt, so sagt es ein Spruch aus dem Zen ... so geht man jedes Mal auf eine andere Weise in Trance ... und während das Unbewusste schon den Weg kennt ... muss der Verstand das noch nicht wissen ... einfach geschehen lassen ... Und Sie können in Trance gehen ... während Sie alles aufnehmen können, was ich sage ... was Sie hören ... aus der Umgebung."

Anschließend wird nach einer Pause mit einer verbalen Überleitung entweder die Trance vertieft oder bereits zum Arbeitsthema übergegangen. Solche Überleitungen können sein:

Milton-Modell (der Therapeut fügt eigene Aussagen ein):

- *„Nachdem Sie sich bequem hingesetzt haben, können Sie jetzt ..."*
- *„Und da Sie sich jetzt vielleicht fragen ..."*
- *„Indem Sie meinem Worten folgen, können Sie ..."*
- *„Während Sie die Augen schließen und sich nach und nach auf eine schöne Trance einlassen ..."*

„Gedanken lesen"

- *„Und Sie wissen noch nicht, woran Sie merken, dass Sie in Trance gehen ..."*
- *„Vielleicht sind Sie ganz neugierig, zu erleben, wie Ihr linker Arm sich wärmer oder kälter oder schwerer oder leichter anfühlt ...?"*

Vorannahmen/Implikationen

- *„Und es ist ein inneres Bedürfnis von Ihnen, noch tiefer in Trance zu gehen. Ich frage mich, woran Sie gleich bemerken können, dass Sie sich schon in Trance befinden. Und es bedarf einer gewissen Neugierde, um herauszufinden, welcher Körperteil jetzt schon am meisten in Trance ist."*

Truismen/Allgemeinplätze

- *„Jeder baucht so seine Zeit, um in Trance zu gehen. In einem Stuhl kann man es sich ganz bequem machen. Das Unterbewusste hat vielerlei Möglichkeiten zu lernen. Es gibt viele Möglichkeiten, in eine Trance zu gehen."*

Arbeitsblatt 5 (Seite 2/2) **Hypnotherapie**

Formale Tranceeinleitung

Offene Fragen

- *„Warum sich jetzt nicht einmal erlauben, in einen guten Entspannungszustand zu gehen? Warum nicht schon jetzt genießen, dass sich gleich eine gute Trance einstellen wird? Wie oft kann ein Mensch sich wohl wie neugeboren fühlen?“*

Suggestionen über alle Alternativen

- *„Ihre rechte Hand kann wärmer oder kälter werden, oder sich kaum verändern. Man kann Trance lernen, oder lernen in Trance zu gehen, oder einfach in Trance lernen. Die Lösung kann ganz plötzlich da sein, oder aber sich Zeit lassen.“*

Suggestionen von nur zwei Möglichkeiten

- *„Sie können im Sitzen oder im Liegen in Trance gehen. Und ich weiß nicht genau, ob Sie lieber gleich oder etwas später in Trance gehen. Die gewünschte Veränderung kann bewusst werden, oder einige Zeit unbewusst bleiben.“*

Zählen

- *„Machen Sie es sich bequem, legen Sie die Hände auf die Armlehnen (Knie), wenn ich von eins bis drei zähle. Eins: Schauen Sie ganz nach oben, zu Ihrem Haaransatz. Zwei: Schließen Sie die Lider langsam, lassen Sie dabei die Augen oben, bis die Lider geschlossen sind. Drei: Atmen Sie tief durch und langsam aus. Genießen Sie diesen Zustand, während Sie sich auf Ihren linken (rechten) Arm konzentrieren …“*

Arbeitsblatt 6 (Seite 1/2) **Hypnotherapie**

Atem-Entspannungsinduktion

Die Phase der Tranceinduktion, in der der Therapeut den Patienten in einen Trancezustand führt, kann einerseits fließend aus der Phase des Rapports übergehen oder auch mehr oder weniger abgegrenzt werden. Auch in dieser Phase ist die Aufrechterhaltung eines guten Rapportes von Bedeutung. So kann diese Phase fast unmerklich für den Patienten eingeleitet werden. Durch einen deutlichen Einschnitt im Gespräch kann für die meisten Patienten der Wiedereinstieg in eine Trance in einer kommenden Therapiesitzung erleichtert werden.

Verschiedene Induktionstechniken basieren auf verschiedenen Möglichkeiten, die Konzentration des Patienten nach innen zu lenken, zu verstärken und dort bestimmte Vorstellungsbilder zu entwickeln. Die meisten Induktionstechniken enthalten Suggestionen zur Entspannung, weil das oft ein sehr angenehmer Weg für Patienten ist, um in Trance zu gelangen. Darüber hinaus hat der Weg, in Trance über eine Entspannung zu gehen, deutliche Vorzüge. Zum einen fühlen sich Patienten mit einem entspannten Körper wohler. Zum anderen sind die meisten psychischen Probleme mit körperlicher Anspannung verbunden und Entspannung ist demnach eine dazu entgegengesetzte Reaktion, quasi eine erste vom Patienten erlebte therapeutische Veränderung.

Beginn einer üblichen Entspannungsinduktion

„Bevor wir gleich mit der Hypnose beginnen ... können Sie sich darauf schon vorbereiten ... indem Sie es sich in Ihrem Sessel so bequem wie möglich machen ... die bequemste Position suchen, die jetzt möglich ist ... Atmen Sie einfach einmal tief ein ... und dann aus ... und entspannen Sie sich ... Alles locker lassen ... mit dem Wissen ... der Stuhl trägt Sie ... Vielleicht spüren Sie Ihren Körper schon jetzt ... sich entspannen ... sich lockern ... und gelöster werden ... fühlen vielleicht deutlicher ... den Kontakt Ihrer Füße zum Boden ... den Kontakt der Arme zur Stuhllehne ... Und vielleicht ist es gut ... damit zu beginnen ... sich einmal auf diese angenehmen Veränderungen ... und die angenehmen Gefühle der Entspannung ... in Ihrem Körper ... konzentrieren zu können ... wenn Sie nun die Augen schließen ... oder sich die Augen wie von selbst schließen lassen ... sodass sich die Muskeln um die Augen und im Gesicht entspannen können ... Die Stirn kann sich entspannen ... die Augen können sich entspannen ... sich ausruhen ... und diese Ruhe und Entspannung kann sich ausweiten ... sich ausbreiten ... und tiefer gehen ... über die Wangen ... über den Kiefer.

Der Unterkiefer kann sich ganz bewusst ein wenig vom Oberkiefer lösen ... um sich zu gestatten, noch mehr zu entspannen.

Und die Entspannung kann sich weiter und tiefer in den Körper senken ... tiefer und tiefer sinken ... über die Schultern ... über die Arme ... bis in die Hände.

Und die Entspannung kann sich weiter ausbreiten über den Oberkörper ... den Unterkörper ... das Becken ... die Ober- und Unterschenkel ... bis in die Füße ... bis in das linke und das rechte Bein ... in jeden Zeh ... und auf diese Weise können Sie sich erlauben, tiefer und tiefer ... in diese Ruhe und Entspannung einzutauchen, zu versenken ... auf Ihrem Weg in eine angenehme Trance ... während Sie weiter meine Stimme hören können ... und weiter meiner Stimme folgen können ... wie bisher ...“

Anschließend kann die Trance vertieft werden oder mit der eigentlichen Trancearbeit begonnen werden.

Arbeitsblatt 6 (Seite 2/2) **Hypnotherapie**

Atem-Entspannungsinduktion

Atem-Entspannungsinduktion

„Setzen Sie sich ganz bequem in Ihren Stuhl ... und achten auf den Atem ... es gibt drei Dinge, auf die Sie jetzt bitte achten ... beginnen Sie als Erstes damit, jetzt mehr und mehr in den Bauch zu atmen. Sie können das dadurch unterstützen, dass Sie einmal Ihre Hand auf den Bauch legen ... die Hand hebt und senkt sich ... beim Einatmen hebt sich die Bauchdecke ... beim Ausatmen senkt sich die Bauchdecke. Heben und Senken ... ein und aus. Beim Einatmen nehmen Sie auf, was Sie brauchen ... beim Ausatmen geben Sie ab, was Sie nicht brauchen ...

Als nächstes atmen Sie jetzt etwas länger aus als ein ... etwas länger aus- als einatmen ...

Als Letztes achten Sie darauf, dass Sie nach dem Ausatmen eine kleine Pause machen. So lange eine Pause, wie es sich für Sie gut anfühlt ... eine kleine Pause, in der alles zur Ruhe kommen kann ...

Und wenn Sie jetzt bis in den Bauch atmen ... und etwas länger aus- als einatmen ... und auf den kleinen Moment der Stille nach dem Ausatmen achten, in der alles zur Ruhe kommt ... dann werden Sie eine Vorstellung davon erhalten, wie es ist, mehr und mehr in Trance zu gehen ..."

Arbeitsblatt 7 (Seite 1/2) **Hypnotherapie**

Vertiefung der Trance

Regenbogentechnik

Nachdem der Therapeut den Patienten eingeladen hat, sich bequem hinzusetzen und die Trance eingeleitet hat, z. B. mit dem Hinweis, die Augen zu schließen (oder geöffnet zu lassen) und auf den Atem zu achten, ohne etwas tun zu müssen, ohne etwas leisten zu müssen, kann verbal auf die Regenbogentechnik übergeleitet werden:

„Jeder Mensch kann auch mit geschlossenen Augen sehen, nämlich sich etwas vorstellen … z. B. einen Ball … einen Stuhl … oder einen Baum … wozu ich Sie jetzt einlade ist, sich einen Regenbogen nach einem Unwetter vorzustellen … stellen Sie sich einfach einmal so gut es geht, so gut es jetzt für Sie möglich ist … einen Regenbogen vor …und vielleicht mögen Sie meinen Worten folgen, wenn wir gemeinsam die sechs Farben des Regenbogens ansehen … Sechs: rot – wie eine Tomate in praller Sonne … Fünf: orange – wie eine Verkehrsampel, damit man das Tempo verlangsamt … Vier: gelb – wie ein Rapsfeld, das sich leicht im Wind bewegt … das ist schon die Hälfte des Weges … und die Farben werden immer reiner … klarer … Drei: grün – wie eine frische Frühlingswiese nach dem Regen … Zwei: blau – wie ein See, absolut ruhig … weit … breit … Spiegelglatt … Eins: violett – wie ein Himmel nach Sonnenuntergang … immer dunkler … im Abendfrieden … mit der Tiefe und Entspannung der Nacht … mit glänzenden Sternen …

Und Sie können jetzt … alle Muskeln des Körpers sich entspannen lassen … wie von selbst … nichts tun müssen, nichts leisten müssen … wie bereit zur Nacht … und zu merken, wie einfach es war, sich so in diesen entspannten Zustand zu begeben, kann einem wirklich ein gutes Gefühl und eine Hoffnung und eine Neugierde darauf geben, was da noch möglich ist …

Und spüren Sie einmal … wie sich das jetzt anfühlt … was sich schon jetzt verändert hat … mit der Möglichkeit, diesen Zustand jederzeit selber entstehen zu lassen … Sie brauchen nichts weiter zu tun … als sich den Regenbogen vorzustellen … oder rückwärts mit jedem Atemzug von sechs bis eins zu zählen … oder einfach den Körper, alle Teile des Körpers, jeden Muskel, jede Zelle sich entspannen zu lassen.“

Nach einer Pause kann zum Arbeitsthema übergegangen und fortgefahren werden.

Treppe hinabsteigen

Nachdem der Therapeut den Patienten eingeladen hat, sich bequem hinzusetzen, und die Trance eingeleitet hat, z. B. mit dem Hinweis, die Augen zu schließen (oder geöffnet zu lassen) und auf den Atem zu achten, ohne etwas tun zu müssen, ohne etwas leisten zu müssen, kann verbal auf die Induktion „Treppen hinabsteigen“ übergeleitet werden:

„Achten Sie jetzt nur auf Ihren Atem … beginnen Sie bitte, etwas länger auszuatmen als einzuatmen … und achten Sie darauf … wie sich der Bauch beim Einatmen hebt … und beim Ausatmen senkt … genau so … und machen Sie jetzt nach dem Ausatmen eine kleine Pause … sodass alles zur Ruhe kommen kann … die Yogis behaupten, dass dieser Moment der eigentliche Moment der Ruhe und Entspannung ist … aber was die Yogis sagen, ist jetzt wirklich nicht von Bedeutung … jetzt geht es nur um Sie … um das, was in Ihnen ist … was wirklich wichtig ist … und wenn Sie mögen … spüren Sie einmal … wie sich die Luft anfühlt, die Sie einatmen … und die Luft, die Sie ausatmen … und während Sie mit einem Teil der Aufmerksamkeit die Geräusche um Sie herum … und in Ihnen … wahrnehmen und sagen: Das ist so … die Farben und die Gegenstände im Raum, die sind da, die Geräusche sind da, und ihre Augen können beginnen, sich weit zu stellen, als würden sie durch die Dinge hindurchsehen. Sie können mit offenen Augen in Trance gehen … oder die Augen schließen, bewusst schließen … oder wie von alleine … und zu Ihrem Atem zurückkehren … Gedanken können kommen und Gedanken können gehen … vorüberziehen wie Wolken … Sie müssen nichts verändern … einfach wahrnehmen … und loslassen … nur noch auf den Atem achten …

Arbeitsblatt 7 (Seite 2/2) **Hypnotherapie**

Vertiefung der Trance

Und im nächsten Schritt können Sie, wenn Sie mögen, noch etwas tiefer entspannen und beginnen, sich vorzustellen, wie Sie eine Treppe hinabsteigen ... und am Ende der Treppe noch tiefer entspannt sein werden ... ich beginne dafür, von eins bis zehn zu zählen ... 1 ... den ersten Schritt haben sie längst getan ... 2 ... alle Dinge haben zwei Seiten – Münzen haben zwei Seiten, eine Tür hat zwei Seiten, das kann man sehen, wenn man sie öffnet ... 3 ... ‚Aller guten Dinge sind drei', sagen manche Leute ... 4 ... Finger und ein Daumen an jeder Hand, Ecken und Kanten, ein Fenster oder ein Bild an der Wand ... 5 ... und fünf ist zehn ... 6 ... ist eine Zahl, die man auf den Kopf stellen kann ... Zahlen, mit denen kann man spielen oder sie vergessen, weil sie unwichtig sind. Jede Zahl ist eine Stufe, mit jedem Schritt etwas hinter sich lassen, etwas weiterkommen ... 7 ... sieben auf einen Streich, sieben Schwaben, sieben Tage hat die Woche ... 8 ... sind zwei Nullen übereinander, Acht geben und nehmen, behalten ... 9 ... ist die umgedrehte Sechs, loslassen und damit spielen und sehen oder sogar spüren, was sich ergibt, auf den Kopf gestellt eine Sechs ... 10 ... der letzten Schritt, den Sie jetzt tun ... mit dem letzten Schritt haben Sie einen angenehmen Zustand erreicht, der im Moment richtig ist, der passt, um einen nächsten Schritt weiterzugehen ..."

Es folgt eine Pause. Nach der Pause kann dann zum Arbeitsthema übergegangen und fortgefahren werden.

Hinweis: Die Visualisierung eines Regenbogens oder der Treppe bietet sich auch beim Erlernen von Selbsthypnose an.

Arbeitsblatt 8 Hypnotherapie

Konfusionstechnik

Konfusionstechniken sind dann sinnvoll, wenn Patienten überangepasst den Erwartungen des Therapeuten gerecht werden wollen oder wenn Patienten stark rational organisiert sind. Mithilfe der Konfusionstechnik wird das Bewusstsein irritiert, überfordert. Der Patient übernimmt dann die nach der Konfusion folgende Suggestion, die Sinn ergibt. Wenig geeignet ist die Anwendung von Konfusionstechniken, wenn der Patient noch wenig Vertrauen in die Behandlung hat oder ängstlich reagiert. In diesem Fall sollten ihm mehr Kontrollmöglichkeiten bei der Tranceeinleitung und hypnotherapeutischen Arbeit gegeben werden.

Zunächst stellt der Therapeut Rapport her, dann lädt er den Patienten zu einer entspannten Sitzposition und zur Trancearbeit ein. Es folgt eine Entspannungsinduktion, bevor mit der Konfusionstechnik begonnen wird.

„Und gestern war gestern heute ... während heute gestern morgen war ... und morgen morgen heute sein wird ... während morgen heute gestern sein wird ... Und während ihr bewusster Verstand noch darüber nachdenkt, was ich gesagt habe und fragt, ob das alles stimmt ... kann sich das Unbewusste zurücklehnen ... entspannen und neugierig sein, was da noch kommt ... wie es weitergeht ... Und Ihre linke Hand kann leichter oder schwerer werden, während die rechte eine Empfindung von Wärme oder Kälte entwickelt ... Und ich weiß nicht ... und muss auch nicht wissen ... ob die kühle Wärme oder die warme Kühle sich von oben nach unten oder von unten nach oben zuerst oder zuletzt ausbreitet ... und Ihr bewusstes Denken vielleicht noch analysiert, was ich sage, während Ihr Unbewusstes schon intuitiv aufnehmen kann, sodass es möglich ist, dass Ihr Bewusstes noch über meine Worte nachdenkt, während Ihr Unbewusstes schon beginnt, etwas anderes zu tun, der Körper beginnt sich zu lösen, die Muskeln zu entspannen ... wie wenn Ihr bewusstes Denken meine Worte hört und Ihr Unbewusstes schon etwas anderes tut ... und die Ruhe und Entspannung sich mehr und mehr, Schritt für Schritt ausbreiten kann ... im ganzen Körper ... einfach loslassen können ... Das Bewusstsein darf denken: ‚Das kann nicht gehen', während das Unbewusste weiß, wie das geht, kann das Bewusstsein weit weggehen, wie in den Urlaub, während das Unbewusste die Dinge in Bewegung bringt und zeigt. Es geht wie von selbst. Geht das Bewusste weiter und weiter und tiefer und tiefer, während das Unbewusste sich in allen Räumen ausbreitet und nimmt und braucht ... und einmal zu bemerken, was sich jetzt verändert hat ... wie sich der Körper jetzt anfühlt ... um dann einen nächsten Schritt zu gehen ..."

Dann folgt anschließend die Überleitung zur Trancearbeit bzw. zum Arbeitsthema.

Alternative/zusätzliche Induktion

„Und Sie können die Entspannung spüren ... mehr oder weniger ... hier oder da ... Und lenken Sie dann Ihre Aufmerksamkeit für einen Moment nach innen und überprüfen Sie, ob Ihr rechtes oder Ihr linkes Bein leichter oder schwerer ist ... und dann, ob Ihr rechter oder linker Arm leichter oder schwerer ist ... und vielleicht können Sie es nicht genau sagen ... oder vielleicht doch ... oder sich vielleicht an Ihrer Verwirrung orientieren ... ohne dass Ihnen das vernünftig erscheinen muss ... und sich klar darüber werden ... welche Körperwahrnehmungen real und klar und welche unklar ist ... und Sie sind ein wenig hier und ein wenig woanders ... und mit geschlossenen Augen ist das Empfinden anders, als mit offenen Augen ... sodass ein Teil von Ihnen wie hier und ein anderer Teil wie woanders ist ... und es nicht nötig ist, endgültig zu wissen, was Sie wirklich empfinden ... solange Sie empfinden, was angenehm ist, und spüren können ... die Entspannung ... die Ruhe ... und loslassen können ..."

Dann folgt die Überleitung zur Trancearbeit bzw. zum Arbeitsthema.

Arbeitsblatt 9 (Seite 1/2) Hypnotherapie

Das „9-Punkte-Problem“

Verbinden Sie bitte die neun Punkte der folgenden Figur mit vier geraden, zusammenhängenden Linien. Heben Sie beim Ziehen der Linien den Bleistift *nicht* ab. Legen Sie bitte solange die weiteren Seiten dieses Arbeitsblattes beiseite und lesen Sie erst nach Beendigung der Aufgabe weiter.

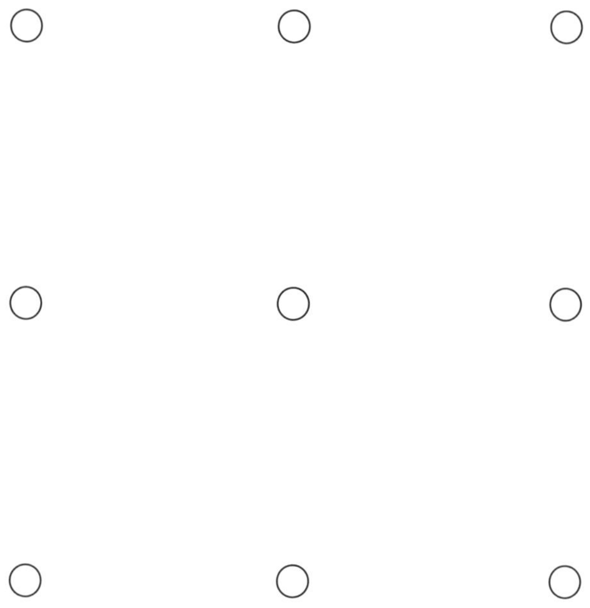

○ ○ ○

○ ○ ○

○ ○ ○

Arbeitsblatt 9 (Seite 2/2) **Hypnotherapie**

Das „9-Punkte-Problem“

Wahrscheinlich haben auch Sie, wie fast jeder, der diese Aufgabe zum ersten Mal versucht zu lösen, „von selbst“ eine nicht geforderte Bedingung hinzufügt, die die Lösung jedoch unmöglich macht. Es ist die „vermutete“ Bedingung, dass die Lösung *innerhalb* des durch die Punkte gegebenen Quadrates gefunden werden muss – eine Bedingung, die aber gar nicht gestellt wurde.

An dieser Aufgabe kann deutlich werden, dass Lösungen für Außenstehende, Unbeteiligte manchmal einfacher zu finden sind als für diejenigen, die in das Problem verwickelt sind. Oft verharren wir wie das berühmte Kaninchen vor der Schlange und haben nicht die Freiheit, einen Schritt zurückzugehen und andere Möglichkeiten zu erproben. Das gilt auch und gerade für seelische Probleme und Konflikte, wenn wir uns bei Problemlösungen selber einengen.

Bei der oben gestellten Aufgabe ist das Problem nur zu lösen, wenn man über den scheinbar gegebenen Rahmen hinausgeht. So können wir manche Lebensprobleme nur dann lösen, wenn wir neues, ungewohntes Verhalten für Problemlösungen wagen, unbekannte Wege gehen, unseren gewohnten Denkrahmen verlassen und eigene Grenzen verändern, was häufig, ohne Ängste in Kauf zu nehmen, unmöglich ist.

Genauso hat Psychotherapie als wichtiges Element die Funktion des einfühlenden Blickes *von außen*. Diese kann dem Menschen, der in sein seelisches Problem verwickelt ist, professionell helfen, Dinge zu erkennen, die zwar meistens da sind, aber nicht wahrgenommen werden können.

Lösung zur Aufgabe

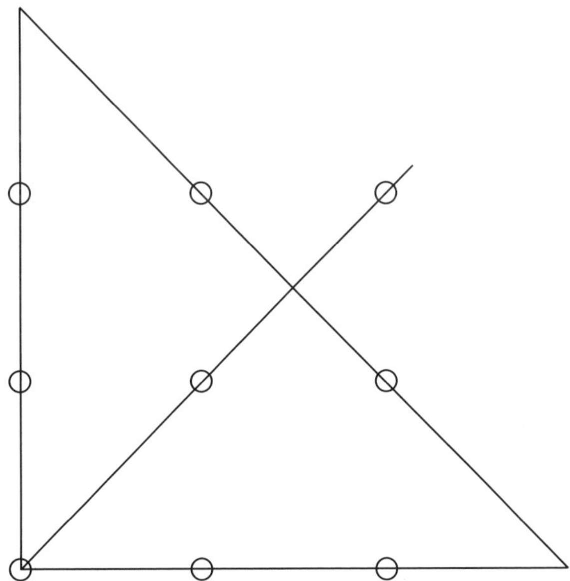

Arbeitsblatt 10 (Seite 1/4) **Hypnotherapie**

Therapeutische Geschichten

Die nachfolgend aufgeführten Geschichten haben sich als hilfreich und sinnvoll beim Einsatz in der Behandlung von Patienten mit einem Tinnitus-Leiden erwiesen.

A) Die Lektion eines Schmetterlings

Metapher:
- Veränderungen sind oft „schmerzhafte" Prozesse.
- Entwicklung/Reifung, neues Verhalten ausprobieren, kann wehtun.
- Jemandem etwas abnehmen, kann auch schaden oder behindern.
- Hilfe hat verschiedene Gesichter.

Eines Tages erschien eine kleine Öffnung in einem Kokon. Ein Mann beobachtete den zukünftigen Schmetterling für mehrere Stunden und sah, wie dieser kämpfte, um seinen Körper durch das winzige Loch im Kokon zu zwängen. Doch plötzlich schien es dem Mann so zu sein, dass der zukünftige Schmetterling nicht mehr weiterkommt. Das Ganze machte den Eindruck, als ob der zukünftige Schmetterling so weit gekommen war, wie es ging, aber jetzt aus eigener Kraft nicht mehr weitermachen konnte. So beschloss der Mann, ihm zu helfen. Er nahem eine Schere und machte den Kokon auf.

Der Schmetterling kam dadurch sehr leicht heraus. Aber er hatte einen verkrüppelten Körper, er war winzig und hatte verschrumpelte Flügel. Der Mann beobachtete das Geschehen weiter, weil er erwartete, dass die Flügel sich jeden Moment öffnen, sich vergrößern und sich ausdehnen würden, um den Körper des Schmetterlings zu stützen und ihm Spannkraft zu verleihen. Aber nichts davon geschah!

Auch als der Mann Stunden später und am nächsten Tag nochmal nach dem Schmetterling sah, geschah nichts. Stattdessen verbrachte der Schmetterling den Rest seines Lebens krabbelnd mit einem verkrüppelten Körper und verschrumpelten Flügeln. Niemals war er fähig, zu fliegen.

Was der Mann in seiner Güte und seinem Wohlwollen nicht verstand, war, dass der begrenzte Kokon und das Ringen, das erforderlich ist, damit der Schmetterling durch die kleine Öffnung passt, der Weg der Natur ist, um Flüssigkeit vom Körper des Schmetterlings in seine Flügel zu fördern. Dadurch wird er auf das Fliegen vorbereitet, sobald er seine Freiheit aus dem Kokon erreicht.

Manchmal ist das Ringen genau das, was wir im Leben benötigen. Wenn wir durch unser Leben ohne Hindernisse gehen dürften, würde es uns lahmlegen. Wir wären nicht so stark wie wir sein könnten und niemals fähig zu fliegen.

B) Die Palme

Metapher:
- Schwierige Situationen meistern und gestärkt daraus hervorgehen.
- Problemsituation als Reifungs-/Wachstumsmöglichkeit.

Ein Araber war krank und zweifelte am Sinn des Lebens. Als er in einer Oase einen jungen, noch kleinen Palmbaum sah, nahm er einen dicken Steinbrocken und legte ihn der jungen Palme mitten in die Blattkrone. Soll sie sehen, wie sie damit fertig wird. Die Palme versuchte, die Last abzuwerfen. Sie schüttelte sich im Winde. Vergebens. Da wuchs sie tiefer und fester in den Boden, um stärker zu sein. Und wirklich, ihre Wurzeln erreichten neue Wasseradern. Diese Kraft aus der Tiefe und die Sonne aus der Höhe machten sie zu einer starken Palme, die auch den Stein im Weiterwachsen mittragen konnte.

Nach Jahren kam der Mann wieder, um nach dem Baum zu sehen. Da sah er eine besonders hochragende Palme im Wind schwanken, und in der Krone trug sie den Stein. Und wie sie sich im Winde neigte, schien sie ihm zu sagen: „Ich muss dir danken! Die Last hat mich über meine Schwäche hinauswachsen lassen."

Arbeitsblatt 10 (Seite 2/4) Hypnotherapie

Therapeutische Geschichten

C) Die zwei Riesen und die 7 Musikzwerge (in Anlehnung an Marr, 2005)

Metapher/Ziel:
- inadäquate Problemlösungsstrategien verändern.
- Geräusche umbewerten.
- Statt weghören hinhören.
- Aufmerksamkeitslenkung.
- angemessener Umgang mit Emotionen (Ärger).
- hilfreicher Umgang mit Belastungssituationen.

Möglicher Beginn: „Wer hat bei Ihnen früher Geschichten erzählt? Gut, dann nehmen Sie jetzt einmal eine bequeme Sitzhaltung ein, wie Kinder, wenn sie einer Geschichte lauschen. Sie müssen mit dem Inhalt der Geschichte wirklich nichts tun, einfach nur zuhören, sich zurücklehnen und vielleicht ein wenig neugierig sein ... und die Situation genießen. Wenn Sie mögen, können Sie auch die Augen schließen ... wodurch es oft noch besser gelingt, Bilder zum Inhalt der Geschichte wie von selbst entstehen zu lassen. *[Pause]* Sie können sich jetzt so bequem wie möglich hinsetzen, es sich bequem machen ... einfach gut sitzen ... und spüren, wie der Stuhl sie trägt ... wahrnehmen, welche Körperteile Kontakt mit dem Stuhl haben ... und welche Körperteile keinen Kontakt zum Stuhl haben ... Und einfach einmal ausprobieren ... wahrnehmen ... auf Ihre innere Stimme hören ..., welches die angenehmste Position im Moment ist ..., die angenehmste Position, die man finden kann ... und eine Position, wo man sich erlauben kann, sich selbst all die Aufmerksamkeit zu schenken ... und einfach einmal zu spüren ... nichts tun müssen ... nichts leisten müssen ... *[Pause]* Und während Sie sich entspannen möchte ich Ihnen eine Geschichte erzählen, die von zwei netten, sympathischen Riesen handelt, einer Riesin und einem Riesen, die in einem friedlichen, schönen Wald lebten, ein Wald von der Art, wie auch wir ihn gern genießen bei Spaziergängen oder einer stillen Rast am Waldrand entspannen."

Einleitung und Identifikation: „In diesem Wald hinter den sieben Bergen lebten einmal ein Riese und eine Riesin. Sie lebten glücklich und zufrieden, denn sie fühlten sich wohl und alles um sie herum war so, wie es ihnen gefiel und sie es mochten. Und wie herrlich war es, die frische Luft des Waldes zu genießen, die schönen Augenblicke und Ausblicke der Hügel und Berge und in der wärmenden Sonne zu liegen, um sich von der Arbeit auszuruhen."

Störung: „Eines Tages geschah es, dass eine Musikkapelle mit sieben Zwergen in den Wald kam und ganz ohne Ankündigung ein Konzert spielte. Einige Zwerge konnten ja einigermaßen spielen, aber andere spielten so falsch, dass es kein Genuss war! Die Riesen, die lieber ihre Ruhe hatten, blieben anfangs zurückhaltend und dachten bei sich: das geht schnell wieder vorüber und die 7 Musikzwerge ziehen bestimmt bald wieder weiter."

Negative Suggestion: „Nach einigen Wochen aber, als die Musikzwerge täglich ihr Ständchen spielten, erschien der Förster und sagte zu den Riesen: Die fahrenden Musikzwerge haben einen Asylantrag gestellt und möchten sich hier bei euch im Wald niederlassen und wir können es ihnen nicht verbieten. Tut mir leid, da kann man nichts machen, sagte der Förster achselzuckend. Die beiden Riesen aber waren verzweifelt und gingen hilfesuchend durch den Wald. Ja, irrten von einem zum anderen, doch wenige wussten Rat. Da kamen Sie in ihrer Not zu der weißen Eule, die tief im Wald in einem großen alten Baum lebte."

Rücknahme und Verschachtelung: „Als die Eule gehört hatte, was vorgefallen war, sagte sie: Es ist wohl wahr, dass der Förster die Zwerge nicht vertreiben kann, weil er sich an die Regeln seines Berufs halten muss. Ich kenne das seit vielen Jahren, denn in meinem Baumstamm hier wohnen sieben Musikmäuse, denen ich Herberge geben musste. Ich will euch nun erzählen, was ihr tun könnt."

Arbeitsblatt 10 (Seite 3/4) **Hypnotherapie**

Therapeutische Geschichten

Relativierung und Solidarität: „Und die beiden Riesen freuten sich, dass die Eule Bescheid wusste und dass sie nicht die einzigen waren, die mit einer Truppe von Musikanten Probleme hatten."

Aufmerksamkeit: „Die Eule aber sprach: Im Wald gibt es viele Geräusche, wenn ihr ganz aufmerksam hinhört, könnt ihr das Rascheln der Blätter, das Knacken von Ästchen und das Zwitschern der Vögel hören. All diese Geräusche sind immer zu hören und in den Pausen, den kleinen Momenten, in denen ein Geräusch aufhört, können wir die Stille hören, die uns umgibt, während all diese angenehmen Geräusche zu hören sind. Und manchmal sind da auch die Geräusche von meinen Musikmäusen, einige können ja sogar ganz gut spielen, aber manche spielen immer wieder falsch. Dann höre ich lieber auf das Rauschen des Windes und das Zwitschern der Vögel und während die Mäuse noch spielen höre ich sie und höre sie nicht, bis ich sie ganz vergesse."

Modalitätenwechsel: „Wenn ich dann alle Klänge vergesse, dann merke ich oft, wie ich schöne Dinge sehen kann, die Sonne, die Blumen, das Wasser, den Teich und die Bäche und den Himmel ganz oben, wo die Wolken lautlos vorbeiziehen, um mir zu sagen, du kannst denken, ohne zu denken, und sehen, ohne zu hören, genießen, wie die Blumen, die mir etwas sagen, ohne zu sprechen und die Sonne, die mich wärmt, in aller Stille."

Hörhygiene: „Und zu spüren, wie gut diese Wärme tut, wie angenehm es sich anfühlt so ganz entspannt zu sein und angenehm gelöst, dieses Gefühl des Körpers, wenn er ganz loslässt von allem. Und frei zu atmen und die angenehmen Düfte des Waldes oder der Natur oder angenehme Düfte von Cremes und Parfums zu riechen, wie gut das tut, Schönes und Angenehmes ganz entspannt zu sehen zu riechen und zu spüren."

Hörhygiene: „Um sich dann ganz entspannt wieder mit dem Hören zu beschäftigen, darauf zu achten, welche Geräusche mir gut tun und welche ich nicht mag, und die Orte zu wechseln, hin zu den ruhigeren Stellen oder den angenehmeren Geräuschen oder ganz bewusst alles auszuschalten, was Töne produziert, um mich in aller Ruhe entspannen zu können. Ich habe mir eine Landkarte meines Waldes gezeichnet, mit all den Orten, an denen angenehme Geräusche sind, dahin kann ich gehen, wenn die Musikmäuse zu laut sind."

Bedeutungsänderung: „Meine Karte ist so groß und die Stelle, an der meine Musikmäuse spielen ist so klein, dass ich manchmal schon schmunzeln muss, wie klein sie sind. Wie wenn man fliegen könnte und all die schönen Dinge von oben sieht und weit weg, wenn sich alles wieder ordnet und der Überblick über alles die angenehme tiefe innere Ruhe herstellt. Oder es ist so, wie wenn ihr euch eine schöne große Buche vorstellt oder einen anderen Baum, prächtig grün oder rot oder in Herbstfärbung und irgendwo hängt ein kleines abgeknicktes Ästchen, wisst ihr, man muss genau hinschauen, um es überhaupt zu sehen, so klein ist es eigentlich und schadet weder dem Baum noch dem Genuss, den sein Anblick bietet, eigentlich gehört es sogar dazu, denn in der Natur gibt es nichts, was perfekt ist, und das ist ja gut so."

Bedürfnis nach Ruhe: „Manchmal, wenn ich besonders viel zu tun habe oder ich müde bin vom langen Tag, dann sind die Musikzwerge besonders schlimm, sagte die Riesin und der Riese nickte. Die Eule nickte ebenfalls und erzählte eine kleine Geschichte."

Ärger und Hyperakusis: „Als ich einmal sehr müde war und meine Musikmäuse wieder einmal besonders falsch spielten, da wollte ich mich schon sehr ärgern, bevor mir eine rettende Idee kam: denn schneller als ich mich ärgern konnte, flog ich geschwind in einen anderen Schlafbaum, den ich früher schon oft benutzt hatte. Ja, und was soll ich euch sagen, ich ging weg, und es ist ganz egal, ob nach außen oder nach innen, bevor ich mich ärgerte, und ich schlief ganz ruhig und tief ein bis zum nächsten Morgen."

Relativierung und Coping: „Denn das Schöne ist ja, dass die Musikmäuse mir dahin nicht folgen. Sie könnten mich nur ärgern, wenn ich bei ihnen bliebe und ich bin froh, dass ich gelernt habe, wegzugehen, bevor sie

Arbeitsblatt 10 (Seite 4/4) **Hypnotherapie**

Therapeutische Geschichten

mich stören, weil ich schneller und größer bin als sie und meinen Wald viel besser kenne, auch die ganz stillen Stellen tief unten in Höhlen und hoch oben in Bäumen, um all das wirklich zu genießen."

Konfusion, Amnesie und Schlafinduktion: „Auf ihrem Heimweg sahen die Riesin und der Riese ihren Wald nun mit anderen Augen, denn sie hatten vieles gehört und gesehen und gespürt und nun konnten sie sich an all das erinnern, was gut für sie ist und alles andere vergessen. *Sie* haben vieles vergessen, was *sie* erinnern, weil *sie* mehr wissen als *sie* denken, und *sie* müssen nicht erinnern, was *sie* wissen, weil *sie* viel mehr wissen, als *sie* vergessen".

Schlafen: „Und als sie nach Hause kamen, legten sie sich gleich in ihr Bett unter die warme Decke und um friedlich einzuschlafen in einem Gefühl der Ruhe und der tiefen Entspannung und zu träumen von den angenehmen Dingen, von ihrer Lebensfreude und ihrer Kreativität im Traum, von all den Dingen, die ihnen helfen, um die Stille ihres Waldes in aller Ruhe zu genießen."

Arbeitsblatt 11 (Seite 1/2) **Hypnotherapie**

„Das ist wie ...“-Technik (in Anlehnung an Prior, 2002)

Die „Das ist wie“-Technik eignet sich besonders für die Schaffung neuer Einstellungen, Erfahrungen und Lernhaltungen. Im Folgenden richtet sich die Analogie zwischen dem Umgang mit dem Tinnitus und dem Laufenlernen auf eine aktive, relevante Lernhaltung. Häufig erleben wir in der Praxis gerade bei Tinnituspatienten eine Haltung von „gelernter Hilflosigkeit“ oder die Meinung, bestimmte Dinge niemals zu können, sie aber einfach können zu müssen. Häufig übersehen die Patienten die Möglichkeiten, die sie im Umgang mit dem Ohrgeräusch haben und lernen könnten.

Die nachfolgend aufgeführte Sequenz kann partiell oder innerhalb einer Trancearbeit an passender Stelle eingebaut werden.

Der Therapeut stellt Rapport her und leitet eine leichte Trance ein, in der z.B. auch die bisherigen erfolglosen Bemühungen des Patienten, das Ohrgeräusch zu bewältigen, gewürdigt werden. Anschließend erfolgt die Überleitung zum Arbeitsthema.

„Ich möchte Ihnen etwas mitteilen, etwas, was mir nach unserer letzten Stunde plötzlich in den Sinn kam ... Gut, vorher nehmen Sie jetzt erst eine bequeme Sitzhaltung ein, wie Kinder, wenn sie einer Geschichte lauschen. Sie müssen wirklich nichts tun mit dem, was ich Ihnen jetzt erzähle, einfach zuhören, sich zurücklehnen und vielleicht ein wenig neugierig sein ... und die Situation genießen. Wenn Sie mögen, können Sie auch die Augen schließen, ... wodurch es oft noch besser gelingt, Bilder zu dem Inhalt der Geschichte, wie von selbst entstehen zu lassen.“

Nach einer Pause beginnt die Trancearbeit („Mit dem Tinnitus leben lernen ist, wie laufen lernen“):

„Ich möchte Ihnen heute etwas erzählen, woran ich nach unserer letzten Therapiestunde gedacht habe, was mir eingefallen ist und was mir aufgefallen ist ... Ich habe an kleine Kinder gedacht, wenn kleine Kinder beginnen, laufen zu lernen. Das Kind lernt zuerst krabbeln, zieht sich irgendwo hoch, drückt die Knie durch, macht einen Schritt, vielleicht auch zwei, und liegt auf dem Fußboden. Und ist es nicht so, dass kein Kind auf der Welt daraus schließt, es hat keinen Zweck, weiter zu üben, weiter sich eine Beule oder Wunde zu holen. Kinder fallen durchschnittlich 2000 Mal hin, ehe sie richtig laufen können. Kein Kind glaubt deshalb, dass es keinen Sinn macht, laufen zu lernen. Irgendwie ist in dem Kind im Inneren so etwas, das sagt: ‚Mach weiter, auch wenn es schwierig ist, auch wenn es mal weh tut.‘ Aber wenn jemand nicht gleich schafft, mit dem Ohrgeräusch umzugehen, immer wieder hinhören muss, keine gute Erfahrungen macht beim Versuch, mit dem Ohrgeräusch irgendwie besser, anders umzugehen, behauptet er gleich: ‚Das schaffe ich nie, das hört nie auf, das wird noch schlimmer, ich bin hilflos.‘ Aber er könnte doch auch sagen: ‚Das kannst du üben, einfach weiter üben und einen Weg suchen, bis es klappt.‘ Wenn man etwas neu lernt, dann ist man am Anfang unsicher, braucht vielleicht Hilfe und Unterstützung, Aufmunterung. Und es gibt immer etwas, was als Stütze dienen kann. Manchmal braucht man eine Krücke, um wieder laufen zu lernen. Und irgendwann kann man die Krücke beiseitelegen, Schritt für Schritt frei, selbstständig seinen Weg gehen. Und man gewinnt Sicherheit und Zuversicht, andere Hindernisse zu überwinden. Und man fällt dann nicht mehr so schnell, es geht alles wie von alleine, wie beim Laufen, man muss nicht mehr sagen, wie man die Beine bewegt, wie man einen Fuß vor den anderen stellt. Und jedes Kind muss erst lernen, wie man läuft und dann, wie man über Hindernisse springt, wie man Hindernissen begegnet, ausweicht, um seine Stabilität zu finden. Und das geht mal langsamer und mal schneller, alles braucht seine Zeit, aber es funktioniert, eigentlich ein ganzes Leben lang ... Und ist es deshalb nicht so, dass mit dem Ohrgeräusch leben zu lernen, genauso ist, wie laufen zu lernen?*... Und vielleicht fragen Sie sich nun: ‚Schön und gut, aber was hat das mit meinem Ohrgeräusch zu tun ...* mit meinem Lernen, mit dem Ohrgeräusch umzugehen ... *damit zu leben?‘ ... Ich weiß nicht, ob Ihr bewusster Verstand das schon jetzt oder später weiß, aber ich weiß, Ihr Unbewusstes weiß mehr als der bewusste Verstand ... Und ich weiß, Sie können jetzt schon neugierig sein, wie Sie Ihr bewusstes und unbewusstes Wissen schon jetzt oder später anwenden und nutzen werden.“*

Arbeitsblatt 11 (Seite 2/2) **Hypnotherapie**

„Das ist wie …“-Technik (in Anlehnung an Prior, 2002)

Nach einer Sprechpause wird die Phase der Reorientierung eingeleitet:

„Wenn Sie mögen, können Sie jetzt mit diesem Gefühl und dieser Erfahrung hierher zurückkommen … Sie müssen dafür nichts weiter tun, als etwas bewusster und etwas tiefer ein- und auszuatmen … und vielleicht damit beginnen, Arme und Beine … und dann den Kopf … in Ihrem Tempo langsam mehr und mehr zu bewegen, … sich all die Zeit nehmen, … die Sie jetzt brauchen, … um dann mehr und mehr und ganz hier im Raum, … in diesem Stuhl zu sein … Den Stuhl wieder deutlicher im Kontakt mit Ihrem Körper zu spüren … und die Geräusche der Umgebung wieder deutlicher wahrzunehmen … und dann irgendwann, … wenn es für Sie passt, … langsam die Augen zu öffnen und wieder ganz hier zu sein.“

Abschließend wird die Sitzung nachbesprochen, z. B.:

„Gut, dann lassen Sie uns einmal auf die Stunde zurückschauen, was im Verlauf der Sitzung geschehen ist … Wie haben Sie sich am Beginn der Stunde gefühlt? … Was hat sich verändert? … Was nehmen Sie mit von dieser Stunde und was möchten Sie bis zur nächsten Sitzung anwenden oder ausprobieren? … O. k., … und wie wäre es, wenn Sie … (eventuelle Empfehlung oder Verschreibung vom Therapeuten).“

6 Schlafstörungen bei Tinnitus

Helmut Schaaf

Ein- und Durchschlafstörungen sind bei Tinnitus-Patienten eine der häufigsten Klagen, wobei die Schlafstörungen meist dem Tinnitus angelastet werden. Unabhängig davon werden relevante Schlafstörungen in der Bundesrepublik auf 20 bis 30 % geschätzt. Zu einem hohen Anteil werden diese oft ebenso unkritisch wie unkontrolliert mit Schlaf- und Beruhigungsmedikamenten kuriert.

6.1 Wissen über Schlaf und Schlafstörungen vermitteln

Subjektiv gehen die Tinnitus-Patienten davon aus, dass sie einen besonders lauten oder besonders „gearteten" Tinnitus haben. Das deckt sich leider zu oft mit den Vorstellungen der Behandler und wird dann unwidersprochen von den Therapeuten bestätigt. Die gängigen Verfahren zur Bestimmung der Tinnitus-Verdeckbarkeit sprechen dagegen: So konnten wir bei über 2000 von uns untersuchten Patienten mit Schlafstörungen die Tinnitus-Lautheit nicht höher als maximal 10 bis 15 dB über der Hörschwelle bestimmen. Damit war der Tinnitus ebenso verdeckbar wie bei den anderen Tinnitus-Betroffenen. Extrem seltene Ausnahmen sind „objektive" Tinnitus-Formen.

Merke

Die Tinnitus-Lautheit unterscheidet sich nicht bei Patienten mit Schlafstörungen.

Spiegelhalder, Backhaus und Riemann (2011) vermuten bei Schlafstörungen an erster Stelle ein erhöhtes, physiologisches Aktivierungsniveau, ohne differenzieren zu können, ob es sich bei dem festzustellenden „Hyperarousal" um die Ursache oder die Folge der Schlafstörung handelt. Evolutionär notwendig ist hingegen, auf einen neuen, unbekannten und negativ bewerteten Höreindruck angespannt zu reagieren, also mit einem „Hyperarousal". Dieses muss solange aufrechterhalten bleiben, bis eine – für den Patienten stimmige – Aufklärung erfolgen kann, die mit einer beruhigenden Handlungsoption verbunden ist (vgl. hierzu auch in Kapitel 2 das „Informationsblatt: Tinnitus und das Leiden am Tinnitus“ auf Seite 63 und Online-Materialien).

Im einfacheren Fall ist dem Patienten vermittelbar, dass nachts ein Tinnitus lauter wahrgenommen wird, weil – in der Regel – die Überdeckung durch Alltagsgeräusche und die Ablenkung etwa durch die Arbeit wegfällt. In solchen Fällen kann schon das Aufstellen eines Springbrunnens neben dem Bett, die Zuhilfenahme einer anderen Maskierungshilfe, wie z. B. eine Entspannungs-CD, ein „Schlafkissen“ oder ein regelmäßig atmender Schlafpartner, genügen, um die Schlafstörung zu bessern. Reichen derartige Maßnahmen (allein) nicht aus, kann die Vermittlung wichtiger Informationen über den normalen Schlaf und der Abgleich mit dem vom Patienten berichteten Verhalten notwendig sein.

Der Therapeut stellt in der Einzeltherapie oder im Gruppensetting folgende Fragen:

- Wie viel Schlaf braucht der Mensch, um körperlich und seelisch gesund zu bleiben?
- Was kann dazu führen, dass der Schlaf nachhaltig gestört sein kann, unbefriedigend oder ungenügend ist?

Im Gruppensetting kann dies auch mit der Aufforderung verbunden werden, die vermutete und die gewünschte Zeit auf einem Blatt Papier zu notieren (Block und Stifte werden dazu zur Verfügung gestellt). Ebenso sollen die Patienten Faktoren notieren, die schon einmal dazu geführt haben, dass sie nicht schlafen konnten.

Hinweis

Vermieden werden sollten unbedingt Aufteilungen in „Vor dem Tinnitus“ und „Nach dem Tinnitus“.

Alle Faktoren, die die Patienten zusammentragen, werden auf einer Flipchart notiert und besprochen. Korrekterweise werden meist Faktoren wie Grübeln, Sorgen, Gedanken an Unerledigtes, Übermüdung, Durchschlafstörungen nach Alkohol, Angst in der Beziehung und am Arbeitsplatz etc. genannt. Der Tinnitus wird dabei oft „vergessen“.

Zu den wichtigsten wissenswerten Fakten, die dann mit den Patienten besprochen und mitgegeben werden können, gehören:

- Schlaf findet in verschiedenen Zyklen statt, bei denen leichter und tiefer Schlaf sowie Traum- und Nicht-Traum-Phasen sich abwechseln. Jede der meist vier Phasen dauert ca. 90 Minuten (vgl. dazu die Abbildung auf dem „Arbeitsblatt 1: Informationen zum Schlaf“ auf Seite 311 und Online-Materialien).

- Die Tiefschlafphasen werden im Wesentlichen während des ersten und zweiten Schlafzyklus durchlaufen. Gegen Ende der Nacht verschwindet der Tiefschlaf fast vollständig und die REM-Schlafphasen nehmen an Dauer zu. So ist auch bei einem nur zweistündigen Schlaf gesichert, dass der wichtigste Teil des Schlafes stattfindet.
- Die Nicht-Traum-Phasen sind ohne Schaden auch durch Dösen oder entspanntes Liegen, Tagträumen etc. ersetzbar.
- Wenn über ausreichende bzw. unzureichende Schlafzeiten gesprochen wird, ist zu bedenken, dass alle Schlafzeiten, auch der Mittagsschlaf, bei der Berechnung der Gesamtschlafdauer berücksichtigt werden müssen.
- Im Laufe des Lebens vermindert sich das Schlafbedürfnis. Im hohen Alter genügen meist nur wenige Stunden Schlaf.
- Die sicherste Methode, Schlaflosigkeit zu erreichen, ist *unbedingt* schlafen zu wollen!
- Tranquilizer, Alkohol und Appetitzügler verhindern Traumphasen und verringern so den Nutzen des Schlafes. Sie führen schnell in die körperliche und seelische Abhängigkeit. Damit wird die vermeintliche Lösung für die Schlafstörungen selbst zum größten Problem.

Dieses Wissen über den Schlaf sollte den Patienten vermittelt werden, möglichst ohne speziell vom Tinnitus zu sprechen. Empfehlenswert ist es, immer wieder nachzufragen, was die Patienten verstanden haben oder noch nicht. Im nächsten Schritt geht es dann darum, Regeln für die Schlafhygiene zu vermitteln (vgl. dazu „Arbeitsblatt 2: Schlafstörungen – Regeln zur Schlafhygiene“ auf Seite 312 und Online-Materialien).

Folgende Regeln sind wichtig:

- *Der Tag sollte wach gestaltet werden:* Sowohl vom Mittagsschlaf als auch vom Schlaf vor dem Fernseher soll Abstand genommen werden.
- *Das Bett soll nur zum Schlafen genutzt werden:* Das Bett soll erst aufgesucht werden, wenn wirkliche Müdigkeit vorliegt. Es sollen zwei bis drei angenehme Dinge ausgeführt werden, ehe das Bett aufgesucht wird (z. B. eine Runde im Park spazierengehen, ein schönes Buch lesen [eher keinen „spannenden“ Krimi] und/oder ein Bad nehmen).
- *Kein Alkohol und keine Schlafmittel nutzen:* Vor dem Bettgehen sollte kein Alkohol getrunken und/oder kein „Schlafmittel“ (Betäubungsmittel) eingenommen werden, da diese die Traumphasen stören.
- *Keinen Kaffee oder schwarzen Tee trinken:* Vier bis sechs Stunden vor der gewünschten Einschlafzeit sollte kein Kaffee oder schwarzer Tee getrunken werden.
- *Nicht auf den Schlaf warten:* Bei Durchschlafstörungen und bei Aufwachen während der Nacht, sollte nicht „auf den Schlaf gewartet werden“. Stattdesse sollte aufgestanden und die Zeit beispielsweise zum Lesen, Spazierengehen oder für die Durchführung einer Entspannungsübung genutzt werden. Das Bett soll erst wieder aufgesucht werden, wenn wieder Müdigkeit eingetreten ist.

- *Nicht auf die Uhr gucken:* Wenn es nicht unbedingt nötig ist, sollte es vermieden werden, auf die Uhr zu schauen.
- *Immer zur gleichen Zeit aufstehen:* Für die meisten Menschen hat es sich als sinnvoll herausgestellt, morgens immer zur gleichen Zeit aufzustehen, unabhängig davon, wie lange vorher geschlafen wurde – auch am Wochenende.

Um die Schlafzeit bei Patienten zu überprüfen, die davon überzeugt sind, „die ganze Nacht kein Auge zugemacht zu haben", *kann* es manchmal nützlich sein, die Patienten zu bitten, in der Zeit der Schlaflosigkeit alle 15 Minuten ein Kreuzchen auf einem bereit gelegten Blatt Papier zu machen. Allerdings eignet sich diese Methode nicht bei zwanghaften Patienten, die dann evtl. nur darauf warten, bis wieder 15 Minuten abgelaufen sind, damit sie ein Kreuz machen können.

In Absprache mit dem Patienten können die Regeln zur Schlafhygiene auch noch konkreter ausgestaltet werden. Unterstützt werden kann das Schlafpotenzial durch
- regelmäßige körperliche Aktivität,
- Verzicht auf schwere Mahlzeiten am Abend,
- eine allmähliche Verringerung geistiger und körperlicher Anstrengung vor dem Bettgehen,
- die Schaffung einer angenehmen Atmosphäre im Schlafzimmer,
- die Anwendung eines Entspannungsverfahrens, etwa der progressiven Muskelrelaxation und
- (in der Regel) das Vermeiden von Zeitkontrolle während des Schlafes selbst.

Meistens führen diese Maßnahmen schon innerhalb einer Woche zum Erfolg. Wichtig ist darüber hinaus, dass der Schlaf wieder als etwas Natürliches und Regelmäßiges erlebt werden kann. Dazu kann eine kognitive Bearbeitung der Faktoren, die den Schlaf erschweren, sowohl hinsichtlich des Tinnitus-Erlebens als auch hinsichtlich der auf den Tinnitus projizierten Faktoren notwendig sein.

Wenn es – in der Gesamttherapie – gelingt, den Tinnitus ausreichend neu zu bewerten, kann es vielleicht sogar gelingen, dass dieser dauerhafte (dann auch „langweilende") Ton ohne besondere Attraktivität als Einschlafhilfe „missbraucht" wird. So kann ein summender Tinnitus als Bachrauschen und das häufige hochfrequente Pfeifen durchaus als Grillenzirpen vorgestellt werden. Zusammen mit der Assoziation einer blühenden Wiese oder Erinnerungen an einen sonnigen Abend im Urlaub kann der Tinnitus dann sogar beim Einschlafen helfen.

Merke

Die beschriebene Vorgehensweise bleibt erfolglos, wenn hinter der Schlaflosigkeit andere oder darüber hinaus gehende Probleme verborgen sind. Unabhängig vom Tinnitus sind Schlafstörungen ein – meist frühes Zeichen – depressiver Entwicklungen und von Angststörungen. Diese verhindern ebenso wie massive Konflikte das Einschlafen, ob mit oder ohne Tinnitus.

Wichtige Fragen im Gruppensetting oder in der Einzeltherapie sind dann:

- Gibt es außer dem Tinnitus noch andere Faktoren, die den Schlaf rauben?
- Wie war die Schlafsituation vor dem Tinnitus-Beginn?
- Was hat sich auf den Tinnitus „aufgeladen“?
- Was könnte den Tinnitus zum Sündenbock für alle anderen Probleme machen?

In Einzelfällen ist dann evtl. eine weitergehende Therapie zur Behandlung von Depressionen indiziert oder ggf. auch eine antidepressive Medikation.

6.2 Arbeitsmaterialien

Schlaf findet in verschiedenen Zyklen statt, bei denen leichter und tiefer Schlaf sowie Traum- und Nicht-Traum-Phasen sich abwechseln. Jede der meist vier Phasen dauert ca. 90 Minuten (vgl. Abbildung).

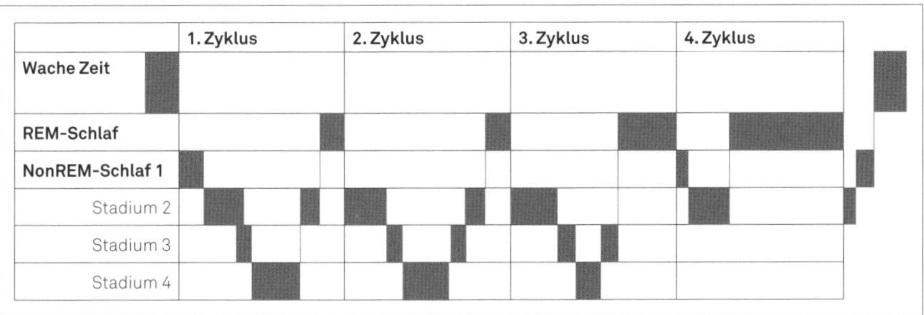

Abbildung A: Idealtypisches Schlafprofil einer Nacht (in Anlehnung an Friebel, 1995; REM = Rapid Eye Movement: Schlafphasen mit Träumen; Stadium 1 und Stadium 2 entsprechen einem leichten Schlaf, die NonREM-Schlafphasen entsprechen einem tiefen Schlaf)

Die Tiefschlafphasen werden im Wesentlichen während des ersten und zweiten Schlafzyklus durchlaufen. Gegen Ende der Nacht verschwindet der Tiefschlaf fast vollständig und die REM-Schlafphasen nehmen an Dauer zu. So ist auch bei einem nur zweistündigen Schlaf gesichert, dass der wichtigste Teil des Schlafes stattfindet.

Die Nicht-Traum-Phasen sind ohne Schaden auch durch Dösen oder entspanntes Liegen, Tagträumen etc. ersetzbar.

Wenn über ausreichende bzw. unzureichende Schlafzeiten gesprochen wird, ist zu bedenken, dass alle Schlafzeiten, auch der Mittagsschlaf, bei der Berechnung der Gesamtschlafdauer berücksichtigt werden müssen.

Im Laufe des Lebens vermindert sich das Schlafbedürfnis. Im hohen Alter genügen meist nur wenige Stunden Schlaf.

Die sicherste Methode, Schlaflosigkeit zu erreichen, ist unbedingt schlafen zu wollen!

Tranquilizer, Alkohol und Appetitzügler verhindern Traumphasen und verringern so den Nutzen des Schlafes. Sie führen schnell in die körperliche und seelische Abhängigkeit. Damit wird die vermeintliche Lösung für die Schlafstörungen selbst zum größten Problem.

Arbeitsblatt 2 **Schlafstörungen bei Tinnitus**

Schlafstörungen – Regeln zur Schlafhygiene

- *Der Tag sollte wach gestaltet werden:* Machen Sie am besten keinen Mittagsschlaf und schlafen Sie auch nicht vor dem Fernseher.
- *Das Bett soll nur zum Schlafen genutzt werden:* Suche Sie Ihr Bett erst auf, wenn Sie wirklich müde sind. Am besten führen Sie vorher noch zwei bis drei angenehme Dinge aus (z.B. eine Runde im Park spazierengehen, ein schönes Buch lesen [eher keinen „spannenden" Krimi] und/oder ein Bad nehmen).
- *Kein Alkohol und keine Schlafmittel nutzen: Trinken Sie* vor dem Bettgehen keinen Alkohol und/oder nehmen Sie kein „Schlafmittel" (Betäubungsmittel) ein. Diese stören die Traumphasen.
- *Keinen Kaffee oder schwarzen Tee trinken:* Vier bis sechs Stunden vor der gewünschten Einschlafzeit sollte Sie keinen Kaffee oder schwarzen Tee trinken.
- *Nicht auf den Schlaf warten:* Wenn Sie unter Durchschlafstörungen leiden und während der Nacht aufwachen, sollten Sie nicht „auf den Schlaf warten". Stehen Sie stattdessen auf und nutzen Sie die Zeit beispielsweise zum Lesen, Spazierengehen oder für die Durchführung einer Entspannungsübung. Suchen Sie Ihr Bett erst wieder auf, wenn Sie wieder müde sind.
- *Nicht auf die Uhr gucken:* Wenn es nicht unbedingt nötig ist, sollte Sie es vermeiden, auf die Uhr zu sehen.
- *Immer zur gleichen Zeit aufstehen:* Für die meisten Menschen hat es sich als sinnvoll erwiesen, morgens immer zur gleichen Zeit aufzustehen, unabhängig davon, wie lange vorher geschlafen wurde – auch am Wochenende.

7 Therapieende – Der Brief an sich selbst

Helmut Schaaf

Am Ende einer Therapie ist es üblich, einen Abschlussbrief für die weiterbehandelnden Therapeuten zu erstellen („Entlassungsbrief"). Im günstigsten Fall wird dieser auch mit dem Patienten besprochen, sodass dieser eine Einschätzung des Therapeuten hinsichtlich seiner Erkrankung und der weiteren Verbesserungsmöglichkeiten erhält. Zusätzlich zu diesem Entlassungsbrief für die Weiterbehandler hat es sich als wirksam erwiesen, wenn Patienten in Form eines „Briefes an sich selbst" notieren, wie die von ihnen gewünschte Weiterentwicklung in Bezug auf ihr Leben und die Tinnitus-Erkrankung aussehen sollte oder wenn sie sich selbst eine Aufgabe auferlegen, die zu einer dauerhaften Verbesserung der Symptomatik führen soll.

Aus diesem Grunde kann im Rahmen der Einzelpsychotherapie oder in der Gruppenpsychotherapie ein „Brief an sich selbst" erstellt werden. Ziel ist es, schriftlich festzuhalten, welches hilfreiche Verhalten in der Therapie erlernt wurde und welches Verhalten entsprechend zu Hause in Eigeninitiative weiterhin geübt und umgesetzt werden soll. Die Idee ist, dass der selbst auferlegte Vorsatz, die eigene Motivation und Erinnerung in Form des Briefes einen weit höheren Aufforderungscharakter haben als eine Verabredung mit dem Therapeuten oder ein Arztbrief.

Benötigte Materialien

- Pro Patient mehrere Blatt Papier
- Briefumschläge
- Schreibunterlagen
- Stifte

Der Therapeut kann das Vorgehen folgendermaßen erklären:

Natürlich wird am Ende der Therapie ein Abschlussbrief für die weiterbehandelnden Therapeuten erstellt. Als zusätzlich hilfreich hat sich herausgestellt, wenn Patienten selbst überlegen, wie das bereits in der Therapie Erreichte im

Anschluss fortgesetzt werden kann oder wenn Patienten sich selbst eine Aufgabe stellen, die dazu dienen soll, die Symptomatik dauerhaft zu verbessern. Aus diesem Grund lade ich Sie jetzt ein, einen „Brief an sich selbst" zu schreiben. Sie sollten wissen, dass niemand anderes als der Empfänger – also Sie selbst – diesen Brief liest. Deswegen sollen Sie das, was Sie noch aufschreiben werden, in einen verschlossenen Umschlag abgegeben. Von außen zu sehen ist also nur die von Ihnen selbst notierte Adresse. Etwa drei Wochen nach der Beendigung der Therapie werde ich diesen Brief dann in die Post geben. Sie sollen den Brief zu einem Zeitpunkt erhalten, an dem möglicherweise die ersten guten Vorsätze langsam zu wanken beginnen.

Der Therapeut verteilt die Briefumschläge und Briefbögen und bittet die Patienten, auf dem Briefumschlag ihre Adresse zu notieren. Dann werden die Patienten gebeten, eine bequeme Schreibposition einzunehmen. Der Therapeut liest Folgendes vor:

Ich war nun eine lange Zeit in der Therapie und hatte am Anfang folgende Vorstellungen ...

Nachdem die Patienten ihre Vorstellungen notiert haben, liest der Therapeut den zweiten Teil der Aufgabe vor:

In der letzten Zeit habe ich eine Menge gelernt. Folgendes möchte ich davon in meinen Alltag (d.h. an allen Tagen) umsetzen ...

Die Patienten sollen aufschreiben, was sie selbst im Alltag umsetzen möchten. Dies soll möglichst Anwesenheit des Therapeuten und nicht etwa später alleine auf dem Zimmer erfolgen. Am Ende der Stunde sammelt der Therapeut die Briefe ein bzw. nimmt bei einer Einzeltherapie den Brief entgegen. Dabei wird darauf geachtet, dass die Briefe verschlossen und an die richtige Adresse adressiert sind. Der Inhalt soll nur dem Empfänger bekannt sein. Nach drei bis sechs Woche schickt der Therapeut den Brief bzw. die Briefe ab.

Am Ende fasst der Therapeut in etwa zusammen:

Sie haben während der Therapie erfahren, dass im Kreislauf aus Tinnitus-Wahrnehmung, Anspannung und Tinnitus-Verstärkung durchaus Veränderungen möglich sind. Ich wünsche Ihnen, dass der Tinnitus, der bisher vielleicht einen sehr zentralen Platz in Ihrem Leben eingenommen hat, wieder einen angemessenen und vor allen Dingen veränderbaren Stellenwert bekommen kann.

Die Teilnehmer werden am Ende der Therapie nochmals ermuntert, weiterhin möglichst täglich PMR-Übungen (oder die Atemübungen) durchzuführen und zu prüfen, was Sie dauerhaft anders gestalten wollen als vor dem Leiden am Tinnitus.

Weiterführende Literatur

De Shazer, S. (2015). *Der Dreh: Überraschende Wendungen und Lösungen in der Kurzzeittherapie.* Heidelberg: Carl-Auer.

Herrmann-Lingen, C., Buss, U. & Snaith, R. P. (1995). *HADS.-D. Hospital Anxiety and Depression Scale – Deutsche Version.* Bern: Huber.

Hesse, G. & Schaaf, H. (2012). *Manual der Hörtherapie.* Stuttgart: Thieme.

Kröner-Herwig, B. (2005) Psychologisch fundierte Interventionen bei chronischem Tinnitus. In E. Biesinger (Hrsg.), *HNO-Praxis heute,* Schwerpunktthema: „Tinnitus", Bd. 25 (S. 125–136). Heidelberg: Springer. https://doi.org/10.1007/3-540-27491-X_9

Marr, M. (2005). Hypnotherapie des chronischen Tinnitus. *Tinnitus-Forum, 2,* 34-40.

Schaaf, H. (2015). Psychopathologie (des Leidens am Tinnitus). In G. Hesse, *Tinnitus* (2., überarb., erw. Aufl., S. 57–73). Stuttgart: Thieme.

Schaaf, H. (2018). Einführung in die Tinnitus-Wahrnehmung. Eine kleine Bildergeschichte. Eine Broschüre der DTL in Wuppertal.

Schwegler, C. (2014). *Der hypnotherapeutische Werkzeugkasten: 50 hypnotherapeutische Techniken für gelungene Induktionen und Interventionen.* Kaltenkirchen: Mad Mans Magic.

Steinriede, R. (2002). *Medizinische Hypnose bei Tinnitus und Hörsturz.* Heidelberg: Carl-Auer.

Literatur

Ahrens, S. & Schneider, W. (2002). *Lehrbuch der Psychotherapie und psychosomatischen Medizin* (2. Aufl., 615–623). Stuttgart: Schattauer Verlag.

Arbeitskreis OPD. (Hrsg.) (2006). *Operationalisierte Psychodynamische Diagnostik OPD-2. Das Manual für Diagnostik und Therapieplanung.* Bern: Huber.

Attias, J., Shemesh, Z., Bleich, A., Solomon, Z., Bar-Or, G., Alster, J. & Sohmer, H. (1995). Psychological profile of help-seeking and non-help-seeking tinnitus patients. *Scandinavian Audiology, 24*(1), 13–8. https://doi.org/10.3109/01050399509042204

AWMF-Leitlinie. (2015). Chronischer Tinnitus. *Leitlinien der Deutschen Gesellschaft für Hals-Nasen-Ohren-Heilkunde, Kopf- und Halschirurgie.* S3-Leitlinie 017/064, 1–165.

Biesinger, E., Heiden, C., Greimel, V., Lendel, T., Höing, R. & Albegger, K. (1998). Strategien in der ambulanten Behandlung des Tinnitus. *HNO, 46,* 157–169. https://doi.org/10.1007/s001060050215

Bongartz, B. & Bongartz, W. (2015). Stellvertretertechnik. In D. Revenstorf & B. Peter (Hrsg.), *Hypnose in der Psychotherapie, Psychosomatik und Medizin* (S. 265–272). Heidelberg: Springer.

Budd, R.J. & Pugh, R. (1995). The relationship between locus of control, tinnitus severity, and emotional distress in a group of tinnitus sufferers. *Journal of Psychosomatic Research, 39*(8), 1015–8. https://doi.org/10.1016/0022-3999(95)00512-9

Budd, R.J. & Pugh, R. (1996). Tinnitus coping style and its relationship to tinnitus severity and emotional distress. *Journal of Psychosomatic Research, 41*(4), 327–335. https://doi.org/10.1016/S0022-3999(96)00171-7

Coles, R.R. (1984). Epidemiology of tinnitus: (1) prevalence. *Journal of Laryngology and Otology, 9,* 7–15. https://doi.org/10.1017/S1755146300090041

Coles, R.R. (1995). Classification of causes, mechanisms of patient disturbance, and associated counseling. In J.A. Vernon & A.R. Møller (Eds.), *Mechanisms of Tinnitus* (pp. 11–19). Needham Heights, MA: Allyn and Bacon.

Cima, R.F.F., Mazurek, B., Haider, H., Kikidis, D., Lapira, A., Noreña, A. & Hoare, D.J. (2019). A multidisciplinary European guideline for tinnitus: diagnostics, assessment, and treatment. *HNO, 67*(4), 1–33 https://doi.org/10.1007/s00106-019-0633-7

Cope, T.E. (2008). Clinical hypnosis for the alleviation of tinnitus. *The International Tinnitus Journal, 14* (2), 135–138.

D'Amelio, R. (2002). Die psychologische Tinnitus-Therapie (PTT) In W. Delb, R. D'Amelio, C. Archonti & O. Schonecke (Hrsg.). *Tinnitus. Ein Manual zur Tinnitus-Retrainingtherapie* (S. 79–154). Göttingen: Hogrefe.

Delb, W., D'Amelio, R., Archonti, C. & Schonecke, O. (2002a). *Tinnitus. Ein Manual zur Tinnitus-Retrainingtherapie* (Reihe: Therapeutische Praxis). Göttingen: Hogrefe Verlag.

Delb, W., D'Amelio, R., Boisten, C.J. & Plinkert, P.K. (2002b). Evaluation of the tinnitus retraining therapy as combined with a cognitive behavioral group therapy. *HNO, 50*(11), 997–1004. https://doi.org/10.1007/s00106-002-0645-5

Delb, W., D'Amelio, R., Schonecke, O. & Iro, H. (1999a). Are There Psychological or Audiological Parameters Determing Tinnitus Impact. In J.W.P. Hazell (Ed.) *Proceedings of the Sixth International Tinnitus Seminar* (pp. 446–451). Cambridge UK: Oxford University Press.

Delb, W., D'Amelio, R., Schonecke, O., v. Osterhausen, K., Hoppe, U. & Iro, H. (1999b). Gibt es audiologische oder psychologische Charakteristika bei Patienten mit hoher und niedriger Tinnitusbelastung? *Zeitschrift für Audiologie, Supplement II,* 205–206.

Delb, W., D'Amelio, R., Boisten, C.J.M. & Plinkert, P.K. (2003). Ergebnisse einer Studie zur kombinierten Anwendung einer Tinnitus-Retraining-Therapie (TRT) und einer Gruppenverhaltenstherapie. *Verhaltenstherapie, 13*(1), 32

Dölberg, D., Schaaf, H. & Hesse, G. (2008). Tinnitus bei schizophren vorerkrankten Patienten. *HNO, 56,* 670–693. https://doi.org/10.1007/s00106-008-1765-3

Ermann, M. (2004). Somatisierung. In M. Ermann, *Psychosomatische Medizin und Psychotherapie. Ein Lehrbuch auf psychoanalytischer Grundlage* (4. Aufl.). München: Kohlhammer.

Feldmann, H. (1992). *Tinnitus.* Stuttgart: Thieme Gruppe.

Franz, M., Balló, H., Heckrath, C., Schneider, C., Schmitz, N., Löwer-Hirsch, B. et al. (2005). Tinnitus als soziale Infektion? Tinnitus als Indikator eines dekompensierten Gruppenprozesses innerhalb einer Organisation. *Psychotherapeut, 50,* 318–327. https://doi.org/10.1007/s00278-005-0435-0

Gefken, R. & Kurth, H. (1992). Psychische Belastungen durch Ohrgeräusche: In G. Goebel (Hrsg.), *Ohrgeräusche. Psychosomatische Aspekte des komplexen chronischen Tinnitus* (S. 53–63). München: Quintessenz.

Gerhards, F., Schwerdtfeger, F.P., Etzkorn, M. & Haselmayer, A. (2001). Psychosozialer Stress: Ein bedeutsamer ätiologischer Faktor bei Tinnitus? In R. Dohrenbusch & F. Kaspers (Hrsg.), *Fortschritte der Klinischen Psychologie und Verhaltensmedizin* (S. 122–135). Lengrich: Papst.

Goebel, G. (1997). Retraining- Therapie bei Tinnitus. Paradigmenwechsel oder alter Wein in neuen Schläuchen? *HNO, 9*, 664–667

Goebel, G. (2004) Verhaltensmedizinische Aspekte und Therapie des chronischen Tinnitus. *Psychoneuro, 30*(6), 330–336. https://doi.org/10.1055/s-2004-829995

Goebel, G. (2010). Psychische Komorbidität bei Tinnitus. *Psychiatrie und Psychotherapie up2date, 4*(6), 389–408. https://doi.org/10.1055/s-0030-1248615

Goebel, G. (2015). Psychische Komorbidität bei Tinnitus. *HNO, 63*(4), 272–282. https://doi.org/10.1007/s00106-014-2977-3

Goebel, G. & Büttner, U. (2004). Grundlagen zu Tinnitus: Diagnostik und Therapie. *Psychoneuro, 30* (6), 322–329. https://doi.org/10.1055/s-2004-829994

Goebel, G. & Fichter, M. (2005). *Psychiatrische Komorbidität bei Tinnitus.* Heidelberg: Springer Medizin Verlag.

Goebel, G. & Hiller, W. (1998). *Tinnitus-Fragebogen (TF). Ein Instrument zur Erfassung von Belastung und Schweregrad bei Tinnitus.* Göttingen: Hogrefe.

Goebel, G. & Hiller, W. (2001). *Strukturierte Tinnitus-Interview* (STI). Göttingen: Hogrefe.

Hallam, R.S., Jakes, S.C. & Hinchcliffe, R. (1988). Cognitive Variables in tinnitus annoyance. *British Journal of Clinical Psychoplogy, 27,* 213–222. https://doi.org/10.1111/j.2044-8260.1988.tb00778.x

Hallam, R.S., Rachmann, R. & Hinchcliffe, R. (1984). Psychological Aspects of Tinnitus. In R. Rachmann (Ed.), *Contributions to medical psychology* (Vol. 3, pp. 31–54). Oxford: Pergamon.

Hébert, S., Canlon, B. & Hasson, D. (2012). *Emotional exhaustion as a predictor of tinnitus, Psychotherapy and Psychosomatics, 81,* 324–326. https://doi.org/10.1159/000335043

Hesse, G. (2008). Neurootologisch-psychosomatische Habituationstherapie. Therapieansätze bei chronischem Tinnitus. *HNO, 56*(7), 686–93. https://doi.org/10.1007/s00106-008-1723-0

Hesse, G. (Hrsg.) (2015). *Tinnitus* (2. Aufl.). Stuttgart: Thieme.

Hesse, G. (2016). Evidence and Lack of Evidence in the Treatment of Tinnitus. *Laryngo-Rhino-Otologie, 95,* 155–191. https://doi.org/10.1055/s-0041-108946

Hiller, W., Elfant, S., Markgraf, J., Kroymann, R., Leibrand, R. & Fichter, M. (1997). Dysfunktionale Kognitionen bei Patienten mit Somatisierungssyndrom. *Zeitschrift für Klinische Psychologie, 26,* 226–234.

Hiller, W. & Goebel, G. (1992). A psychometric study of complaints in chronic tinnitus. *Journal of Psychosomatic Research, 36*(4), 337–48. https://doi.org/10.1016/0022-3999(92)90070-I

Hiller, W. & Goebel, G. (2004). Rapid assessment of tinnitus-related psychological distress using the Mini-TQ. *International Journal of Audiology, 43,* 600–604. https://doi.org/10.1080/14992020400050077

Holgers, K.-M., Zöger, S., Svedlund, J. & Erlandsson, S.I. (1999). Psychiatric profile of tinnitus patients referred to an audiological clinic. In J.W.P. Hazell (Ed.). *Proceedings of the Sixth International Tinnitus Seminar, Cambridge, UK* (pp. 283–285). London: The Tinnitus and Hyperacusis Center.

Hoffmann, S.O. (2008). *Psychodynamische Therapie von Angststörungen. Einführung und Manual für die kurz- und mittelfristige Therapie.* Stuttgart: Schattauer.

Jäger, B., Hesse, G., Nelting, M. & Lamprecht, F. (1998). Die psychosomatische Begutachtung des dekompensierten, chronisch-komplexen Tinnitus. Sonderdruck aus *„Der medizinsiche Sachverständige", 94,* 187–191

Jastreboff, P.J., Gray, W.C. & Gold, S.L. (1996). Neurophysiological approach to tinnitus patients. *American Journal of Otolaryngology, 17*(2), 236–40.

Jastreboff, P.J. (1999). The neurophysiological model of tinnitus and hyperacusis. In J.W.P. Hazell (Ed.). *Proceedings of the Sixth International Tinnitus Seminar, Cambridge UK* (pp. 32–38 40). London: The Tinnitus and Hyperacusis Center.

Jastreboff, P.J. & Hazell, J.W.P. (1993). A neurophysiological approach to tinnitus: Clinical implications. *British Journal of Audiology, 27*(1), 7–17. https://doi.org/10.3109/03005369309077884

Kirsch, C., Blanchard, E. & Parnes, S. (1989). Psychological characteristics of individuals high and low in their ability to cope with tinnitus. *Psychosomatic Medicine, 51,* 209–217. https://doi.org/10.1097/00006842-198903000-00009

Kopf-Mehnert, C. (1998). *Hypnotherapie bei Tinnitus.* Unveröffentlichtes Seminarmaterial.

Konzag, T.A., Rubler, D., Bandemer-Greulich, U., Frommer, J. & Fikentscher, E. (2005). Tinnitusbelastung und psychische Komorbiditat bei ambulanten subakuten und chronischen Tinnituspatienten. *Zeitschrift für Psychosomatische Medizin und Psychotherapie, 51*(3), 247–260. https://doi.org/10.13109/zptm.2005.51.3.247

Kranz, D. (2017). *Hypnotherapie bei Tinnitus. Ein Praxisleitfaden.* Göttingen: Hogrefe. https://doi.org/10.1026/02767-000

Kreuzer, P.M., Vielsmeier, V. & Langguth, B. (2013). Chronischer Tinnitus – eine interdisziplinäre Herausforderung. *Deutsches Ärzteblatt, 16,* 278–285.

Krog, N.H., Engdahl, B. & Tambs, K. (2010). The association between tinnitus and mental health in a general population sample: results from the HUNT Study. *Journal of Psychosomatic Research, 69,* 289–298. https://doi.org/10.1016/j.jpsychores.2010.03.008

Kröner-Herwig, B. (Hrsg.) (1997). *Psychologische Behandlung des chronischen Tinnitus.* Weinheim: Beltz, Psychologie Verlags Union.

Kröner-Herwig, B., Goebel, G. & Jäger, B. (2011). *Tinnitus. Kognitiv-verhaltenstherapeutisches Behandlungsmanual.* Göttingen: Hogrefe.

Kröner-Herwig, B., Jäger, B. & Goebel, G. (2010) *Tinnitus: Kognitiv-verhaltenstherapeutisches Behandlungsmanual.* Weinheim: Beltz PVU.

Langguth, B., Kleinjung, T. & Landgrebe, M. (2011). Severe tinnitus and depressive symptoms: a complex interaction. *Otolaryngology-Head and Neck Surgery, 145*(3), 519. https://doi.org/10.1177/0194599811411851

Laux, L. (1983). Psychologische Streßkonzeption. In H. Thomae (Hrsg.), *Theorien und Formen der Motivation* (S. 453–535). Göttingen: Hogrefe.

Lazarus, R.S. (1999). *Stress and Emotion. A new Synthesis.* London: Free Association Books.

Lazarus, R.S. & Folkman, S. (1984). *Stress, appraisal and coping.* New York: Springer.

Lazarus, R.S. & Launier, R. (1978). Stress-related transactions between person and enviroment. In L.A. Pervin & M. Lewis (Eds.), *Perspectives in interactional psychology* (pp. 287–327) New York: Plenum.

Lenarz, T. (1998) Tinnitus guideline. *German Society of Oto-Rhino-Laryngology, Head and Neck Surgery, 77*, 351–535.

Lindberg, P. & Scott, B. (1999). The Use and Predicitive Value of the Psychological Profiles in Helpseeking and Non-helpseeking Tinnitus Sufferers. In J.W.P. Hazell (Ed.). *Proceedings of the Sixth International Tinnitus Seminar* (pp. 114–117). Cambridge UK: Oxford University Press.

Margraf, J. & Lieb, R. (1995). Was ist Verhaltenstherapie? Versuch einer zukunftsoffenen Neucharakterisierung. Editorial. *Zeitschrift für Klinische Psychologie und Psychotherapie, 24*, 1–7.

Maurer, J. (1999). *Neurootologie.* Stuttgart: Thieme.

Mazurek, B., Szczepek, A.J. & Hebert, S. (2015). Stress and tinnitus. *HNO, 63*(4), 258–65. https://doi.org/10.1007/s00106-014-2973-7

Mazurek, B., Szczepek, A.J., Brüggemann, P. (2017). Tinnitus – Klinik und Therapie. CME. *Laryngo-Rhino-Otologie, 96*, 47–59. https://doi.org/10.1055/s-0042-119419

Meikle, M.B. & Taylor-Walsh, E. (1983). Characteristics of tinnitus and related observations in over 1800 tinnitus clinic patients. *Journal of Laryngology and Otology, 9*, 17–21.

Meiss, O. (2015). Psychosomatische Störungen. In D. Revenstorf & B. Peter (Hrsg.), *Hypnose in Psychotherapie, Psychosomatik und Medizin* (3. Aufl., S. 541–550). Heidelberg: Springer.

Mitscherlich, A. (1966). *Krankheit als Konflikt. Studien zur Psychosomatischen Medizin* (Bd. 1). Frankfurt am Main: Edition Suhrkamp.

Myrtek, M. (1998). *Gesunde Kranke – kranke Gesunde. Psychophysiologie des Krankheitsverhaltens.* Bern: Huber.

Norena, A., Micheyl, C. & Chery-Croze, S. (1999). Perceptual changes in Tinnitus subjects: Correlates of cortical reorganisation? In J.W.P. Hazell (Ed.). *Proceedings of the Sixth International Tinnitus Seminar* (pp. 155–162). Cambridge UK: Oxford University Press.

Olderog, M., Langenbach, M., Michel, O., Brusis, T. & Köhle, K. (2004). Prädiktoren und Mechanismen der ausbleibenden Tinnitus-Toleranzentwicklung – eine Längsschnittstudie. *Laryngo-Rhino-Otologie, 83*, 5–13. https://doi.org/10.1055/s-2004-814235

Osterhausen, K. von (2001). Adaptivität und Maladaptivität in der Krankheitsverarbeitung bei Patienten mit subjektivem chronischen Tinnitus. *Verhaltenstherapie & Verhaltensmedizin, 22*(1), 312–316

Pilgramm, M., Rychlik, R., Lebisch, H., Siedentop, H., Goebel, G. & Kirchoff, D. (1999). Tinnitus in der Bundesrepublik Deutschland. Eine repräsentative epidemiologische Studie. *HNO aktuell, 7*, 261–265.

Prior, M. (2002). *MiniMax-Interventionen*. Heidelberg: Carl-Auer.

Revenstorf, D. & Peter, B. (2015). *Hypnose in Psychotherapie, Psychosomatik und Medizin* (S. 860). Heidelberg: Springer. https://doi.org/10.1007/978-3-642-54577-1

Rief, W. & Hiller, W. (1992). *Somatoforme Störungen. Körperliche Symptome ohne organische Ursache.* Bern: Huber.

Roberts, L.E., Husain, F.T. & Eggermont, J. (2013). Role of attention in the generation and modulation of tinnitus. *Neuroscience & Biobehavioral Reviews, 7,* 1754–1773. https://doi.org/10.1016/j.neubiorev.2013.07.007

Ross, U.H., Lange, O., Unterrainer, J. & Laszig, R. (2007). Ericksonian hypnosis in tinnitus therapy: effects of a 28-day inpatient multimodal treatment concept measured by Tinnitus-Questionnaire and Health Survey SF-36. *European Archives of Oto-Rhino-Laryngology, 264*(5), 483–488. https://doi.org/10.1007/s00405-007-0282-4

Rudolf, G. (2000). *Psychotherapeutische Medizin. Ein einführendes Lehrbuch auf psychodynamischer Grundlage* (4., überarb. Aufl.). Stuttgart: Enke.

Schaaf, H. (2015). Psychosomatik (beim Leiden am Tinnitus). In G. Hesse, *Tinnitus* (2., überarb., erw. Aufl., S. 147–179). Stuttgart: Thieme.

Schaaf, H., Dölberg, D., Seling, B. & Märtner, M. (2003). Komorbidität von Tinnituserkrankungen und psychiatrischen Störungen. *Nervenarzt, 74,* 72–75. https://doi.org/10.1007/s00115-001-1222-y

Schaaf, H. & Eichenberg, C. (2008). Psychosomatische Ansätze beim Leiden am Tinnitus. Ein Plädoyer für ein störungsspezifisches Vorgehen unter Einschluss von 52 Tinnitus Patienten einer Spezialambulanz. *Zeitschrift für Psychotraumatologie und Psychologische Medizin, 6*(4), 43–57.

Schaaf, H., Eichenberg, C. & Hesse, G. (2010). Tinnitus und das Leiden am Tinnitus. *Der Psychotherapeut, 55*, 225–232. https://doi.org/10.1007/s00278-010-0746-7

Schaaf, H. & Hesse, G. (2011). *Tinnitus: Leiden und Chance* (3., aktual. Aufl.). München: Profil Verlag.

Schaaf, H., Hesse, G. & Nelting, M. (2002). Die Zusammenarbeit im TRT-Team. Chancen und Klippen. *HNO, 50*, 572–577

Schaaf, H. & Seling, B. (2002). Not verschafft sich Gehör. *HNO Nachrichten, 8* (4), 16–19.

Schecklmann, M., Vielsmeier, V., Steffens, T., Landgrebe, M., Langguth, B. & Kleinjung, T. (2012). Relationship between Audiometric slope and tinnitus pitch in tinnitus patients: insights into the mechanisms of tinnitus generation. *PLOS ONE, 7*, 4.

Schneider, W.R., Hilk, A. & Franzen, U. (1994). Soziale Unterstützung, Beschwerdedruck, Stressverarbeitung und Persönlichkeitsmerkmale bei Patienten mit subjektiv chronischem Tinnitus aurium und einer klinischen Kontrollgruppe. *HNO, 42*, 22–27

Schonecke, O.W. & Herrmann, J.M. (1996). Psychophysiologie. In R. Adler, J.M. Herrmann, K. Köhle, O.W. Schonecke, Th. von Uexkuell & W. Wesiack (Hrsg.). *Uexkuell- Psychosomatische Medizin* (S. 161–197). München: Urban & Schwarzenberg.

Scott, B., Lindberg, P. (2000). Psychological profile and somatic complaints between help-seeking and non-help-seeking tinnitus subjects. *Psychosomatics, 41*, 347–352. https://doi.org/10.1176/appi.psy.41.4.347

Selye, H. (1981). Geschichte und Grundzüge des Stresskonzeptes. In J.R. Nitsch (Hrsg.), *Stress. Theorien, Untersuchungen, Maßnahmen.* Bern: Huber.

Sokolov, E.N. (1963). *Perception and the Conditioned Reflex*. Oxford: Pergamon Press.

Spiegelhalder, K., Backhaus, J. & Riemann, D. (2011). *Schlafstörungen* (Fortschritte der Psychotherapie, 2. Aufl.). Göttingen: Hogrefe.

Svitak, M., Rief, W. & Goebel, G. (2001). Kognitive Therapie des chronischen dekompensierten Tinnitus. *Psychotherapeut, 46,* 317–325. https://doi.org/10.1007/s002780100160

Tillmann, M. (2007). Der gesellschaftliche Prozess der Globalisierung und die Notwendigkeit von Intimität. Ein Versuch zum individuellen und kulturellen Verständnis der psychodynamischen Bedeutungen des Tinnitusaurium. *Psychosozial, 107*(1), 109–130.

Tyler, R.S. & Baker, L.J. (1983). Difficulties experienced by tinnnitus sufferers. *Journal of Speech and Hearing Disorders, 48*, 150–154. https://doi.org/10.1044/jshd.4802.150

Weise, C. (2011). Tinnitus. *Psychotherapeut, 56,* 61–78. https://doi.org/10.1007/s00278-010-0791-2

Wood, K.A., Webb, W.L., Orchik, D.J. & Shea, J.J. (1983). Intractable tinnitus: Psychiatric aspects of treatment. *Psychosomatics, 24*(6), 559–565 https://doi.org/10.1016/S0033-3182(83)73186-5

Zenner, H.P. (1998). Eine Systematik für Entstehungsmechanismen von Tinnitus. *HNO, 46,* 699–711. https://doi.org/10.1007/s001060050299

Zenner, H.P., Pfister, M. & Birbaumer, N. (2006). Tinnitus sensitization: Sensory and psychophysiological aspects of a new pathway of acquired centralization of chronic tinnitus. *Otology & Neurotology, 27,* 1054–1063. https://doi.org/10.1097/01.mao.0000231604.64079.77

Zenner, H.P., Zalaman, I.M. & Birbaumer, N. (2005). Tinnitussensitivierung (-sensibilisierung) als neurophysiologisches Modell des sekundär zentralisierten Tinnitus. *HNO Praxis heute,* 85–103. https://doi.org/10.1007/3-540-27491-X_7

Zenner, H.P., Vonthein, R., Zenner, B., Leuchtweis, R., Plontke, S.K., Torka, W., Pogge, S. & Birbaumer, N. (2013). Standardized tinnitus-specific individual cognitive-behavioral therapy: a controlled outcome study with 286 tinnitus patients. *Hearing Research, 298,* 117–25 https://doi.org/10.1016/j.heares.2012.11.013.

Zirke, N., Goebel, G. & Mazurek, B. (2010). *Tinnitus and psychological comorbidities, HNO, 58,* 726–732. https://doi.org/10.1007/s00106-009-2050-9

Anhang

Hinweise zu den Online-Materialien

Sie können die in diesem Buch erwähnten Arbeitsmaterialien über unsere Internetseite abrufen und ausdrucken. Nutzen Sie dazu bitte den Link hgf.io/download und melden Sie sich nach den dort beschriebenen Schritten an. Wenn Sie nach der Registrierung den Code **B-UQN69I** unter „Mein Konto → Zusatzmaterialien“ im Eingabefeld einfügen, werden Sie automatisch in den Downloadbereich weitergeleitet und können die Online-Materialien zum Buch ausdrucken bzw. herunterladen. Um die Materialien dauerhaft im direkten Zugriff zu haben, empfehlen wir Ihnen, sich die gesamten Materialien herunterzuladen und auf dem eigenen Rechner zu speichern.

Folgende Materialen stehen zum Download bereit:

Übersicht über die Online-Materialien		
Kapitel 2 – Counseling	• Arbeitsblatt 1: Umschaltstellen der Hörbahn im Zentralnervensystem • Arbeitsblatt 2: Was kann ein Psychotherapeut im Hörtest (Audiogramm) erkennen? • Arbeitsblatt 3: Wie kann der Tinnitus bestimmt werden? • Informationsblatt: Tinnitus und das Leiden am Tinnitus	
Kapitel 3 – Verhaltenstherapie	Diagnostik	• Arbeitsblatt 1: Ihre Meinung – Verursachung und Aufrechterhaltung des Tinnitus • Arbeitsblatt 2: Funktionale Tinnitus-Analyse
	Modul Entspannung	• Arbeitsblatt 1: Atembeobachtung • Arbeitsblatt 2: Rückwärtszählen • Arbeitsblatt 3: Dreimal Augen auf – Augen zu • Arbeitsblatt 4: Ort der Ruhe und der Kraft • Arbeitsblatt 5: Selbstunterstützende Sätze • Arbeitsblatt 6: Standardisierte Entspannungsinduktion • Arbeitsblatt 7: Dokumentationsbogen für das Entspannungstraining • Arbeitsblatt 8: Persönliche Entspannungsmerkmale
	Modul Kognitionen und Selbstverbalisationen	• Arbeitsblatt 1: Optimist – Pessimist • Arbeitsblatt 2: Mein kognitiv-emotionaler Tinnitus-Merkzettel • Arbeitsblatt 3: Schädigende und unterstützende Gedanken und Selbstverbalisationen • Arbeitsblatt 4: Negative Gedankenlawinen stoppen • Arbeitsblatt 5: Hilfreicher Selbstumgang

		• Arbeitsblatt 6: Dem Tinnitus eine neue Bedeutung geben
	Modul Innere Ressourcen	• Arbeitsblatt 1: Meine Stärken und Kompetenzen • Arbeitsblatt 2: Meine Erfolgserlebnisse im Leben • Arbeitsblatt 3: Innere Ressourcen und gut leben mit Tinnitus
	Modul Stressmanagement	• Arbeitsblatt 1: Externe und interne Stressoren • Arbeitsblatt 2: Meine externen und internen Stressoren • Arbeitsblatt 3: Rangreihe meiner alltäglichen Stressbelastungen • Arbeitsblatt 4: Meine Stressbelastung • Arbeitsblatt 5: Psychobiologie des Stresses – Die allgemeine Aktivierungsreaktion nach Selye • Arbeitsblatt 6: Das Transaktionale Stressmodell nach Lazarus • Arbeitsblatt 7: Die Rolle der Aufmerksamkeit • Arbeitsblatt 8: Die Rolle der Aufmerksamkeit bei der Belastung durch Tinnitus • Arbeitsblatt 9: Meine Stressoren und Stressreaktionen • Arbeitsblatt 10: Die Belastungs-Entlastungs-Waage • Arbeitsblatt 11: Stress lass nach – Meine Lösungen • Arbeitsblatt 12: Unterstützende Gedanken und Selbstverbalisationen • Arbeitsblatt 13: Meine Maßnahmen zur Erholung vom Stress
	Modul Wohlfühlen	• Arbeitsblatt 1: Mehr Bewegung ins Leben bringen • Arbeitsblatt 2: Meine positiven Aktivitäten • Arbeitsblatt 3: Mit allen Sinnen genießen • Arbeitsblatt 4: Meine guten sozialen Kontakte • Arbeitsblatt 5: Meine Wohlfühlliste

Kapitel 4 – Psychodynamische Therapie	• Anamnese • Arbeitsblatt 1: Beziehungsklärung im Behandlungsteam • Arbeitsblatt 2: Fragen zur Tinnitus-Situation • Arbeitsblatt 3: Wie wirkt die Patientin/der Patient auf mich (Gegenübertragung)? • Arbeitsblatt 4: Wo komme ich her? • Arbeitsblatt 5: Wo stehe ich? • Arbeitsblatt 6: Wohin gehe ich? • Arbeitsblatt 7: Was brauche ich dazu?
Kapitel 5 – Hypnotherapie	• Arbeitsblatt 1: Grundannahmen und Inhalte der modernen Hypnose (Hypnotherapie) • Arbeitsblatt 2: Moderne Hypnose (Hypnotherapie) und Trance – Patienteninformation • Arbeitsblatt 3: Einige Methoden und Wege, um Trancen zu induzieren • Arbeitsblatt 4: Erste Erfahrungen mit Trance • Arbeitsblatt 5: Formale Tranceeinleitung • Arbeitsblatt 6: Atem-Entspannungsinduktion • Arbeitsblatt 7: Vertiefung der Trance • Arbeitsblatt 8: Konfusionstechnik • Arbeitsblatt 9: Das „9-Punkte-Problem“ • Arbeitsblatt 10: Therapeutische Geschichten • Arbeitsblatt 11: „Das ist wie ...“- Technik
Kapitel 6 – Schlafstörungen	• Arbeitsblatt 1: Informationen zum Schlaf • Arbeitsblatt 2: Schlafstörungen – Regeln zur Schlafhygiene

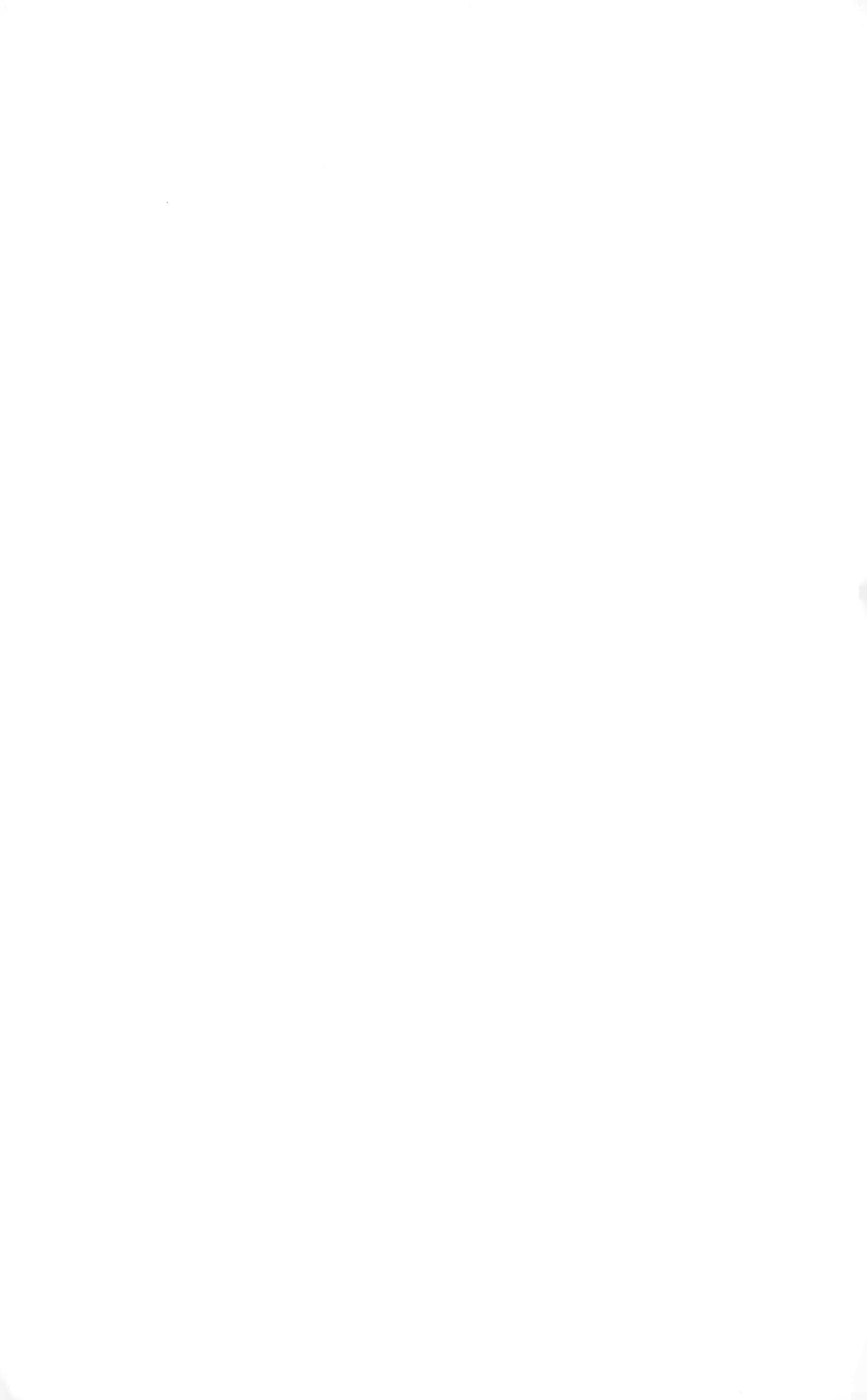